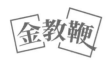

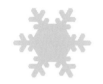

幼儿这样运动
——幼儿大肌肉动作发展游戏

◎主编　吴海云　全　胜

U0334689

海峡出版发行集团
THE STRAITS PUBLISHING & DISTRIBUTING GROUP

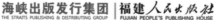

福建人民出版社
FUJIAN PEOPLE'S PUBLISHING HOUSE

主　编：吴海云　全　胜

副主编：吴艳青　张丽珠

编　委：缪雯晓　林春菱　林秀花　樊丽青　郑金龙

　　　　徐　晶　苏婷婷　毛一舟

编　者：（按姓氏笔画排序）

王　凯	王丽君	王雅玲	韦珠榕	毛一舟
邓　榕	叶青楠	兰宇清	朱益谦	全秀春
全宜春	全桂英	刘丽英	刘玲玲	许绍梅
严杰凤	李　娟	李俊煌	李莹莹	吴　茜
吴　琼	吴　滨	吴　薇	吴小英	吴明梅
吴建洁	吴艳青	吴海云	吴道梅	吴蓉秀
张　静	张丽珠	张丽萍	张烈敏	张晓婷
陆玉莺	陆启梅	陆继淑	陈　芳	陈　佳
陈海霞	陈源丰	陈翰斌	林　菁	林凤娇
林秀花	林张丹	林雨芬	林春菱	林素莲
林晓芳	罗琴妹	周文君	周酉星	郑　永
郑少娟	郑文锋	郑玉平	郑巧芳	郑伟斌
郑华玲	郑金龙	蚁树英	袁茶英	徐　晶
翁仁媚	郭雅丽	唐尾治	黄小平	黄丽琴
黄雪靓	黄韵芳	曹琬婧	程秀娟	程显兰
谢奇萍	谢荣琼	裴琴秀	熊凌姗	缪雯晓
樊丽青				

《幼儿这样运动——幼儿大肌肉动作发展游戏》是福建省幼儿教育吴海云名师工作室团队从 2017 年 5 月至今为期三年多的实践与研究成果。三年来，吴海云名师工作室团队以《幼儿园工作规程》《幼儿园教育指导纲要（试行）》《3～6 岁儿童学习与发展指南》为指导，以提升教育质量、切实促进幼儿身心和谐发展为目标，以遵循幼儿身心发展规律、学习方式与学习特点为原则，以有效开展幼儿园体育活动为凤愿，在教育实践的基础上展开系统研究。这本书是幼儿园体育课程实施研究与实践对话的产物，是对我们所理解的有关幼儿园体育活动开展理念在现有条件下的诠释。

一、本书的内容与结构

3～6 岁是幼儿学习与发展基本动作的关键时期。基本动作的发展是幼儿身体健康发展的基石。本书选取走、跑、跳跃、投掷、攀登、钻、爬、翻滚、悬垂、支撑、推、拉、提、抬等基本动作，基本涵盖了幼儿期需要发展的大肌肉动作。我们根据教育实践中教师组织体育活动的需求，设计了本书的内容与结构。

本书分为十一个章节，每个章节分为概述和游戏活动实例两部分。

概述部分的内容有三个部分。首先，介绍幼儿大肌肉动作发展特点。我们在参考相关文献的基础上，从大量的教育实践案例中梳理、提炼出不同年龄段幼儿大肌肉动作发展特点。这部分内容能帮助教师了解并掌握幼儿大肌肉动作发展特点和发展轨迹，以便在实践中观察幼儿大肌肉动作发展水平并提供相应的支持。其次，说明开展幼儿大肌肉动作活动的注意事项。这部分内容是我们在开展大量的大肌肉动作活动的教育实践中梳理、提炼出来的感悟与经验。这些感悟与经验具有针对性、典型性的特点，能指导教师把握幼儿大肌肉动作活动的价值及注意点，支持教师有效开展大肌肉动作活动。最后，介绍大肌肉动作的动作要领及锻炼价值。这部分内容是幼儿教师组织大肌肉动作活动需具备的知识，能帮助教师了解大肌肉动作的基本动作技术以及大肌肉动作与身体素质发展的关系，还能帮助教师正确、有效地指导幼儿掌握基本动作。

游戏活动实例部分是我们于 2017 年申报的省级立项课题"基于幼儿大肌肉动作发展的幼儿园体育课程构建"的部分研究成果。

以上两个部分将教师组织大肌肉动作活动"教谁、教什么、怎样教"的知识进行有机整合，能为教师提升组织大肌肉动作活动的专业素质和实践能力、提高幼儿体育活动的质量，提供专业的指导。同时，本书为教师开展大肌肉动作活动提供素材与依据，有利于发挥教师在教育过程中的主动性和灵活性。

二、本书游戏活动实例的特点

本书的主要内容是幼儿大肌肉动作游戏活动实例，这部分的内容主要有以下特点。

第一，整合性。每个游戏活动实例既关注幼儿动作的发展，也关注幼儿运动认知、运动社会、运动创意的发展，将幼儿的语言表达能力、倾听能力以及运动中的勇敢尝试、不怕困难、积极探索等品质的培养融入其中，涵盖了"趣、体、德、智"等素养目标。

第二，层次性。本书的游戏活动实例按幼儿身心发展特点和动作发展轨迹安排，能帮助教师基于幼儿的动作发展水平科学地选择运动内容，确保幼儿运动的科学性、有效性。同一动作发展水平，有的罗列了多个游戏活动，这些游戏活动都能促进这一水平幼儿动作的发展。罗列的目的是让教师有选择游戏活动的空间。

第三，实用性。本书的每一个游戏活动都有目标及核心动作。核心动作是幼儿大肌肉动作活动中的关键经验。每个游戏活动都紧紧围绕核心动作展开阶段性的游戏活动，一般由初始游戏、推进一、推进二等构成。每一阶段的游戏活动有阶段目标、准备、玩法、指导语、观察要点、幼儿可能出现的表现、支持性策略以及这个游戏活动需要特别关注的注意事项等内容。准备、玩法图文并茂，便于读者一目了然地阅读。指导语是教师组织游戏活动时与幼儿交流谈话的要点，一般以问题、情境或承接前一阶段游戏活动的语言呈现。观察要点是游戏活动中教师观察的内容，能帮助教师有目的地观察。幼儿可能出现的表现列举了实例撰写者观察到的现象。支持性策略是针对观察到的现象结合幼儿的发展水平采取的教育措施及后续可开展的游戏活动。实例以这样的结构呈现能让教师们明确"教什么"以及"怎样教"。实例中很多游戏活动是幼儿自主和环境、材料互动生成的。教师在使用时可根据园所环境、幼儿的兴趣以及发展水平进行改编。

第四，安全性。本书游戏活动实例的材料与环境较详细地写明了运动场地的材质、运动器材的规格，且图文并茂，能提醒教师选择适宜的运动场地、提供合适的运动器材开展体育活动，避免因场地与器材的不适出现安全隐患。本书的游戏活动都是实践过的，如果后面有"注意事项"的内容，教师要仔细阅读。同时，教师还要仔细研读每个大肌肉动作的动作要领，引导幼儿尽量用正确的动作进行游戏活动，避免因动作不正确而引发安全问题。教师还要关注幼儿动作发展的全面性,避免让某一用力部位长时间参与游戏活动,造成肌肉和骨骼发展不均衡甚至损伤的现象。

三、本书的编写分工

本书的编写人员是吴海云名师工作室成员、研究人员及其所在幼儿园的一线教师。

每一章第一节基本动作的概述由吴海云、全胜和吴艳青负责编写。每一章第二节(第三章为第二至八节)的具体参编园所和统筹人员如下。

第一章走的游戏活动实例由南平市政和县第二实验幼儿园的教师执教、编写,由黄丽琴、吴海云统筹。

第二章跑的游戏活动实例由福安市第一实验幼儿园教育集团的教师执教、编写,由缪雯晓统筹。

第三章跳跃游戏活动实例由宁德市屏南县光明幼儿园、宁德市屏南县新蕾幼儿园的教师执教、编写,由林春菱统筹。

第四章投掷游戏活动实例由建瓯市实验幼儿园、龙岩学院附属幼儿园、南平市延平区实验幼儿园的教师执教、编写,由樊丽青统筹。

第五章攀登游戏活动实例由南平市建阳区实验幼儿园、南平市浦城县实验幼儿园的教师执教、编写,由吴艳青统筹。

第六章钻的游戏活动实例由莆田市秀屿区笏石中心幼儿园的教师执教、编写,由林秀花统筹。

第七章爬的游戏活动实例由莆田市秀屿区笏石中心幼儿园、莆田市涵江区第二实验幼儿园、莆田市秀屿区实验小学附设园的教师执教、编写,由林秀花统筹。

第八章翻滚游戏活动实例由建瓯市实验幼儿园、龙岩市直机关幼儿园、福建幼儿师范高等专科学校附属第二幼儿园的教师执教、编写，由郑金龙、徐晶统筹。

第九章悬垂游戏活动实例由南平市浦城县实验幼儿园、南平市建阳区实验幼儿园、建瓯市机关幼儿园的教师执教、编写，由吴艳青统筹。

第十章支撑游戏活动实例由南平市建阳区人民政府机关幼儿园的教师执教、编写，由吴艳青统筹。

第十一章推、拉、提、抬的游戏活动实例由南平市建阳区实验幼儿园、南平市浦城县实验幼儿园、南平市建阳区机关幼儿园的教师执教、编写，由吴艳青统筹。

全书由吴海云、全胜统稿。

四、致谢

三年多来，从吴海云名师工作室团队组建到本书的出版，我们得到了很多支持和帮助。感谢福建省教育厅、福建省教育学院、福建省中小学教师继续教育指导中心以及福建省幼儿教师培训中心对团队组建、活动开展、活动经费等的大力支持，为我们搭建平台，陪伴着我们经历了一次次的研究历程。感谢南平市教育局、南平市教育科学研究院、建瓯市教育局、建瓯市实验幼儿园领导为本研究的开展给予的诸多支持。

感谢福建幼儿师范高等专科学校彭琦凡教授、华东师范大学柳倩副教授，她们一直关注团队的发展，每一次的点拨都能给我们指引方向。

感谢深圳大学陆克俭博士、宁波大学汪超副教授，他们的教育理念给予我们很大的启示。感谢上海潘浩瀚、广州辛小勇、南京赵锐等全国知名的幼儿体育名师，他们给我们团队分享了宝贵的教育经验。

感谢工作室全体成员、研修人员及一直以来坚持参与幼儿体育研究园所的支持，他们戮力同心、勇于实践、积极探索，为本书的撰写提供了宝贵的实践经验。

本书参考和引用了国内外学者的著述，在此表示诚挚的感谢！

由于编写时间紧，难免存在纰漏以及不足之处，恳请专家和读者批评指正，也希望能得到更多研究者和一线教师的意见反馈，以便我们进一步修正。

吴海云

2020 年 12 月

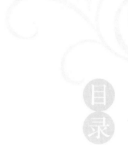

第一章　走

走是人体最基本、最自然的一种运动方式，也是人类最基本的生活技能和运动技能，是一种有氧运动。幼儿多参与走路，不仅有助于掌握正确的走步姿势、形成健康的体态、发展走的能力，还能增强下肢肌肉力量和心肺功能。

第一节　概述

一、幼儿走的动作发展特点

3～6岁幼儿走的动作随年龄的增长逐渐成熟，从不协调、不自如、缺乏节奏感、不会调整步态跨越障碍，到逐步趋于成熟。下表是各年龄段幼儿自然行走中动作表现的特点。

水平一（3～4岁）	水平二（4～5岁）	水平三（5～6岁）
• 能初步控制走的方向，上下肢的配合不协调，左右脚力量常常不均，身体会左右摇摆，摆臂的幅度大。	• 上下肢配合协调，前腿迈出时同侧手臂向相反方向摆动，摆臂的幅度减小，已能较好地控制身体的稳定。	• 上下肢动作协调配合，走路自然放松、平稳，自然走时步速加快，步幅大、频率降低。
• 蹬地力量弱而不均匀，落地较重，步幅小而不均匀，步频快而不稳定，缺乏节奏感。	• 步幅有所增大，膝关节和踝关节的运动幅度增大，步速加快，上身稍前倾，身体更加平稳。	• 走路有节奏感，能根据信号、节奏、间距调节步幅和步频，并初步能控制走的速度。
• 下肢膝、踝关节的运动幅度增大，跨越障碍时不会调整步态，	• 有了初步的节奏感，已能随节拍走，但节	• 跨越障碍时能主动调整身体姿势，躯干

水平一（3~4岁）	水平二（4~5岁）	水平三（5~6岁）
身体容易失去平衡。	奏感不强，调整节奏能力较差。 • 遇到障碍物，会初步调整身体姿势、调整身体与障碍物的距离，完成跨越动作。	前倾，上肢摆动幅度小，领先脚距离障碍物近，跟随脚小幅度抬腿完成跨越动作。

二、开展幼儿走的活动的注意事项

幼儿走的动作形式丰富多样，有自然走、侧身走、侧滑步走、前滑步走、交叉步走、高抬腿走、踏步走、踮脚走（前脚掌走）、屈膝走、跨过低矮障碍物走、高举手臂走、窄道走等等。教师开展走的活动需关注幼儿走的经验获得的方式。有些走的经验的获得应以幼儿为主导，幼儿通过探索和发现就能掌握。这类走的动作包括自然走、踮脚走、屈膝走、跨过低矮障碍物走、窄道走等。教师要充分创设环境，鼓励幼儿自主获得相关经验。有些走的经验的获得应以教师为主导，幼儿需要教师的干预和指导才能有效掌握。这类走的动作包括踏步走、正步走、前滑步走、侧滑步走等。开展走的活动时，教师要关注幼儿走的步态，指导幼儿形成正确的走的姿势。

三、走的动作要领及锻炼价值

（一）自然走

动作要领：头正，躯干正直，脚尖正，自然挺胸，两眼平视，两臂放松，以肩为轴适度地前后自然摆动，朝正前方抬腿，双脚落地轻柔，节奏合理、稳定，步幅适中，步频适度。

锻炼价值：发展身体形态、协调能力、平衡能力及下肢力量。

（二）踏步走

动作要领：保持身体直立，眼睛平视前方，全身放松，两臂适度地前后摆动，高抬大腿，足掌离开地面，大腿带动小腿踏步前进。

锻炼价值：形成身体端正直立的形态，增强下肢力量及动作的节奏感。

（三）踮脚走（前脚掌走）

动作要领：身体保持正直，两脚提踵，两膝伸直，用两脚的前脚掌着地，髋关节屈伸，两臂前后交替摆动，不断向前行进。

锻炼价值：发展踝关节持续力量及身体的控制能力、平衡能力。

（四）屈膝走

1. 半蹲走

动作要领：身体呈半蹲姿势，正面向前行进。半蹲动作可以采用稍屈膝的动作，也可以采用深屈膝的动作。躯干动作可以是直立或前倾。

锻炼价值：发展大腿肌肉力量及身体的协调能力。

2. 全蹲走

动作要领：身体呈全蹲姿势，正面向前行进。身体全蹲后，双手抓住脚踝，两脚交替行进。

锻炼价值：发展大腿肌肉力量及身体的协调能力。

（五）脚跟走

动作要领：身体前倾，髋关节及膝关节稍弯曲，脚跟着地，前脚掌始终抬起，双手放于体前。

锻炼价值：发展大腿肌肉力量及身体的控制能力。

（六）侧身并步走

动作要领：身体侧向前进方向，一腿侧出，另一腿紧跟快速并拢。如此反复，侧向移动。

锻炼价值：提高动作的协调性、灵敏性及快速反应能力。

（七）前滑步走

动作要领：一只脚向前迈步，另一只脚紧跟其后而不超过；两脚有短暂离地过程，两臂弯曲并积极向前上方摆。如此反复，移动身体。

锻炼价值：提高动作的协调性、灵敏性等。

（八）交叉步走

1. 正交叉步走

动作要领：身体自然正直，在向前行进过程中每一步两腿都呈交叉状向前行进。

锻炼价值：锻炼髋关节灵活性，提高平衡能力及协调能力。

2. **侧交叉步走**

动作要领：身体侧向前进方向。方法一为后侧脚向前交叉于前侧脚前，前侧脚再侧向开立，如此反复不断侧向向前行进；方法二为后侧脚向后交叉于前侧脚，前侧脚再侧向开立，如此反复不断侧向向前行进；方法三为前两种方法的结合，即一次向前交叉，一次向后交叉，如此反复交替，向前行进。

锻炼价值：锻炼髋关节灵活性，提高协调能力、平衡能力及大腿肌肉外侧拉伸力。

（九）迈大步走

动作要领：上身挺直，前腿尽可能地向前迈出一大步，屈膝；后腿用力蹬直，脚前掌着地；换后腿向前跨一大步走。如此反复。

锻炼价值：锻炼大腿力量及节奏感。

（十）弓步走

动作要领：双腿分开与肩同宽，向前迈一大步，后背挺直，脚跟先着地，膝部不得超过脚尖，大腿与小腿保持 90° 弯曲，将重心转到弯曲的这条腿上，后腿伸直，然后慢慢抬高膝盖，一边前进，一边恢复至直立的姿势。迈出另一条腿，依次进行。

锻炼价值：锻炼大腿肌肉、臀部肌肉力量，发展平衡能力、协调能力。

第二节　游戏活动实例

游戏一　光脚旅行

动作发展水平	水平一
年龄段	3～4 岁
核心动作	赤足走

目　标

· 尝试赤足在人工草地上行走。

· 喜欢在柔软的草地上赤足行走并体验游戏的乐趣。

准　　备

- 环境：宽敞平坦的人工草地，场地干净、无尖物。

玩　　法

- 幼儿赤足在人工草地上自主行走。幼儿行走时身体自然正直，自然摆臂。

指导语

- 小朋友们，我们一起去郊游吧！到草地上体验一下光着脚丫走路的感觉。走路的时候要注意：不要在比较尖的东西上面行走，要注意保护好脚，不能让脚受伤。

观察要点

- 幼儿能否自然行走。
- 幼儿是否愿意参与赤足行走的活动。

幼儿可能出现的表现

- 自然摆臂行走。
- 同手同脚地行走，或双手同时前后摆臂地行走，或不会摆臂。
- 乐于参与，但在行走时比较紧张。

支持性策略

- 指导幼儿头抬起，眼睛看前方，自然行走。
- 指导幼儿自然摆臂。
- 鼓励幼儿在以下不同质地的路面上继续尝试赤足行走：（1）柔软的地面，如泥地、沙地（参见图 1-1-1）；（2）较坚硬的地面，如悬浮地板、塑胶跑道、木地板（参见图 1-1-2）；（3）坚硬的地面，如石板路、瓷砖路、水泥地；（4）尖锐的地面，如小石子路（参见图 1-1-3）、鹅卵石路（参见图 1-1-4）。

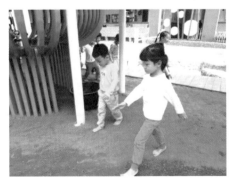

图 1-1-1

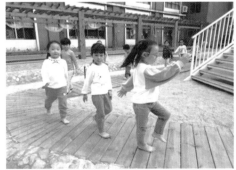

图 1-1-2

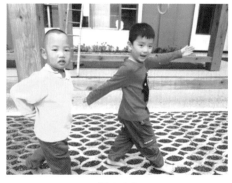 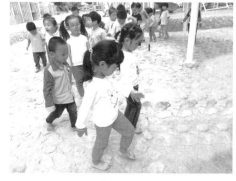

图 1-1-3   图 1-1-4

· 创设游戏情境，提高游戏趣味性，例如用海绵棒触碰幼儿的身体、从幼儿的头上划过，让幼儿躲避海绵棒或触碰海绵棒等。

注意事项

· 场地应干净、无尖物。

· 在凹凸地面上走时，幼儿可以穿鞋或者袜子保护脚。

· 幼儿行走结束后应清洗脚。

· 此活动不宜在冬天开展。

（张丽萍执教、编写，黄丽琴指导）

游戏二   小勇士向前冲

动作发展水平	水平一
年龄段	3～4 岁
核心动作	低矮物上走
游戏总目标	· 能够控制身体姿势在低矮物上自然行走。 · 身体上下肢能够较协调地配合。 · 喜欢在低矮物上行走，体验活动的乐趣。
观察要点	· 幼儿能否控制身体姿势，在低矮物上走。 · 幼儿在低矮物上行走的方法。

初始游戏　悬崖峭壁

目　标

· 尝试在低矮物上行走，保持身体的平衡。

准　备

· 环境：幼儿园里的花圃围栏（高 30 cm、宽 25 cm）。（参见图 1-2-1。）

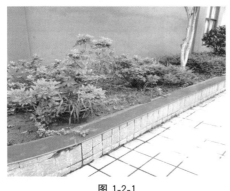

图 1-2-1

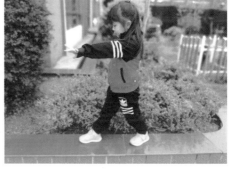

图 1-2-2

玩　法

· 幼儿一个跟着一个在幼儿园的花圃围栏上行走。（参见图 1-2-2）

指导语

· 小朋友们，这是花圃的围栏，咱们试一试在上面行走。走的时候，前面有人要停一停，不推不挤，保护好自己和别人，不要掉下来。

观察要点

· 幼儿在花圃围栏上走时能否控制身体姿势，能否保持身体的平衡并不从花圃围栏上掉下。

· 幼儿是否有保持身体平衡的方法，能否用自己的方式走过花圃围栏。

幼儿可能出现的表现

· 用自己的方式过花圃，步幅很小或者并步走。

· 在行走时由于害怕从花圃围栏上掉下来，会降低身体重心。

支持性策略

· 鼓励幼儿寻找幼儿园里的低矮物，尝试在不同低矮物上行走，例如：在较为柔软的轮胎上行走（参见图 1-2-3、图 1-2-4），在水池边和水池里高度不同的石墩上行走（参见图 1-2-5、图 1-2-6）。

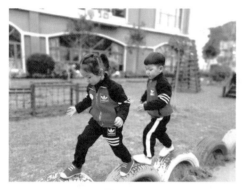

图 1-2-3

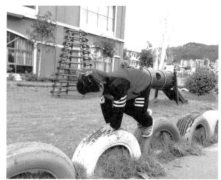

图 1-2-4

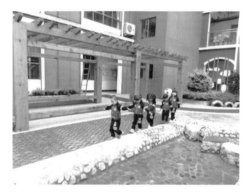

图 1-2-5

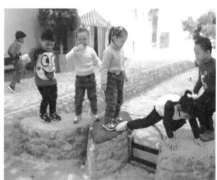

图 1-2-6

注意事项

· 宜选择较低矮的、宽度尽量不小于 20 cm 的路面。

· 注意幼儿行走时的间距，以免发生碰撞。

推进一　水上乐园

目　标

· 喜欢在低矮物上行走，保持身体的平衡。

准　备

· 材料：木板、轮胎。

· 环境：教师和幼儿用轮胎、木板等材料在水池里设计多条有一定高度的"路"（参见图 1-2-7），并检查"路"的安全性。

玩　法

· 幼儿按自己的意愿选择路线行走。（参见图 1-2-8）

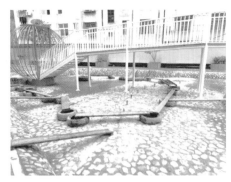
图 1-2-7

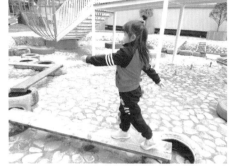
图 1-2-8

指导语

·小朋友们，我们用木板、轮胎在水池里设计了许多条路。现在请你们用自己的方式走一走这些路。如果前面有人要等一等，还要想一想怎样走才不会从路上掉下来。

观察要点

·幼儿能否控制身体姿势在木板上自然行走。

·幼儿能否用多种方式行走。

幼儿可能出现的表现

·行走时能专注观察路，控制身体姿势。

·行走的速度不一，有的步幅大、步频快，有的步幅小、步频慢。

·能力强的幼儿不需要看路走，还会尝试侧身走、倒着走。

支持性策略

·鼓励幼儿自己利用低矮物创设游戏场地，如用有一定高度的木凳（木凳长 100 cm、宽 20 cm、高 30 cm）、轮胎（轮胎高 30 cm）等摆成弯弯曲曲的路，并尝试在上面行走。（参见图 1-2-9、图 1-2-10）

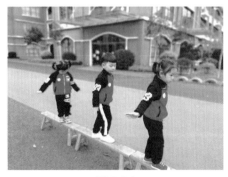
图 1-2-9

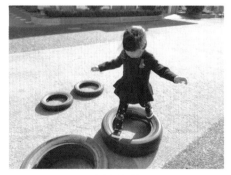
图 1-2-10

·增加活动的趣味性。例如，在活动中增设角色，让幼儿在角色体验中在低矮物上走；或者在低矮物上行走的过程中设置一些障碍，如用流星锤、沙包炸弹等物体攻击幼儿身体，让幼儿边躲避边前行。

注意事项

·注意幼儿的间距，以免发生碰撞；为避免拥挤，可以多设计几条路线。

·宜设计较低矮的、宽度不小于 20 cm 的路面让幼儿行走。

（张丽萍执教、编写，黄丽琴指导）

游戏三　迷宫大冒险

动作发展水平	水平一
年龄段	3～4 岁
核心动作	绕障碍走
游戏总目标	·能够控制身体姿势绕障碍走，发展身体控制能力。 ·积极参与创设游戏环境。
观察要点	·幼儿绕障碍时身体能否保持平衡，能否灵活地转身并自然行走。

初始游戏　迷宫找出口

目　标

·尝试自然地绕过标志物，提高身体控制能力。

·尝试走有障碍的路。

准　备

·环境：引导幼儿用标志物在悬浮地板上设计迷宫。（参见图 1-3-1）

玩　法

·幼儿自由选择绕障碍走的路线行走。教师可站在场地一端（可以根据幼儿走的情况随时变换位置），幼儿绕障碍行走结束后跟教师击掌，表示闯关成功。（参见图

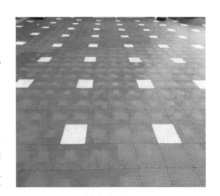

图 1-3-1

1-3-2、图 1-3-3）

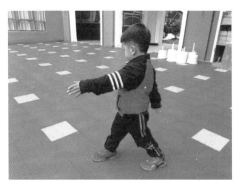
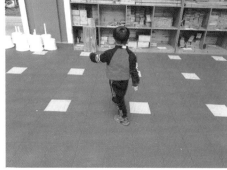

图 1-3-2   图 1-3-3

指导语

·小朋友们，今天我们来玩"闯迷宫"游戏。你们可以找一个起点自己去走一走，不要碰到标志物，在走的时候不能碰到其他小朋友。我在旁边等你，你走到我跟前，我跟你击掌一下。

观察要点

·幼儿绕障碍时身体能否保持平衡，能否灵活地转身行走。

幼儿可能出现的表现

·灵敏地避开障碍，身体保持平衡，自然行走。

·比较紧张，低头看障碍行走。

支持性策略

·提供轮胎，供幼儿设计障碍时使用。

注意事项

·场地应宽敞、没有杂物。

推进一　迷宫探险

目　标

·喜欢绕障碍走，锻炼平衡能力。

·尝试自己设计游戏场地，并不断地调整路线。

准　备

·材料：轮胎（直径分别为 70 cm、60 cm、40 cm）。

·环境：引导幼儿将轮胎摆放在宽敞平坦的场地上，设计成迷宫。

玩　法

· 幼儿自主规划路线并绕障碍（轮胎）走。幼儿走的时候不仅要避开地上的障碍（轮胎）还要避开同伴，避免发生碰撞。（参见图 1-3-4）

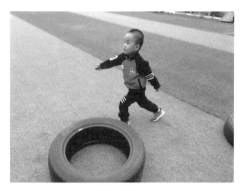

图 1-3-4

指导语

· 小朋友们，你们用轮胎设计了迷宫，那我们就开始走一走吧。走的时候不能碰到轮胎，也不能碰到其他小朋友。如果发现走不过去，可以调整一下路线。

观察要点

· 幼儿能否绕过障碍走，身体能否保持平衡。

· 幼儿无法行走时是否会随时调整路线。

幼儿可能出现的表现

· 身体平稳地绕障碍行走。

· 专注于行走，快速绕过障碍。

支持性策略

· 引导幼儿利用轮胎、大球等器材创设间距更小的情境，开展绕障碍行走游戏。（参见图 1-3-5）

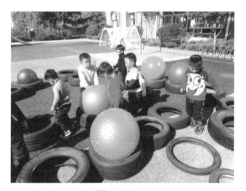

图 1-3-5

· 提醒幼儿在行进时注意脚下的轮胎以及轮胎间的距离，以免被轮胎绊倒。

推进二　森林迷宫

目　标

· 愿意在自然的环境中绕障碍走，动作协调、转身灵活。

· 喜欢参加绕障碍行走的活动，体验活动的乐趣。

准　备

· 环境：选择幼儿园里有斜坡及树木的场地，创设"森林迷宫"。在场地上摆放轮胎、积木等材料当障碍，四散投放若干雪花片，在路边摆放几个篮

子。（参见图 1-3-6）

玩　法

· 幼儿在"森林迷宫"中寻找雪花片，并把寻找到的雪花片放到路边的篮子里。（参见图 1-3-7）

指导语

· 小朋友们，森林迷宫里有许多雪花片，咱们去寻找吧，把找到的雪花片放到路边的篮子里。要把所有的雪花片都找到。

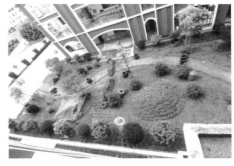

图 1-3-6

观察要点

· 幼儿在绕障碍时，能否控制好身体，不向一侧倾斜或碰到障碍。

幼儿可能出现的表现

· 能较灵活地绕过障碍走。

· 不能很好地避开障碍。

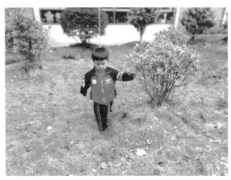

图 1-3-7

支持性策略

· 利用其他自然环境引导幼儿尝试进行更有挑战性的绕障碍走。

注意事项

· 场地应尽量宽敞，避免幼儿相互碰撞。

（吴薇执教、编写，张丽萍指导）

游戏四　神气小军人

动作发展水平	水平一
年龄段	3～4 岁
核心动作	迈大步走
游戏总目标	· 尝试迈大步行走，锻炼大腿力量。 · 喜欢参加迈大步走，体验走的乐趣。
观察要点	· 幼儿在迈大步走时步幅是否较大，摆臂是否自然。 · 幼儿能否通过迈大步跨越障碍。

初始游戏　小军人向前进

目　标

· 尝试随节奏迈大步走，锻炼下肢力量及平衡能力。

准　备

· 经验：幼儿已观看过军人走路的录像。

· 材料：口哨、小鼓和鼓槌。

· 环境：宽敞平坦的人工草地。

玩　法

· 幼儿尝试跟随鼓声节奏迈大步走。

指导语

· 小朋友们，你们在电视上看到解放军叔叔迈大步走很神气，那我们今天就学习解放军叔叔迈大步走。听到哨声，开始走。听到鼓声，迈大步走，记得手臂前后摆起来。

观察要点

· 幼儿在迈大步走时步幅是否较大，摆臂是否自然。

· 幼儿能否根据鼓声的节奏迈大步走。

幼儿可能出现的表现

· 会迈大步走。

· 不会迈大步或不会自然摆臂。

· 在摆臂时会双手同时向前摆或向后摆。

支持性策略

· 创设摆臂的游戏情境，鼓励幼儿练习摆臂，如在宽敞的操场上拉起高度约为 50 cm 的绳子，绳子上吊铃铛。当幼儿摆臂碰到绳子时，铃铛响起。

· 利用幼儿园地面的方形格子引导幼儿玩迈大步游戏。

· 播放幼儿熟悉的、节奏感强的音乐，组织幼儿听音乐迈大步走。

推进一　小军人躲炸弹

目　标

· 迈大步跨越障碍，发展平衡能力。

准 备

· 材料：木块（长 20 cm、宽 10 cm、高 5 cm）。

· 环境：在平坦宽敞的场地上摆放若干木块，当作炸弹。（参见图 1-4-1）

玩 法

· 幼儿迈大步跨越"炸弹"行走。（参见图 1-4-2、图 1-4-3）

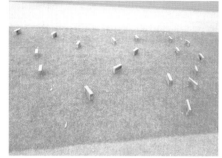

图 1-4-1

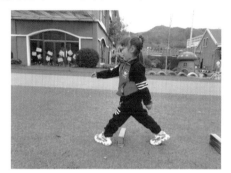

图 1-4-2

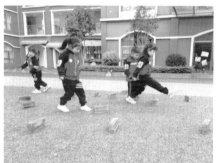

图 1-4-3

指导语

· 小朋友们，前几天我们学解放军叔叔迈大步走了。今天我们用木块当炸弹，学解放军叔叔跨越炸弹。试一试手臂前后摆动会不会帮助你跨越炸弹。

观察要点

· 幼儿迈大步走时能否自然摆臂，动作是否协调。

· 幼儿能否迈大步跨越木块。

幼儿可能出现的表现

· 迈大步跨越木块行走。

· 同时向前、向后摆臂或不摆臂。

· 迈大步走时动作不够协调。

· 走到木块前停止，调整步幅。

支持性策略

· 游戏中提醒幼儿迈大步、手臂摆起来行走。

· 利用低矮跨栏（长 120 cm、高 40 cm）、牛奶罐（直径 13 cm、高 17 cm）、积木（长 32 cm、宽 10 cm、高 16 cm）、凳子（长 24 cm、宽 24 cm、高 29 cm）、

地垫（边长 30 cm）、圈（直径 35 cm）、电动车轮胎等器材，引导幼儿继续玩
迈大步跨越障碍的游戏。（参见图 1-4-4、图 1-4-5、图 1-4-6、图 1-4-7、图 1-4-8、
图 1-4-9、图 1-4-10）

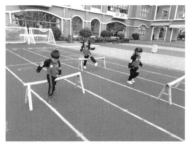

图 1-4-4

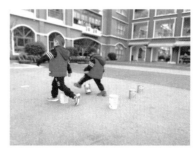

图 1-4-5

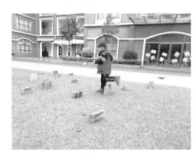

图 1-4-6

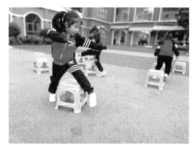

图 1-4-7

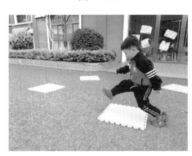

图 1-4-8

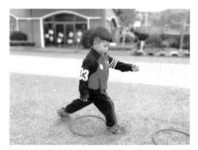

图 1-4-9

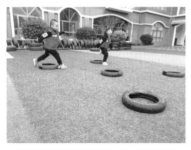

图 1-4-10

金教鞭

注意事项

·提醒幼儿注意木块间的距离，以便调整和控制自身行走的步幅。

（郑文锋执教、编写，张丽萍指导）

游戏五 我是小司机

动作发展水平	水平一
年龄段	3～4 岁
核心动作	倒退走

目 标

·尝试倒退行走，发展平衡能力。

准 备

·环境：宽敞平坦的场地。

玩 法

·幼儿双手侧平举转一圈，以手不会碰到同伴为宜站好。听到"开车"信号时，迈大步前进；听到"倒车"信号时，控制步幅慢慢后退走，与同伴保持距离，尽量不要发生碰撞。

指导语

·小朋友们，我们现在开始当小司机，听到"开车"时就迈大步往前走，听到"倒车"时就慢慢地后退走。注意不能撞车哟！

观察要点

·幼儿前进时能否迈大步、自然摆臂。

·幼儿后退时能否控制身体、保持正常直立状态。

幼儿可能出现的表现

·后退时步幅很小，慢慢行走。

·后退时身体侧倾，头转向一侧，看路行走。

支持性策略

·提醒幼儿根据同伴的间距调整自己的步幅，尽量不要碰到同伴。

·日常外出散步时引导幼儿继续玩"我是小司机"游戏。

（吴琼执教、编写，张丽萍指导）

游戏六　小小解放军

动作发展水平	水平二
年龄段	4～5 岁
核心动作	踏步走
游戏总目标	• 踏步时保持身体直立，两臂前后自然摆动，眼看前方，发展协调能力及下肢力量。 • 能根据音乐的节奏踏步走。
观察要点	• 幼儿是否保持身体直立、眼睛平视前方、抬高腿、有节奏地踏步走。

初始游戏　我是解放军

目　标

·尝试上体正直，眼看前方，两臂前后自然摆动，大腿带动小腿踏步。

准　备

·经验：幼儿已观看过阅兵仪式的录像。

·材料：《检阅进行曲》《解放军进行曲》《军威进行曲》等音乐。

·环境：在平坦的场地上设置起点和终点，相距 10 m。

玩　法

·幼儿从起点踏步走到终点，然后从旁边返回到起点。游戏反复进行。

（参见图 1-6-1、图 1-6-2）

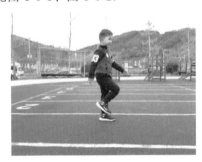
图 1-6-1

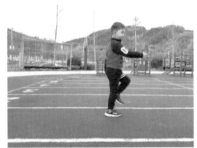
图 1-6-2

指导语

·小朋友们，前几天你们看了阅兵仪式，解放军叔叔踏步走可有精神了。

今天我们也要玩踏步走游戏。你们可以找好朋友一起踏步走。走的时候眼睛看前方，抬高大腿，跟着音乐节奏走。

观察要点

· 幼儿能否保持身体直立、眼睛平视前方。

· 幼儿能否两臂前后自然摆动、抬高大腿、足掌稍离地面。

幼儿可能出现的表现

· 步幅大小不均匀。

· 大腿抬得不够高。

支持性策略

· 再次提供解放军踏步走的录像让幼儿欣赏，引导幼儿观察、模仿。

· 参与游戏或用语言提示幼儿脚要抬起、身体要正直。

推进一　我是巡逻兵

目　标

· 在不同的场地踏步行走，发展下肢力量及两腿的节奏感。

· 能根据两人的间距调整自己的步幅和前进的速度。

准　备

· 材料：小蜜蜂扩音器，《检阅进行曲》《解放军进行曲》《军威进行曲》等音乐。

· 环境：幼儿园走廊、操场。

玩　法

· 幼儿分为两纵队。带头的幼儿当班长，班长背着播放音乐的小蜜蜂扩音器。幼儿踏着音乐的节奏在班长的带领下，到走廊、操场等场地"巡逻"。（参见图1-6-3）

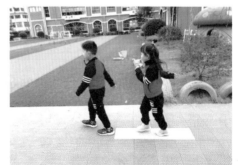

图 1-6-3

指导语

· 小朋友，今天你们要到幼儿园的大门、走廊、操场巡逻。现在请你们组成两纵队，带头的小朋友当班长。班长背着播放音乐的小蜜蜂扩音器，带大家排好队一起去巡逻。巡逻的时候要注意安全，眼看路，抬高大腿，跟着音乐节奏走。

观察要点

·幼儿在各种场地上踏步时能否调整间距，不碰到同伴。

·幼儿是否身体正直、抬高腿、有节奏地踏步走。

幼儿可能出现的表现

·能较好地调整间距。

·大腿抬得不够高。

·脚蹬地还不够有力。

支持性策略

·引导幼儿在角色游戏中增添巡逻兵的角色。

注意事项

·不宜在潮湿、路滑的户外开展该活动。

（张晓婷执教、编写，张丽萍指导）

游戏七 齐心协力前行

动作发展水平	水平二
年龄段	4～5 岁
核心动作	一路纵队走
游戏总目标	·能根据同伴的步幅和间距，调整步幅和步频，提高身体的协调性、灵敏性。
观察要点	·幼儿能否根据间距，控制好步幅和步频行走。

初始游戏 划龙舟

目 标

·尝试持物听信号调整步幅与同伴协同走。

准 备

·材料：长约 2 m 的 PVC（聚氯乙烯）管或细竹竿若干根，鼓、鼓槌。

·环境：宽敞平坦的场地。

玩 法

·三个幼儿排成一路纵队，每个幼儿左手和右手分别握住一根 PVC 管，垂于体侧，两两相距大约 50 cm，好像一条"龙舟"。另找一个幼儿敲鼓，鼓

金教鞭

声节奏慢，大家一起往前走；鼓声节奏快，大家一起往前跑；鼓声停，大家停下休息。（参见图1-7-1）

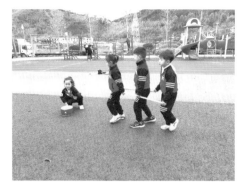

图 1-7-1

指导语

· 小朋友们今天要玩"划龙舟"游戏，三个小朋友排成一路纵队，每个小朋友的左手和右手各握一根PVC管，这就是我们的龙舟。另找一个小朋友敲鼓，鼓声节奏慢，大家一起往前走；鼓声节奏快，大家一起往前跑；鼓声停，大家停下休息。

观察要点

· 幼儿能否调整自己的步幅与同伴协同前进。

幼儿可能出现的表现

· 能根据信号行走，能调整自己的步幅。

· 不能根据信号灵敏地改变前进状态。

支持性策略

· 提供长短不同的PVC管，幼儿自由组合，自主进行"划龙舟"游戏。

注意事项

· 引导幼儿安全使用PVC管，避免发生危险。

推进一　开汽艇

目　标

· 参加纵队走游戏，提高身体的协调能力、控制能力。

· 能根据同伴间距，调整自己的步幅和步频。

准　备

· 材料：较长的皮筋（长 4 m）、呼啦圈（直径 20 cm）若干，音乐《快与慢》。

· 环境：宽敞平坦的场地。

玩　法

· 幼儿分成若干队，一队 4～5 个幼儿。第一名幼儿手拿呼啦圈当方向盘，最后一名幼儿和第一名幼儿把皮筋套在身上拉成一个长方形，其他幼儿

站在中间，成一列纵队行走，并随着音乐的节奏改变走的速度。（参见图1-7-2）

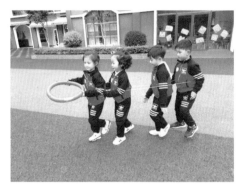

图 1-7-2

指导语

· 小朋友们，今天玩"开汽艇"游戏。一艘汽艇坐 4～5 个人。前面的司机和最后的乘客套住皮筋，其他小朋友站在中间。头尾两个小朋友要控制好速度，把汽艇撑住，不能让它漏气了。你们要根据音乐的节奏改变前进的速度。音乐节奏快就跑，音乐节奏慢就走。

观察要点

· 幼儿能否根据同伴间距，控制好步幅和步频。

幼儿可能出现的表现

· 中间的幼儿能较好地控制间距。

· 头尾的幼儿不能很好地配合，皮筋时松时紧。

支持性策略

· 引导幼儿观察与前面幼儿的距离，控制好自身的步幅和步频。

注意事项

· 提醒队长根据场地调整行走的方向。

（李娟执教、编写，张丽萍指导）

游戏八　听看游戏

动作发展水平	水平二
年龄段	4～5 岁
核心动作	踮脚走（前脚掌走）、屈膝走（半蹲走、全蹲走）
游戏总目标	· 会前脚掌着地、膝盖绷直踮脚走，增强踝关节力量，提高身体各部位的控制力、平衡力。 · 能半蹲走、全蹲走，发展大腿力量及身体的协调能力。
观察要点	· 幼儿能否前脚掌着地、膝盖绷直踮脚走。 · 幼儿踮脚走、屈膝走时身体能否保持平稳。

初始游戏　大风吹

目　标

·尝试听信号变换身体姿势踮脚走、屈膝走，发展身体控制能力、踝关节力量和大腿力量以及灵活变换体位的能力。

准　备

·环境：宽敞平坦的场地。

玩　法

·幼儿围成一个圈，顺时针或四散踮脚走、屈膝走。一幼儿发布信号"大风吹"，行走的幼儿问"吹什么"，发布信号的幼儿回答"吹高人"，踮脚走的幼儿赶紧屈膝走，否则会被大风吹走。全体幼儿屈膝走后，发布信号的幼儿说"大风吹"，行走的幼儿问"吹什么"，发布信号的幼儿回答"吹矮人"，屈膝走的幼儿赶紧踮脚走，否则会被大风吹走。当发布信号的幼儿说"没有刮风"时，全体幼儿站着休息或自然走。游戏反复进行。

指导语

·小朋友们，你会扮演高人（踮脚走）吗？你会扮演矮人（屈膝走）吗？今天你们扮演高人、矮人，一起玩"大风吹"游戏吧！一个小朋友扮演大风，其他的小朋友扮演高人、矮人。当大风说"大风吹"时，高人、矮人问"吹什么"，大风说"吹高人"，高人马上变成矮人，否则会被大风吹走。当大风说"大风吹"时，高人、矮人问"吹什么"，大风说"吹矮人"，矮人马上变成高人，否则会被大风吹走。当大风说"没有刮风"时，高人、矮人可以休息，也可以自然走。

观察要点

·幼儿能否前脚掌着地、膝盖绷直踮脚走。

·幼儿能否根据信号及时变换身体姿势。

·幼儿踮脚走、屈膝走的身体控制情况。

幼儿可能出现的表现

·屈膝走时屁股翘起来，动作不连贯。

·踮脚走时膝盖没有绷直，脚蹬地不够有力。

支持性策略

·增加游戏情境，激发幼儿参与游戏的兴趣。

注意事项

· 根据幼儿的游戏情况调整变换动作的速度。

· 场地宜宽敞，人数不宜过多。

推进一 飞行小能手

目　标

· 能看信号变换身体姿势踮脚走、屈膝走，发展下肢力量及灵活变换体位的能力。

准　备

· 材料：绳子4条（长2 m）。

· 环境：利用四条绳子设置飞机滑行、起飞、爬升三段场地，每一段距离为5 m。（参见图1-8-1）

玩　法

· 幼儿在设置的滑行、起飞、爬升三段场地玩模仿飞机的游戏：在"滑行"阶段下蹲走，在"起飞"阶段自然走，在"爬升"阶段踮脚走。游戏循环进行。

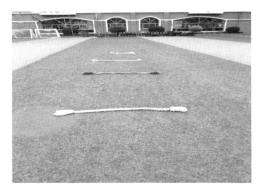

图 1-8-1

指导语

· 小朋友们，我们玩"大风吹"游戏时，你们说高人走的样子像是飞机要起飞了。于是，你们提出要玩模仿飞机的游戏，还商讨出游戏规则：飞机滑行时下蹲走，飞机起飞时自然走，飞机升上天空时踮脚走。那今天我们就来玩吧。

观察要点

· 幼儿屈膝走和踮脚走时是否前脚掌着地、身体平稳。

· 幼儿踮脚走的时候能否膝盖绷直、手臂自然前后摆动。

幼儿可能出现的表现

· 摆臂不够自然，摆臂幅度比较小。（参见图1-8-2）

· 踮脚走时膝盖没有绷直，脚蹬地不够有力。（参见图1-8-3）

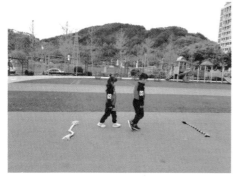

图 1-8-2   图 1-8-3

支持性策略

· 在踮脚走的游戏中增加一些障碍，通过环境干预，引导幼儿膝盖绷直、前脚掌着地行走。

注意事项

· 宜在平坦的场地开展活动，以避免幼儿踮脚走时崴脚受伤。

推进二 恐怖阵

目 标

· 能根据场地变化灵活变换身体姿势踮脚走、自然走，锻炼踝关节及身体各部位的控制力。

准 备

· 材料：海洋球、方块积木（长 20 cm、宽 10 cm）等。

· 环境：将海洋球、方块积木等器材散放在长 5 m、宽 5 m 的平坦场地上，器材之间的距离有的小于幼儿的脚长，有的大于幼儿的脚长。（参见图 1-8-4）

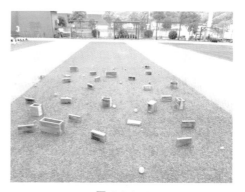

图 1-8-4

玩 法

· 幼儿在海洋球、方块积木等器材散放的场地上，从一端走到另一端。走的时候不能碰到物体。窄的地方踮脚走，宽的地方自然走。（参见图 1-8-5、图 1-8-6）

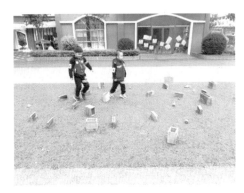
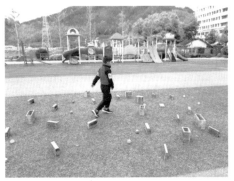

图 1-8-5   图 1-8-6

指导语

·小朋友们，今天玩"恐怖阵"游戏。一个小朋友当恐怖阵的首领，其他小朋友通过恐怖阵。首领在旁边观察，谁迅速又顺利地通过恐怖阵，谁就当恐怖阵的新首领，原来的首领就可以去闯恐怖阵。现在开始玩吧。

观察要点

·幼儿是否灵活变换身体姿势踮脚走、自然走。

·幼儿踮脚走时身体能否保持平稳。

·幼儿行走的速度。

幼儿可能出现的表现

·行走时身体保持平稳。

·有的幼儿走得快，有的幼儿走得慢。

·踮脚走时膝盖没有绷直，脚蹬地不够有力。

支持性策略

·可鼓励幼儿加快走的速度。

·可再添加海洋球、方块积木等材料，让器材之间的距离更小，提高幼儿走的难度。

·可引导幼儿在场地上沿着一定的方向走，走时幼儿不相互碰撞，不碰动地上的海洋球和方块积木。

注意事项

·宜在平坦的场地开展活动，以避免幼儿踮脚走时崴脚受伤。

（刘玲玲执教、编写，张丽萍指导）

游戏九　走走停停

动作发展水平	水平二
年龄段	4～5 岁
核心动作	脚跟走

目　标

·能身体前倾，髋关节及膝关节稍弯曲，脚跟着地，前脚掌始终抬起行走，提高平衡能力。

·遵守游戏规则。

准　备

·材料："红灯""绿灯"牌。

·环境：在宽敞平坦的场地上设置相距 10 m 的起点和终点。

玩　法

·一名幼儿在终点线举"红灯""绿灯"的信号牌。其余幼儿在起点，当看到"绿灯"时，用脚跟行走；当看到"红灯"时，马上停止不动。如此走到终点后再转身返回起点。游戏反复进行。（参见图1-9-1）

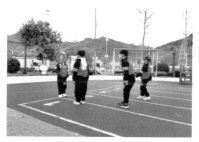

图 1-9-1

指导语

·小朋友们会用脚跟走路吗？怎么走呢？那我们今天玩一个用脚跟走路的"红绿灯"游戏。一个人当交警，轮换举红灯牌、绿灯牌。其他小朋友站在起点，当看到绿灯时，用脚跟行走；当看到红灯时，马上停止不动。红灯亮了还走就要罚下场，去举牌。原来举牌的交警就去走路。

观察要点

·幼儿看到"红灯"时能否马上停下来，并保持身体的平衡。

·幼儿在用脚跟走路的时候，动作是否自然、协调。

幼儿可能出现的表现

·前脚掌抬起不够明显。

·步幅较小，落地的声音较重。

支持性策略

·开展类似"红灯停、绿灯行"的游戏，如"木头人""冰冻解冻"等，进一步锻炼幼儿用脚跟走路的能力。

· 延伸此游戏——教师或幼儿扮演交警做向左、向右、向前、后退的手势，其他幼儿看手势用脚跟向左、向右、向前、后退行走。

（程秀娟执教、编写，张丽萍指导）

游戏十　好朋友

动作发展水平	水平二
年龄段	4~5 岁
核心动作	后退走
游戏总目标	· 能小步幅、上体正直地后退走，锻炼腰背和大腿后侧肌肉。 · 积极参与活动，尝试平稳后退的行走方式。
观察要点	· 幼儿能否与同伴协同大胆地后退走，动作自然、协调。 · 幼儿能否小步幅、快速后退走。

初始游戏　我们是磁性人

目　标

· 愿意后退走，提高控制身体运动方向的能力。

准　备

· 环境：宽敞平坦的地面。

玩　法

· 幼儿变身为"磁铁"，两名幼儿相距 10 m 面对面站好。一开始，"磁铁"相吸，两名幼儿相互前进走；当两名幼儿贴在一起时，"磁铁"相互排斥，两名幼儿后退走。（参见图 1-10-1、图 1-10-2）

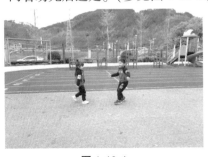
图 1-10-1

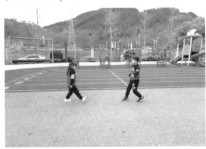
图 1-10-2

指导语

· 小朋友们觉得磁铁很有趣，今天我们来玩"磁铁"游戏。两个小朋友当磁铁，面对面站在两条线外。一开始，磁铁相吸，两个小朋友相互前进走；当两个人贴在一起时，磁铁相互排斥，两个小朋友后退走。

观察要点

· 幼儿能否敢于尝试后退走。

· 幼儿是否积极愉快地参与活动。

幼儿可能出现的表现

· 乐意游戏，但步伐不稳定，偶尔步伐过大。

支持性策略

· 组织幼儿玩与后退走有关的游戏，例如："倒车入库"，即在地面上画长方形当车库，幼儿从指定的一边后退走进长方形里面；"你进我退"，即两个幼儿一个圈，两人双手握圈面对面站立或朝相反方向站立，一人倒着走，一人向前走（参见图 1-10-3、图 1-10-4）；"快乐搬运工"，即幼儿手拿海洋球，从起点后退走到终点，将球放进篮子里，回到起点，游戏反复进行，也可两两比赛，看谁运的海洋球多。

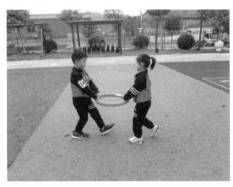 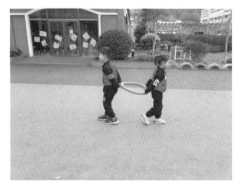

图 1-10-3   图 1-10-4

注意事项

· 场地应清理干净，以避免幼儿后退时发生磕碰。

推进一 猫鼠司机

目 标

· 愿意在游戏情境中快速后退走，锻炼腰背和大腿后侧肌肉，提高控制身体运动方向的能力。

准 备

·环境：在场地上摆放三条线，第一条线与第二条线相距 1.5 m，第二条线与第三条线相距 5 m。（参见图 1-10-5）

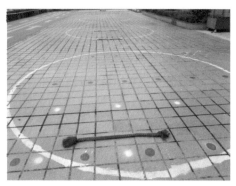

图 1-10-5

玩 法

·幼儿间隔 1.5 m 面对面站好，扮演猫的幼儿站第一条线，扮演老鼠的幼儿站第二条线。游戏开始后，"猫"前进，"老鼠"后退。"老鼠"退到第三条线外，表示闯关结束。两人交换角色再次游戏。可以适当增加"冰冻"的游戏情节，如当"老鼠"遇到危险时可以双臂抱胸说"冰冻"，"猫"就不能吃"冰冻"的"老鼠"。

指导语

·小朋友们，今天我们来玩猫抓老鼠的游戏。一个小朋友扮演猫，站在第一条线；另一个小朋友扮演老鼠，站在第二条线。游戏开始时，猫前进抓老鼠，老鼠后退。当老鼠快被猫抓到时，老鼠为了救自己，可以双手抱胸说"冰冻"，猫就不能抓了；当老鼠说"解冻"，猫可以再次抓老鼠。当老鼠退到第三条线外，老鼠就闯关成功。两个人交换角色，重新开始游戏。

观察要点

·"老鼠"能否控制身体快速后退。

·"老鼠"主动说"冰冻"了，是否还会被抓住。

幼儿可能出现的表现

·"老鼠"沉浸在猫鼠游戏情境中，快速后退。

·"老鼠"后退时时常观看后面，有的会转身跑走，躲避"猫"的追捕。

支持性策略

·提醒幼儿遵守游戏规则。

·鼓励幼儿继续设计猫鼠游戏的新玩法。

注意事项

·后退一方要有足够的空间，身后不能有物品，避免后退时碰撞。

（吴明梅执教、编写，张丽萍指导）

金教鞭

游戏十一　蒙眼走

动作发展水平	水平二
年龄段	4～5 岁
核心动作	闭眼走
游戏总目标	• 能克服心理障碍，大胆往前走，步伐平稳，行走路线不偏离，发展感知觉（本体感）及方位感。
观察要点	• 幼儿能否勇敢往前走。

初始游戏　你是我的眼

目　标

·蒙住眼睛后能尝试向前走，发展感知觉。

·初步学会合作，积极配合同伴。

准　备

·材料：眼罩若干，尺寸不同的积木、球若干。

·环境：在宽敞平坦的场地上散布尺寸不同的积木和球。（参见图 1-11-1）

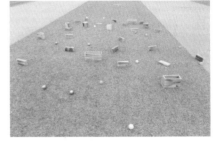

图 1-11-1

玩　法

·一个幼儿戴上眼罩，另一个幼儿牵着戴眼罩的幼儿走。一开始在平坦的场地上走，熟悉后可以在放有积木、球等障碍的场地上走。牵引的幼儿一边走一边提醒戴眼罩的幼儿。一轮游戏后，角色互换。（参见图 1-11-2、图 1-11-3）

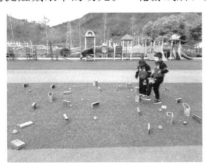

图 1-11-2

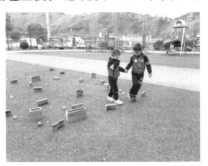

图 1-11-3

指导语

·小朋友们，你们有过闭着眼睛走路的经历吗？今天我们玩的游戏叫作"你是我的眼"，请你找一个好朋友，你们一个人戴着眼罩，另一个人牵着他慢慢走，体验一下是什么感觉。两个人角色可以互换。

观察要点

·幼儿能否克服心理障碍往前走。

幼儿可能出现的表现

·蒙眼的幼儿比较紧张。

支持性策略

·鼓励幼儿在不同场地，例如石子路等，继续进行戴眼罩走的游戏。

注意事项

·提醒幼儿要保护好蒙眼的同伴。

推进一　听声音走

目　标

·找准声音的方向，大胆前进，发展方位感。

准　备

·材料：眼罩若干，小鼓、鼓槌1套。

·环境：宽敞平坦的草地或塑胶地面。

玩　法

·一个幼儿敲鼓，其他幼儿戴上眼罩。鼓声响起，戴眼罩的幼儿朝鼓声方向行走。（参见图1-11-4、图1-11-5）

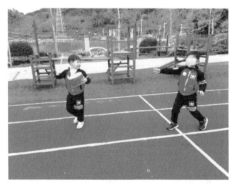
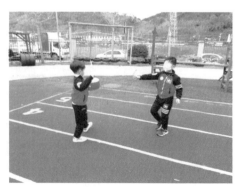

图1-11-4　　　　　　　　　　　　　　图1-11-5

指导语

· 上一次玩"你是我的眼"游戏之后，你们还想出了新玩法，叫"听声音走"。一个小朋友击鼓，其他小朋友把眼睛蒙住，要注意听，鼓声在哪儿就走向哪儿。

观察要点

· 幼儿能否朝着发声的方向走去。

幼儿可能出现的表现

· 分不清声音的方位。（参见图 1-11-6）

支持性策略

· 组织幼儿两两合作游戏，一个人摇铃或叫对方的名字，另一个人蒙眼听声音走。

注意事项

· 宜选择草地或塑胶地面，避免幼儿磕碰。

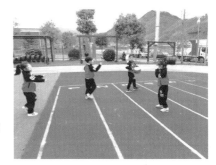

图 1-11-6

推进二　贴鼻子

目　标

· 愿意大胆地闭眼往前走，行走方向不偏离。

· 初步学会合作，积极配合同伴。

准　备

· 材料：眼罩 1 个，小黑板 1 块，小磁铁 1 个，没有鼻子的卡通人物的磁性画板 1 块。

· 环境：设置起点和终点，相距 5 m，在终点放一块没有鼻子的卡通人物的磁性画板。

玩　法

· 两名幼儿并排在起点站好，一名幼儿蒙眼、手拿"鼻子"（小磁铁），另一名幼儿站在他旁边用语言提示他前进并将"鼻子"贴到正确的位置上。第二次游戏时，两人互换角色。（参见图 1-11-7、图 1-11-8）

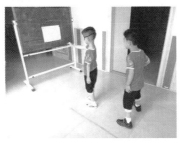 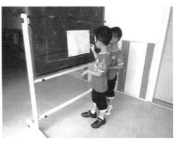

图 1-11-7　　　　　　图 1-11-8

指导语

·小朋友们，你们听说过蒙眼贴鼻子的游戏吗？今天我们要玩这个有趣的游戏。找一个好朋友一起游戏。先观察一下画板上卡通人物的鼻子在什么位置，然后一个小朋友戴上眼罩、手上拿一个鼻子，另一个小朋友用语言提示他怎么走到画板前并把鼻子贴上去。蒙眼的小朋友要勇敢向前走哦。

观察要点

·幼儿行走方向是否偏离。

·幼儿行走速度的快慢。

·幼儿能否克服心理障碍大胆地往前走。

幼儿可能出现的表现

·容易失去方向感和平衡感。

·喜欢参加蒙眼游戏，但是有些紧张，步幅较小。

·语言提示较简单，不能明确提示同伴。

支持性策略

·鼓励幼儿在不同场地继续戴眼罩走。

注意事项

·分批游戏，拉大幼儿之间的间距，尽量避免碰撞行为的发生。

（曹婉婧执教、编写，张丽萍指导）

游戏十二　合作愉快

动作发展水平	水平二
年龄段	4～5 岁
核心动作	双人协同走
游戏总目标	·两人合作齐步向前走，提高平衡能力和灵敏性。 ·能根据别人的前进速度调整自己的步幅和步频。
观察要点	·幼儿能否和同伴协同向前走。

初始游戏　你是我的影子

目　标

·尝试根据同伴的速度，调整自己的步幅和步频，使之一致，提高灵敏

金教鞭

性、协调性及平衡能力。

· 能专注观察同伴的行走速度和方向。

准　备

· 环境：宽敞平坦的场地。

玩　法

· 幼儿两人一组，一个幼儿扮主人，另一个幼儿扮影子。"主人"用不同速度走、向不同方向走，"影子"跟随他走。（参见图 1-12-1、图 1-12-2）

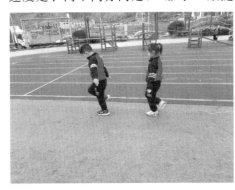
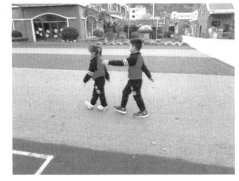

图 1-12-1　　　　　　　　　　　　　　　图 1-12-2

指导语

· 小朋友们，你们见过影子吗？今天玩"你是我的影子"游戏。两个小朋友一组，一个扮演主人，一个扮演影子。你们找一个好朋友，自己商量角色，开始游戏。影子一定要认真观察主人走路哦。

观察要点

· 幼儿能否模仿同伴向前走。

· 幼儿能否探索与别人不一样的走路方式。

幼儿可能出现的表现

· "影子"能很好地观察、模仿"主人"走路。

支持性策略

· 开展不同游戏，提高幼儿协同走的能力，例如开展"滑雪"游戏，即在平坦的地面上，两名幼儿前后站在同一平底脚踏板上向前行走。

注意事项

· 选择较软的地面，避免幼儿摔倒受伤。

推进一　一起滑雪吧

目　标

· 尝试与同伴平稳、步调一致地向前走，提高下肢的灵敏性和身体的协调能力。

· 愿意与同伴探索协同走的办法。

准　备

· 材料：脚踏板若干。（参见图 1-12-3）

· 环境：在平坦的场地上设置起点和终点。

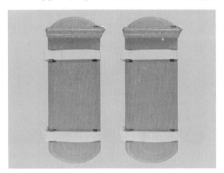 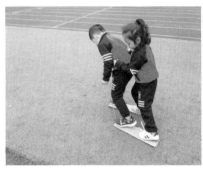

图 1-12-3　　　　　　　　　　　　图 1-12-4

玩　法

· 幼儿两两组成小组，合作"滑雪"，从起点出发，比赛哪组最快到达终点。（参见图 1-12-4）

指导语

· 小朋友们，你们玩了"你是我的影子"游戏，和同伴配合得很好，还想玩"滑雪"游戏，就是两人穿一副脚踏板，一同前进。现在请你找一个朋友，跟你的朋友一起玩吧，边玩边想有什么一同行走的好办法。

观察要点

· 幼儿能否和同伴平稳、协调前行。

幼儿可能出现的表现

· 两人走得不稳定。

· 两人喊口令"一、二，一、二"一起行走。

支持性策略

· 引导幼儿继续探索协同走的方法。幼儿能协同走后，引导幼儿在场地添加障碍，鼓励幼儿绕过或跨过障碍走。

注意事项

· 选择较软的地面,避免幼儿摔倒受伤。

(吴明梅执教、编写,张丽萍指导)

游戏十三　勇敢者

动作发展水平	水平二
年龄段	4~5 岁
核心动作	斜坡走
游戏总目标	· 上坡时能用前脚掌着地,蹬地有力。 · 下坡时重心后移,会用前脚掌着地,头部正直。
观察要点	· 幼儿上坡时能否采取半弯身体、小步伐、低重心、重心在前脚的方式步行。 · 幼儿下坡时能否采取半弯身体、小步伐、低重心、重心在后脚的方式步行。

初始游戏　登峰取蛋

目　标

· 尝试移动身体重心上下斜坡,提高身体的控制能力。

准　备

· 材料:海洋球、篮子若干。

· 环境:选择斜度约为 50°的土丘,在坡顶放置若干海洋球,在坡底放置若干篮子。

玩　法

· 幼儿上坡,到坡顶取一个海洋球后返回至坡底放入篮子,然后再上坡取海洋球,最后比一比谁取的海洋球多。(参见图 1-13-1、图 1-13-2)

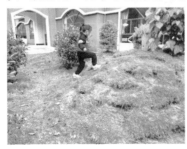 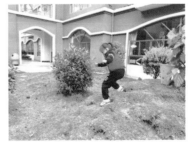

<table>
<tr><td align="center">图 1-13-1</td><td align="center">图 1-13-2</td></tr>
</table>

指导语

·小朋友们，我们今天玩"登峰取蛋"游戏。大家登到坡顶取一个蛋，下坡把蛋放到篮子里，然后再去取，最后比一比谁取的蛋最多。

观察要点

·幼儿上坡时能否采取半弯身体的方式步行，是否步伐小、重心低、重心在前脚。

·幼儿下坡时能否采取半弯身体的方式步行，是否步伐小、重心低、重心在后脚。

幼儿可能出现的表现

·能够正确地移动重心，平稳地上下坡。

·下坡时过于着急，直接从坡上跑下来。

支持性策略

·及时提醒幼儿慢慢走下坡。

·改变游戏规则：一队站在坡顶，另一队站在坡底，球放在各自阵地。游戏开始后幼儿去对方阵地取球，游戏结束后球多的一方获胜。

注意事项

·场地要干净，避免幼儿下坡没控制好而撞到其他物体。

推进一   勇夺魔球

目　标

·能平稳地走倾斜的木板，提高身体的控制力。

·喜欢参加夺球游戏，体验上下坡走的乐趣。

准　备

·材料：长 2 m、宽 20 cm 的木板 4 条，海洋球 1 桶。

·环境：选择斜度约为 50°的土丘，在土丘的四个斜面放四条木板，坡顶上放一桶海洋球（宝物）。（参见图1-13-3）

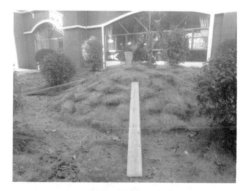

图 1-13-3

玩　法

·幼儿分两队，从坡底走到坡顶拿到"宝物"（海洋球），翻过土丘走下坡，把"宝物"放到坡底后再去坡顶取，看哪队获得的"宝物"更多。（参见图1-13-4、图1-13-5）

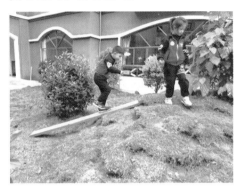
图 1-13-4

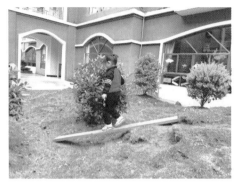
图 1-13-5

指导语

·小朋友们，今天的游戏玩法是从坡底顺着木板走上去，拿到宝物后，从对面的木板走下来。一次只能拿一个宝物，看哪队获得的宝物更多。上下坡要注意安全。

观察要点

·幼儿能否前脚掌着地、平稳地上下坡。

·幼儿能否遵守游戏规则，一次拿一个海洋球。

幼儿可能出现的表现

·上坡时能保持身体的平衡，慢慢前进。

·在倾斜的木板上跑。

·能遵守游戏规则，一次拿一个海洋球。

支持性策略

·利用更大斜度的坡引导幼儿进行挑战。

注意事项

·场地要干净，避免幼儿下坡没控制好而撞到其他物体。

·木板要摆放稳固，保证幼儿在木板上行走安全。

（吴明梅执教、编写，张丽萍指导）

游戏十四　花样走长绳

动作发展水平	水平三
年龄段	5～6 岁
核心动作	交叉步

目　标

·在绳子两侧交叉走，提高平衡能力、协调能力及大腿肌肉外侧拉伸力。

准　备

·材料：5 m 左右的长绳 2 条，海绵棒 2 根。

·环境：将两根长绳放置于地面，两头拉直。（参见图 1-14-1）

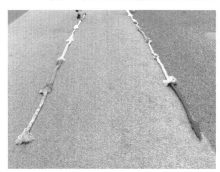 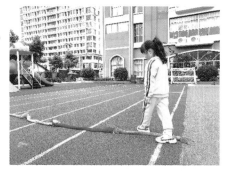

图 1-14-1　　　　　　　　　　　图 1-14-2

玩　法

·幼儿从绳子的一端用正交叉步行走到另一端。交叉行走时脚尽量不碰绳子。游戏几次后，教师或幼儿利用海绵棒干扰正在交叉行走的幼儿，行走的幼儿尽力躲避海绵棒，走交叉步快速前进。（参见图 1-14-2）

指导语

·小朋友们，你们面前有一条长绳，请你们双脚交叉走过长绳，脚不碰绳子。如果遇到海绵棒，请你们快速走交叉步前进。

观察要点

·幼儿能否沿着绳子走交叉步前进。

·幼儿能否保持身体的平衡，动作是否灵活、连贯。

幼儿可能出现的表现

·能快速走交叉步。

• 动作幅度太大，身体不平衡。

支持性策略

• 引导幼儿观察同伴或教师走交叉步的动作。

• 通过比赛形式来提高活动的趣味性。

• 待幼儿走交叉步比较熟练后，将绳子摆放成曲线（参见图 1-14-3、图 1-14-4），提高走交叉步的难度。

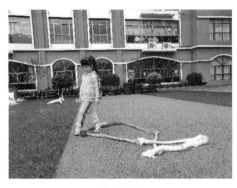

图 1-14-3

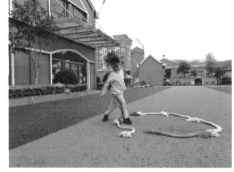

图 1-14-4

注意事项

• 选择宽敞的场地，避免幼儿磕碰。

（张烈敏执教、编写，黄丽琴指导）

游戏十五　小马驾驾驾

动作发展水平	水平三
年龄段	5～6 岁
核心动作	前滑步

目　标

• 尝试模仿小马走（前滑步），发展身体的协调性、灵敏性。

准　备

• 环境：在空旷的场地设置相距 12 m 的起点和终点。

玩　法

• 幼儿站在起点模仿小马走到终点。（参见图 1-15-1、图 1-15-2、图 1-15-3）

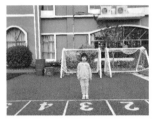 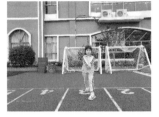 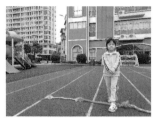

图 1-15-1　　　　　　　图 1-15-2　　　　　　　图 1-15-3

指导语

·小朋友们，我们要学小马走，小马怎么走？请你先试一试，试完跟大家分享你的好办法。（引导幼儿练习前滑步动作。）

观察要点

·幼儿能否控制身体姿势向前滑动，上下肢能否较协调地配合。

·幼儿能否双臂屈肘积极向前上方摆动。

幼儿可能出现的表现

·走前滑步时会不自觉地走成侧滑步。

·不会双臂屈肘积极向前上方摆动。

支持性策略

·教师与动作错误的幼儿一起游戏，让其观看、模仿教师的动作。

·开展"小马运粮"游戏，即幼儿手拿沙包（粮食），从起点出发，扮小马走前滑步，绕过路障，到达终点，把沙包（粮食）放在篮子里，从旁边回到起点。游戏反复进行。

（许绍梅执教、编写，张丽萍指导）

游戏十六　螃蟹走

动作发展水平	水平三
年龄段	5～6 岁
核心动作	侧身并步走

目　标

·能手脚灵活地侧身并步走，提高身体的协调性和灵活性。

·喜欢模仿性游戏，体验游戏的乐趣。

准　备

·环境：在空旷的场地设置相距 10 m 的起点和终点。

玩　法

· 幼儿站在起点模仿小螃蟹侧身并步走到终点。（参见图 1-16-1、图 1-16-2）

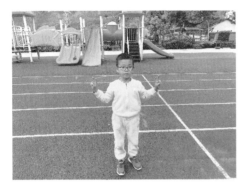
图 1-16-1

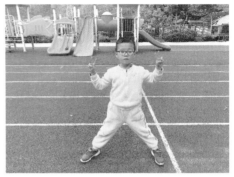
图 1-16-2

指导语

· 小朋友们，我们今天模仿螃蟹走。螃蟹怎么走？请你先试一试，试完跟大家分享你的好办法。

观察要点

· 幼儿能否控制身体姿势侧身移动。

· 幼儿能否快速并腿，动作是否协调、灵活。

幼儿可能出现的表现

· 侧身并步走动作协调。

· 身体倾斜，不能快速并腿侧身走。

· 腿抬得太高，像踏步走。

支持性策略

· 参与幼儿游戏，让动作不规范的幼儿观察、模仿。

· 引导幼儿一起玩"螃蟹夹球"游戏，即两个幼儿面对面或背对背，两两合作用胸或背夹一个球，一起侧身并步走，将球从起点运送到终点。

（谢荣琼执教、编写，张丽萍指导）

游戏十七　虎背熊腰

动作发展水平	水平三
年龄段	5～6 岁

核心动作	弓步走
游戏总目标	• 能连贯地弓步走，蹬地有力，增强大腿肌肉力量和下肢柔韧性。
观察要点	• 幼儿能否脚跟先着地，保持后腿绷直，自然地弓步行走。 • 幼儿能否不断探索弓步走的方法。

初始游戏　大熊走了几步

目　标

·能迈大步，后背挺直、脚跟先着地、保持后腿绷直弓步走，增强大腿肌肉力量和下肢柔韧性。

准　备

·经验：幼儿已观看弓步走的录像，了解弓步走的动作要领。

·材料：记录笔、记录板。

·环境：设置相距 10 m 的起点和终点。

玩　法

·幼儿用弓步从起点行走到终点，边走边数走了几步，到达终点后记录自己的步数。多次后比较哪一次走的步数最少，想想为什么、怎样才能使步数更少；也可以与同伴比较谁的步数少，一起分析原因。（参见图 1-17-1、图 1-17-2、图 1-17-3、图 1-17-4）

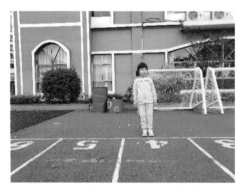
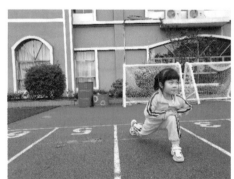

图 1-17-1　　　　　　　　　　　图 1-17-2

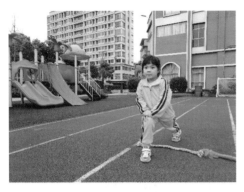
图 1-17-3

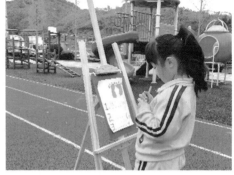
图 1-17-4

指导语

·小朋友们，今天我们学大熊用弓步从起点走到终点，边走边数走了几步，并在终点做好记录。可以多走几次，看看哪次走的步数最少，想想为什么。

观察要点

·幼儿能否脚跟先着地，保持后腿绷直，自然地弓步行走。

·幼儿能否不断探索弓步走的方法。

·幼儿能否发现步幅大小与步数的关系。

幼儿可能出现的表现

·前腿的小腿和大腿没有呈直角弯曲，后腿没有绷直。

·不能连续弓步走。

·随着弓步走次数的增加，动作更加连贯。

支持性策略

·指导幼儿梳理弓步走的方法及动作要领。

·引导幼儿梳理步幅大小与步数的关系。

推进一　大熊胯下传球走

目　标

·能控制身体姿势，边弓步走边胯下双手交替传球，锻炼大腿肌肉力量，提高平衡能力和协调能力。

准　备

·材料：波波球、篮子若干。

·环境：在宽敞平坦的场地设置相距 10 m 的起点和终点。

玩　法

　　·幼儿跨出弓步，从跨出的小腿与大腿中间一只手把球传给另一只手，如此从起点走到终点，并记录自己走了几步。（参见图 1-17-5、图 1-17-6、图 1-17-7、图 1-17-8）

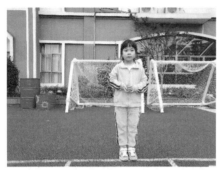

图 1-17-5

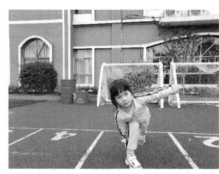

图 1-17-6

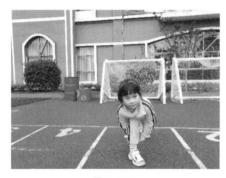

图 1-17-7

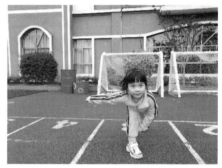

图 1-17-8

指导语

　　·小朋友们，现在波波球要和你们玩游戏。当你们弓步走时，每走一步小球就要从你们小腿和大腿中间穿梭一次。看看谁走的步数少、走得更连贯、速度更快，想想为什么。

观察要点

　　·幼儿能否后腿绷直、身体保持正直。

　　·幼儿能否灵活地胯下传球。

幼儿可能出现的表现

　　·追求速度忽略了弓步走。

　　·忽略了后腿要绷直。

支持性策略

· 与幼儿一起梳理、总结快速弓步走的经验。

· 继续开展弓步走游戏，如利用轮胎、呼啦圈、积木、围栏等在场地上设置障碍，让幼儿在有障碍的场地上走弓步。（参见图 1-17-9）

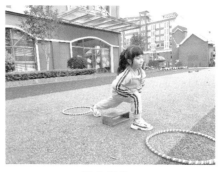

图 1-17-9

注意事项

· 提醒幼儿集中注意力，不迈出超过自己能力范围的大步，以免受伤。

（谢荣琼执教、编写，张丽萍指导）

游戏十八　团结有力量

动作发展水平	水平三
年龄段	5～6 岁
核心动作	多人协同走
游戏总目标	· 尝试与同伴协同行进。 · 探索与同伴协同走的方法。
观察要点	· 幼儿能否根据间距控制步幅和步频，与同伴协同行走。 · 幼儿能否探索与同伴协同走的方法。

初始游戏　朋友总是在一起

目　标

· 尝试与同伴协同走。

· 探索调整、控制步幅和步频的方法。

准　备

· 材料：红旗、指挥帽若干。

· 环境：草地。

玩　法

· 3～4 名幼儿为一组，呈一列纵队站好，后面幼儿双手搭住前面幼儿的双肩。一名幼儿头戴指挥帽当指挥员，用红旗做向左、向右、向前、向后等指令，其他幼儿根据指令往相应方位行走。（参见图1-18-1）

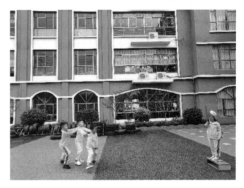

图 1-18-1

指导语

·小朋友们，今天我们要玩"开汽车"游戏，请你们3～4人为一组，后面的小朋友双手搭着前面小朋友的肩膀变成一辆汽车。一个人当交警，交警手中的红旗指向哪个方向，汽车就往哪个方向开。注意不能翻车哟！如果你们配合得很好、不会翻车，一辆车就可以有更多的人。最后比一比哪辆车不会翻车且车上的人数最多。

观察要点

·幼儿能否根据间距控制步幅和步频，与同伴协同走。

·幼儿能否根据信号做相应的动作。

幼儿可能出现的表现

·同伴间能协同脚步、保持间距一起走。

·注意力不集中，队伍出现脱节的现象。

·能看懂指挥，但是过于着急，出现快步跑的现象。

·不能很好地控制自己的步幅和步频，合作意识不够。

支持性策略

·启发幼儿思考如何不"翻车"。

推进一　两人三足

目　标

·尝试以"两人三足"的方式与同伴按节奏同步前进，提高身体的平衡能力及灵敏性。

·体验合作带来的快乐。

准　备

·材料：松紧绳（鞋盒、纸袋、塑料袋等）若干。

·环境：人工草坪。

玩　法

· 一人左脚与另一人右脚一起踩在一个鞋盒（或纸袋、塑料袋）里一起滑行，也可以用绳将一人左腿与另一人右腿膝盖以下、脚踝以上部位绑上，两人一起行走。（参见图 1-18-2）

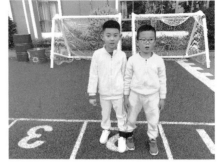

图 1-18-2

指导语

· 小朋友们，找一个好朋友一起玩"两人三足"游戏。请你和好朋友并排站好，用绳子将两人相邻的腿膝盖以下、脚踝以上的部位绑上，两人一起行走。

观察要点

· 幼儿能否与同伴有节奏、步幅一致地往前走。

· 幼儿能否和同伴有效沟通、配合。

幼儿可能出现的表现

· 同伴间会相互商量，协同一致向前走。（参见图 1-18-3）

· 同伴之间速度不一致，出现摔跤的现象。（参见图 1-18-4）

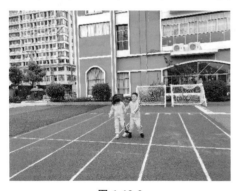

图 1-18-3

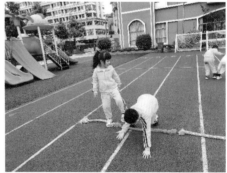

图 1-18-4

支持性策略

· 组织幼儿梳理协同走的方法。

（谢荣琼执教、编写，张丽萍指导）

游戏十九　歪歪扭扭

动作发展水平	水平三
年龄段	5~6 岁
核心动作	在会滚动的物体上行走
游戏总目标	• 尝试在PVC（聚氯乙烯）管上行走，发展平衡能力及灵敏性。 • 喜欢玩挑战游戏，能根据需要调整PVC管根数。
观察要点	• 幼儿能否控制身体姿势，保持平衡，在会滚动的PVC管上行走。 • 幼儿能否根据自己的能力接受新的挑战。

初始游戏　我会走会滚动的路

目　标

　　•尝试在PVC管上行走，保持身体的平衡。

准　备

　　•材料：长短不同的PVC管（或木棍、竹竿）若干。

　　•环境：在空旷的场地放置长短不同的PVC管（或木棍、竹竿）。（参见图1-19-1）

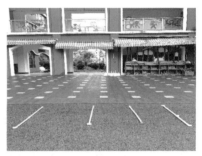

图 1-19-1

玩　法

　　•幼儿自主探索在PVC管上行走的方法。（参见图1-19-2、图1-19-3）

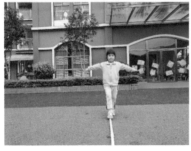

图 1-19-2

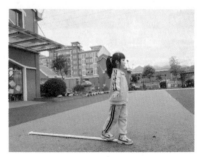

图 1-19-3

指导语

· 小朋友们，地面上有长短不一的 PVC 管，你们想尝试在上面行走吗？试试看你能不能成功。

观察要点

· 幼儿能否控制身体姿势，保持平衡。

· 幼儿能否根据自己的能力接受新的挑战。

幼儿可能出现的表现

· 两手侧平举，控制身体，比较平稳地通过。

· 虽然左右摇摆，但是能成功走过。

· 容易出现摔跤情况。

支持性策略

· 提醒幼儿保持平衡，集中注意力。

· 提供粗细、长度不同的 PVC 管，引导幼儿自己设置路线，增加挑战性。

推进一　在 PVC 管上快速通过

目　标

· 能快速地走过多根 PVC 管。

· 喜欢参加平衡走游戏，体验游戏的乐趣。

准　备

· 材料：长短不同的 PVC 管（或木棍、竹竿）若干。

· 环境：在场地上平行摆放多根长短不同的 PVC 管（或木棍、竹竿）。（参见图 1-19-4）

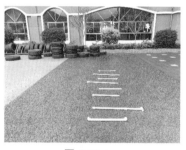

图 1-19-4

玩　法

· 幼儿自主在地面上放置长短不同的 PVC 管，PVC 管的间距视幼儿能力而定。幼儿踩在 PVC 管上快速通过。比比看哪个幼儿放置的 PVC 管最多，还能快速地通过。（参见图 1-19-5、图 1-19-6）

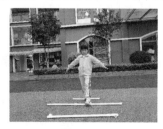

图 1-19-5

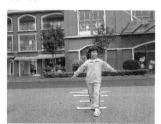

图 1-19-6

指导语

· 小朋友们，今天我们将PVC管平行摆放，在多根PVC管上行走。试试看自己可以在几根PVC管上行走，比比看谁最厉害。

观察要点

· 幼儿能否平稳地走过多根PVC管。

· 幼儿能否在自己成功后不断添加PVC管，挑战自我。

幼儿可能出现的表现

· 双手侧平举，保持平衡。

· 多数幼儿可以走过4～5根PVC管。

· 难度加大后，多走几次还是能通过。

支持性策略

· 引导幼儿根据自己的能力调整相邻PVC管的距离。

（许绍梅执教，吴薇编写，张丽萍指导）

游戏二十　我是不倒翁

动作发展水平	水平三
年龄段	5～6岁
核心动作	在晃动的物体上走

目　标

· 能够控制身体姿势在晃动的轮胎上行走，发展平衡能力。

准　备

· 环境：布置晃动的轮胎桥或荡桥。

玩　法

· 幼儿自主探索走过晃动的轮胎桥，统计自己有几种走过轮胎桥的方法。
（参见图1-20-1、图1-20-2）

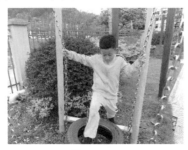 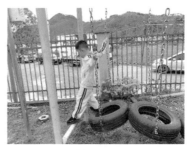

图1-20-1　　　　　　　　　　　图1-20-2

指导语

·小朋友们，前面有座会晃动的轮胎桥，请你去试试看能不能成功通过。边走边想有几种不同的方法走过晃动的轮胎桥。

观察要点

·幼儿能否控制身体姿势在晃动的轮胎上行走。

·幼儿是否有安全意识并抓紧铁链。

幼儿可能出现的表现

·下意识地快速走过晃动的轮胎，身体难以保持平衡。（参见图1-20-3）

·能手握铁链走过轮胎桥，但多人通过时轮胎晃动幅度大，不容易保持平衡。（参见图1-20-4）

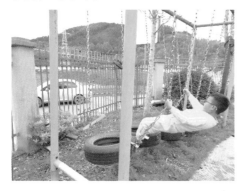 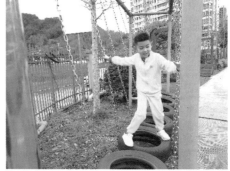

图 1-20-3   图 1-20-4

支持性策略

·组织幼儿交流走晃动的轮胎桥的方法，并梳理难易不同的方法。

·鼓励幼儿挑战自己认为有难度的方法。

（张烈敏执教、编写，张丽萍指导）

第二章　跑

　　跑是单脚支撑和腾空交替、腿部蹬摆相结合的人体位移速度较快的一种运动方式，也是日常生活中最基本的活动技能。跑时上体自然放松，双臂前屈，前后摆动有力；腿部前摆幅度大，后蹬有力；重心高，落地轻；脚尖方向向前，有合理而稳定的节奏。跑时用鼻子呼吸，或用鼻子吸气、嘴巴和鼻子呼气。跑时几乎全身各部位的肌肉都参与活动。

　　幼儿经常参加跑的运动，可以锻炼下肢部位的肌肉、骨骼、关节和韧带，增强腿部的肌肉力量，提高身体的平衡能力和协调能力，发展速度、灵敏性、肌肉耐力及心肺耐力，同时促进时间知觉与空间知觉的发展。

第一节　概述

一、幼儿跑的动作发展特点

　　幼儿时期跑的动作发展较快。幼儿初期跑的动作呈现紧张、步幅小、步频快而不均匀、全身不能协调配合、控制跑的方向意识弱等特点；随着年龄的增长，幼儿出现跑时腾空时间较长、步幅较大、四肢协调的动作特征，并且可以在跑动中做出转身、停、躲闪等动作。具体如下表所示。

水平一（3~4岁）	水平二（4~5岁）	水平三（5~6岁）
跑时已有明显的腾空阶段，但仍以小碎步跑为主，步幅小且不均匀，动作缺乏节奏感；控制跑动方向的能力较差，直线跑不直；落地往往是全脚掌着地，身体直	跑时手臂在肩关节以下摆动，肘关节几乎完全伸展，手臂摆动方向与同侧腿的动作方向相反，但会越过身体中线，肘关节前摆时弯曲、后摆时伸展；上下肢已能较	已基本掌握了跑的正确姿势，跑时手臂用力摆动，手臂摆动方向与同侧腿的动作方向相反，手臂前后摆动，肘关节弯曲；蹬地较有力，表现出一定

水平一（3～4岁）	水平二（4～5岁）	水平三（5～6岁）
立，两手臂仍不能配合脚的动作来摆动，常常是直臂摆动或是夹在身体的两侧不动；启动和制动较慢，稍有碰撞或地面不平时就容易摔倒。	好地协调配合，蹬地动作也较明显，腾空时间加长，跑的动作较自然、轻松，步幅仍然较小。	的节奏感，步幅也较大，动作的协调性较好；控制跑的方向感和能力显著提高，在跑动过程中转身、停、躲闪等比较灵活。

二、开展幼儿跑的活动的注意事项

（一）关注安全

开展跑的活动，要关注安全。首先，要关注跑的场地，为幼儿提供平坦、开阔、地面有一定弹性的场地，尽量避免质地很硬的场地。其次，要关注跑的时间和强度，避免幼儿过于疲劳。再次，运动前要指导幼儿做准备动作，尤其要锻炼下肢的肌肉、关节和韧带，以防幼儿拉伤、扭伤。跑的活动结束后应及时指导幼儿放松，以利于心率的恢复和心脏的健康。在进行四散跑、追逐跑、躲闪跑或竞赛跑的游戏活动中，要随时提醒幼儿注意灵活转身，避免与他人相碰撞。最后，应教会幼儿在跑动时使用正确的方法呼吸，呼吸自然而有节奏，如用鼻子呼吸或用鼻子吸气、嘴巴和鼻子呼气。

（二）指导应遵循规律

幼儿跑的动作技能发展遵循一定的规律。在指导幼儿形成正确动作技能时，应遵循幼儿动作发展规律、针对幼儿动作发展特征，展开有针对性的指导。建议对3～4岁幼儿，应着重指导其练习手臂摆动的动作、锻炼下肢的肌肉力量与身体的平衡能力；对4～5岁幼儿，应重点指导其练习用前脚掌着地与蹬地的动作等；对5～6岁幼儿，应重点指导其关注跑的动作的全身协调等。在幼儿跑的过程中要提出适宜的动作要求，逐步提高幼儿跑的能力。在内容的安排上，宜从个人跑过渡到合作跑、接力跑，从无障碍跑过渡到有障碍跑，从直线跑过渡到曲线跑，从四散跑过渡到四散躲闪跑、四散追逐跑等。

（三）内容宜丰富多样

应为幼儿提供充足的机会以练习跑的技能，并且让他们体验多种形式的跑。可通过跑的路线变化，如原地跑、直线跑、曲线跑等，变换跑的形式；可通过跑的方向变化，如向前（后）跑、向左（右）跑、侧身跑、往返跑等，变换跑的形式；可通过场地变化，如平面、斜面、有一定高度等场地的上坡跑、下坡跑、水平面跑等，变换跑的形式；可通过跑的节奏变化，如慢跑、快跑、中速跑、变速跑、走跑交替等，变换跑的形式；可通过跑的动作变化，如后踢腿跑、高抬腿跑、小步跑等，变换跑的形式。幼儿积累丰富多样的跑的经验，将为有效移动的动作技能发展提供坚实的基础。

三、跑的动作要领及锻炼价值

（一）直线跑

动作要领：上体正直、稍向前倾，眼看前方；两肩肌肉放松，两臂屈肘置于体侧，以肩为轴，两手臂前后自然摆动；两腿交替向前迈步，抬腿适度，方向正，步幅大小适宜，两脚脚尖朝前，落地轻、平稳，后腿用力蹬地；上下肢动作协调。用鼻子呼吸或用鼻子吸气、嘴巴和鼻子呼气。

锻炼价值：增强下肢力量，提高身体的平衡能力、协调能力。

（二）曲线跑（Z 线跑、S 线跑）

动作要领：身体重心向内侧倾斜，跑动弧度可由大变小或由小变大，体会对身体的控制；曲线跑可在圆圈上进行，也可在 Z 线、S 线的路线上进行，不宜过分强调动作。

锻炼价值：锻炼灵敏性和平衡能力。

（三）往返跑

动作要领：根据两个标志物，从其中一个标志物（起点）开始，按照要求跑一定距离至另一个标志物（终点）处，用手或用脚碰倒标志物后立即转身（无须绕过标志物）跑回起点。

锻炼价值：锻炼对速度的控制能力、加速能力和灵敏性。

（四）高抬腿跑

动作要领：上体保持正直，两臂前后摆动，膝关节尽可能抬高，使大腿部位呈水平状态。

锻炼价值：发展腹部、腿部力量和蹬摆能力。

第二节　游戏活动实例

游戏一　泡泡游戏

动作发展水平	水平一
年龄段	3～4 岁
核心动作	四散跑
游戏总目标	· 能根据指令四散跑，发展腿部力量及平衡能力。 · 体验与同伴共同游戏的快乐。
观察要点	· 幼儿能否进行四散跑，手臂能否自然摆动，腿能否向后蹬地。

初始游戏　追泡泡

目　标

· 在追逐泡泡四散跑的过程中练习脚向后下方蹬伸，提高腿部力量及平衡能力。

准　备

· 材料：泡泡机。

· 环境：空旷的平地。

玩　法

· 教师向各个方向吹泡泡，待吹出的泡泡四处飘散后，幼儿开始四散追逐、拍打泡泡。（参见图 2-1-1、图 2-1-2）

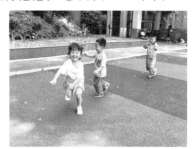 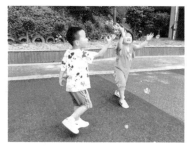

图 2-1-1　　　　　　　　　　　　图 2-1-2

指导语

·小朋友们，泡泡来和我们玩游戏啦！它喜欢小朋友追着它跑，看谁能追上它、捉住它。

观察要点

·幼儿能否根据目标物四散跑动。

·幼儿跑动时腿能否向后蹬地。

幼儿可能出现的表现

·热衷于追逐泡泡、跟随泡泡四散跑动。

·易被第一波出现的泡泡带着跑，偶尔会出现拥挤。

·跑步时以小碎步为主，步幅小，蹬地力量弱。

支持性策略

·增加一些蹬地练习的游戏，增强幼儿腿部肌肉力量。

注意事项

·教师应注意朝不同方向和高度吹泡泡，避免幼儿互相碰撞。

推进一　吹泡泡

目　标

·按指令四散跑，发展腿部力量及灵敏性。

准　备

·环境：在空旷的平地上画一个直径 5 m 左右的圆圈。

玩　法

·幼儿沿着大圆圈站好。游戏开始，幼儿沿着圆圈按顺时针方向走，边走边说："吹吹吹，吹泡泡，吹出一个大泡泡。"重复说几遍后，教师说"泡泡飞高了"，幼儿踮起脚行走；教师说"泡泡飞低了"，幼儿原地蹲下；教师说"泡泡破了"，幼儿立即四散跑开；教师说"吹泡泡了"，幼儿跑回圆圈上站好，游戏重新开始。（参见图 2-1-3、图 2-1-4、图 2-1-5）

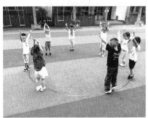 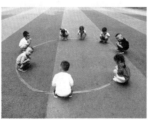 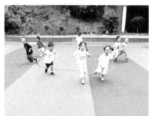

图 2-1-3　　　　　　　　　图 2-1-4　　　　　　　　　图 2-1-5

指导语

·我们是快乐的泡泡宝宝，让我们手拉手变成一个大圆圈，一起来跳欢快的舞蹈。跳舞时要注意听口令，跟着口令做动作。当听到"泡泡飞高了"，你们就要踮着脚走；听到"泡泡飞低了"，你们就慢慢蹲下；听到"泡泡破了"，你们就快速地四散跑开；听到"吹泡泡了"，你们就跑回圆圈上站好。看看谁反应最快、动作最准确。

观察要点

·幼儿能否根据指令做相应的动作。

·幼儿跑动时能否摆臂，脚能否向后下方蹬伸。

幼儿可能出现的表现

·听到指令能较快速地做出反应。

·对指令的反应速度较慢，有时看到同伴做动作了才跟着做。

·听到"泡泡破了"，大部分幼儿能四散跑开，个别幼儿不愿跑动。

·跑动时身体不够平稳，会踉跄。

支持性策略

·增加不同的游戏指令及跑的次数，发展幼儿的反应能力及腿部肌肉力量。

推进二 多彩泡泡

目 标

·能在指定范围内四散跑，并按要求跑到指定位置。

·提高身体的协调性和灵敏性。

准 备

·材料：红、黄、蓝、绿四色胸卡若干，红、黄、蓝、绿四色圆点若干，大风音效与轻柔音乐，播放器。

·环境：在平坦的草地上贴红、黄、蓝、绿四色圆点若干，作为泡泡的"家"，分散摆放并围拢出一块宽敞的场地。

玩 法

·幼儿选择自己喜欢的颜色的胸卡贴在胸前，四散站在场地中当泡泡。游戏开始，教师播放音乐。当轻柔音乐响起时，"泡泡"在场地内自由行走；当听到大风声音时，"泡泡"四散跑，寻找和自己胸卡颜色一样的"家"，躲在那儿休息。游戏可反复进行。

指导语

· 彩色泡泡们，我们一起去散步吧！散步时，你们可以选择自己喜欢的方式走一走。如果听到大风吹来，你们要快速地跑回和自己颜色相同的家中，别被大风吹走哦。等风停了，彩色泡泡们才可以再出去散步。

观察要点

· 幼儿能否在指定范围内四散跑。

· 幼儿奔跑时手臂摆动和蹬地情况。

幼儿可能出现的表现

· 在听到大风声音时，多数幼儿能快速地朝"家"跑去；少数幼儿反应较慢，在看到同伴四散跑开后才跟着跑。

· 未能根据颜色找"家"。

· 跑动时前脚掌着地，身体直立，两臂几乎不摆动。

支持性策略

· 几次游戏后，幼儿可交换不用颜色的胸卡，或重新摆放"家"的位置。

· 根据幼儿对游戏的熟悉程度，逐渐减少"家"的数量。

· 开展有助于幼儿摆臂的游戏，如："拉大锯"游戏，即幼儿两两一组，面对面手拉手，一边念儿歌一边手拉手前后摆动（参见图 2-1-6、图 2-1-7）；"摘果子"游戏，即幼儿站在两个"果子"前方的中间，距离"果子"30 cm左右，两腿前后站立，身体自然向前倾斜，双臂前后摆动，向前触碰"果子"（参见图 2-1-8、图 2-1-9）。

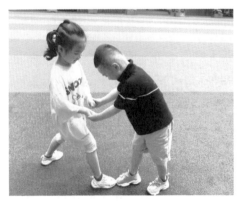

图 2-1-6

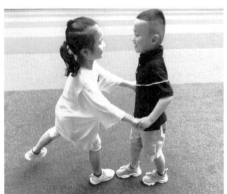

图 2-1-7

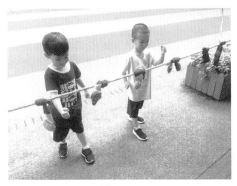

图 2-1-8

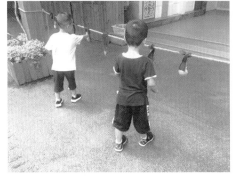

图 2-1-9

注意事项

· 选择较大的场地，给幼儿提供足够的奔跑空间。

（李莹莹、全宜春执教和编写，缪雯晓指导）

游戏二 我爱小动物

动作发展水平	水平一
年龄段	3～4 岁
核心动作	向指定的方向跑
游戏总目标	· 能听信号跑，双脚协调交替、两臂自然摆动地向指定方向跑，提高动作的灵敏性和速度。 · 体验与同伴共同游戏的乐趣。
观察要点	· 幼儿双臂摆动的情况。 · 幼儿对信号做出的反应是否及时、准确。

初始游戏 动物宝宝出来玩

目 标

· 能听信号变换动作。
· 提高快速反应能力以及身体的控制能力。

准 备

· 材料：小鼓、鼓槌 1 套。
· 环境：在平坦的场地上画一个直径 10 m 的圆。

玩　法

·幼儿四散在场地上，跟随鼓声节奏行走。当教师说"小狗小狗出来玩"时，幼儿立即模仿小狗跑到圆圈中间；当教师敲击鼓两下时，幼儿快速跑到圆圈线上站好。游戏可反复进行，游戏中的动物可不断变化。

指导语

·"咚咚咚咚"，你听，这是小鼓发出声音。小鼓要和我们玩游戏，当你们听到它发出声音时，就要跟着它的节奏走起来；当听到"××××出来玩"时，就快速地变成这只小动物，跑到圆圈中来；当听到鼓声响两下时，就快速地跑到圆圈线上站好。看看哪个宝贝耳朵灵、变换动作速度快。

观察要点

·幼儿能否跟随信号变换走、跑动作。

·幼儿反应是否快速。

幼儿可能出现的表现

·能跟随节奏行走，在教师发出指令后能快速变换动作。

·能随节奏行走，但听到"××××出来玩"时，不能快速跑向圆圈中间，会出现停顿。

·行走较为随意，未按鼓声节奏行进，听到"××××出来玩"的信号时能较快做出反应。

·在鼓声敲击两下后，未能按要求跑到圆圈线上站好。

支持性策略

·刚开始游戏时可走多于跑，幼儿熟悉玩法后适当增加跑的练习。

·改变鼓声信号，如鼓声缓慢地响三下，幼儿变成大象走到圆圈中间；鼓声急促地响，幼儿变成小马跑到圆圈线上站好。

注意事项

·注意幼儿跑、走的距离和速度。

·游戏后组织幼儿做腿部放松的动作。

推进一　找找小动物

目　标

·能听信号向指定方向跑。

金教鞭

・提高快速反应能力和动作的灵敏性、协调性。

准　备

・材料：小猫、小鸡、小鸭等动物图片5张，拱形门5个。

・环境：选择空旷的平地，将贴有动物图片的拱形门放在场地四周，代表小动物的家。（参见图2-2-1）

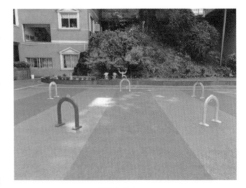

图 2-2-1

玩　法

・幼儿四散站在场地上。游戏开始，教师说"轻轻跑，轻轻跑，我的小猫喵喵喵"，幼儿边学猫叫边向小猫"家"跑去；然后，换另一动物作为模仿对象。游戏可反复进行。

指导语

・小鸡、小鸭、小猫等小动物邀请我们去它们家做客。你瞧，它们的家分别在不同的地方，当我们听到"轻轻跑，轻轻跑，我的小猫喵喵喵"时，我们就要学着小猫的叫声，快速地跑到小猫家去。我们来比一比，看谁能正确模仿小动物的叫声并且快速地跑到它家。

观察要点

・幼儿能否快速跑到相对应的动物的"家"，不与同伴碰撞。

・幼儿双臂能否协调摆动。

幼儿可能出现的表现

・手臂在身体两侧前后摆动。

・手臂随意挥舞，跑的过程中出现碰撞。

・为了速度快，身体不够平衡，有前倾现象。

支持性策略

・可以引导幼儿自编各种动物的儿歌内容，如"爱吃小虫爱吃米，我的小鸡叽叽叽""黄黄嘴巴大脚丫，我的小鸭嘎嘎嘎""捉害虫的小专家，小小青蛙呱呱呱"等，提高游戏的趣味性。

注意事项

・提醒幼儿在向不同目标的跑动中注意方向，不碰到别人。

推进二　大灰狼来了

目　标

· 练习听信号快跑，提高灵敏性。

准　备

· 材料：大灰狼头饰 1 个，雪花片若干，可戴在手上的铃铛 1 个。

· 环境：在空旷的草地上四散放置雪花片，当作蘑菇；画出一块区域，当作"小兔子"的"家"。

玩　法

· 一名幼儿扮演大灰狼，其他幼儿扮演小兔子。"小兔子"去采"蘑菇"，当听到"大灰狼"发出的铃铛声时，"小兔子"要跑回"家"，如没有跑回"家"，就会被"大灰狼"抓住。（参见图 2-2-2、图 2-2-3）

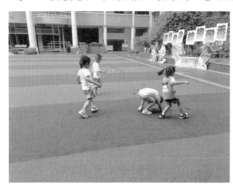
图 2-2-2

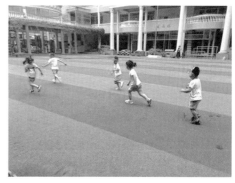
图 2-2-3

指导语

· 今天天气真好，小兔子们一起去采蘑菇吧。不过在采蘑菇时要小心，如果听到大灰狼发出的铃铛声，小兔子们就要马上跑回家，不然就会被大灰狼抓住。我们看谁耳朵灵、跑得快，没有被大灰狼抓住。

观察要点

· 幼儿能否根据信号快速做出反应。

· 幼儿奔跑时能否双腿向前抬起、双脚用力后蹬、双臂前后自然摆动。

幼儿可能出现的表现

· 听到"大灰狼"的声音后反应迅速，迅速地跑回"小兔子"的"家"。

· 跑动过程中有咳嗽现象。

金教鞭

· 奔跑时双臂能自然前后摆动，双腿能向前抬起，双脚能用力后蹬，动作协调。

· 奔跑时手臂在胸前摆动，但脚步迈得较大，跑得也很快。

支持性策略

· 调整幼儿在跑步时的呼吸方式，教幼儿用鼻子呼吸，或用鼻子吸气、嘴巴和鼻子呼气。

· 游戏过程中根据幼儿运动强度适当地加入腿部放松动作。

· 创设"陷阱"，增加游戏的趣味性，如在"小兔子"回"家"的路上放置轮胎，"小兔子"需绕过"陷阱"跑回"家"。

· 根据幼儿奔跑时手臂在胸前摆动的情况，开展前后摆臂游戏。如"划小船"游戏——幼儿两人一组，面对面站好，双手同时对握住小棍。游戏开始，幼儿边念儿歌"小小船儿两头尖，我和伙伴去划船。划呀划，划呀划，看谁的小船划得欢"，边做向前伸小棍（向后拉小棍）的动作。（参见图 2-2-4）又如"碰碰车"游戏——幼儿站在两块体操垫中间，分腿前后站立，身体自然前倾，肘关节弯曲，双臂前后摆动，去触碰面前体操垫上的圆形标记。向前摆动时，拳头碰到前面体操垫的圆形标记；向后摆动时，手肘碰到后面的体操垫。（参见图 2-2-5）

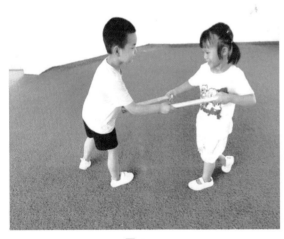

图 2-2-4

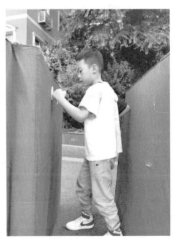

图 2-2-5

注意事项

· 提醒幼儿要注意安全，与同伴之间保持一定的距离，避免碰撞他人。

（郑少娟、王雅玲执教和编写，李莹莹指导）

游戏三　可爱的小猴

动作发展水平	水平二
年龄段	4～5 岁
核心动作	直线跑
游戏总目标	·能用正确的跑步姿势、蹬地有力、步伐较大地快速往前跑。 ·增强腿部力量，提高身体的协调性和灵活性。
观察要点	·幼儿跑动方向是否正、蹬地是否有力。

初始游戏　小猴送快递

目　标

·能在一定宽度内直线跑，动作协调。

准　备

·材料：大象、小熊、兔子、小鸡的"家"，快递盒若干（盒上分别贴有四种动物的标记）。

·环境：在空旷开阔的场地上，设置长度为 15 m，宽度分别为 100 cm、80 cm、60 cm、40 cm 的跑道四条，跑道尽头摆放动物的"家"。（参见图2-3-1）

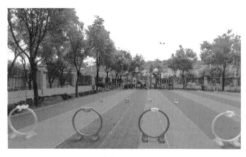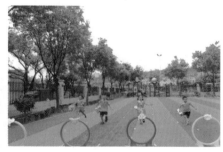

图 2-3-1　　　　　　　　　　　　　　　　图 2-3-2

玩　法

·幼儿扮演小猴，选择自己喜欢的动物，手拿快递盒，沿着创设好的路跑，把快递送到相应动物的"家"。（参见图2-3-2）

指导语

· 今天我们要去动物家送快递。动物宝宝不一样大,所以路也不一样宽。你们选择自己喜欢的动物,沿着路快速往前跑,将快递送到动物的家,看谁送得最快最多。

观察要点

· 幼儿能否在一定的宽度内沿直线方向跑。

· 幼儿跑动时前脚掌是否蹬地有力、动作是否协调。

幼儿可能出现的表现

· 宽道上(100 cm、80 cm)的幼儿基本能在该宽度内沿着直线方向跑。

· 部分幼儿在 60 cm 宽的路上能不偏移、沿直线跑,部分幼儿会偏移出该路线。

· 40 cm 宽的路对多数幼儿来说有难度,偏移现象较多。

· 部分幼儿跑步时落地重,不能做到前脚掌着地。

支持性策略

· 逐步延长跑道的距离,并提醒幼儿跑步时不偏移路线。

· 针对部分幼儿跑步不能用前脚掌着地的情况,开展"小猴摘葡萄"游戏——在平坦的场地上,用圆点铺出两条长 10 m 的"石头路",圆点间距 30 cm,"石头路"间距 2 m,在"石头路"上方拉两条透明胶带,将水果玩具悬挂在胶带上,水果玩具距离地面约两种高度,分别为 130 cm 和 140 cm。(参见图 2-3-3)幼儿扮演小猴,根据身高选择不同的"石头路",踮起脚在铺好的"石头路"上直线行走,并用手去触碰水果玩具("摘葡萄")。(参见图 2-3-4、图 2-3-5)

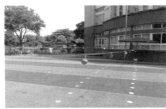
图 2-3-3

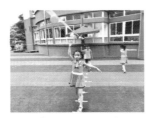
图 2-3-4

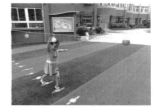
图 2-3-5

注意事项

· 活动结束后,组织幼儿用轻拍的方式放松腿部肌肉。

· 提醒幼儿换掉出汗的衣服,适当地休息并补充水分。

推进一　小猴上山

目　标

·能前脚掌着地、快速地跑上坡，增强腿部力量。

准　备

·材料：果子玩具若干，篮子若干。

·环境：选择有一定坡度（30°～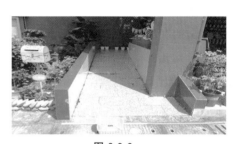
50°）的路面，在坡顶设置一棵"树"，
"树"上有若干"果子"。坡底标有起点
线，篮子放在起点处。（参见图2-3-6）

图 2-3-6

玩　法

·幼儿扮小猴，快速跑上坡，摘一个"果子"从两侧返回，将"果子"
放回起点处的篮子里，然后再出发。

指导语

·山上有很多果子，怎样才能快速跑上山去摘果子再安全返回？记住一
次只能摘一个果子。

观察要点

·幼儿在斜坡上奔跑时是否前脚掌着地，摆臂姿势是否正确。

幼儿可能出现的表现

·能用前脚掌着地，快速跑上坡。

·步伐不够大，而且会左右晃动，摆臂的姿势还是不够正确。

支持性策略

·开展"高人走路""高人跑步"（踮起脚走路、跑步）游戏，引导幼儿
感受前脚掌着地。

注意事项

·提醒幼儿在上下坡时需注意安全，特别是下坡时不要快速奔跑。

推进二　小猴和车轮

目　标

·能追随目标物快速跑。

·发展腿部肌肉力量和动作的灵敏性。

准　备

·材料：小号轮胎、体操垫、梯凳若干。

·环境：在宽敞平坦的场地上，将体操垫
斜靠在梯凳上，变成一个小坡。(参见图2-3-7)

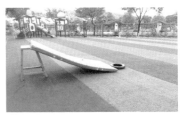

图 2-3-7

玩　法

·幼儿扮演小猴，手持一个轮胎，站在梯
凳边上，将手中的轮胎放在垫子上，让其从坡上滚下，随后快速跑出，追赶
轮胎，捡回轮胎。游戏可以反复进行。(参见图2-3-8、图2-3-9、图2-3-10)

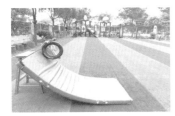　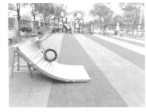　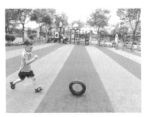

图 2-3-8　　　　　　　图 2-3-9　　　　　　　图 2-3-10

指导语

·今天我们扮小猴，和车轮来赛跑，有信心吗？先将车轮放在斜坡上方，
放开车轮后，要迅速将它追回来。看看是车轮滚得快还是你们跑得快。

观察要点

·幼儿能否根据目标物的行进方向进行直线跑。

·幼儿反应是否灵敏。

幼儿可能出现的表现

·能沿着轮胎滚动的路线追逐跑，将轮胎捡回。

·轮胎滚出后未能快速做出反应，在原地停留，看到轮胎停下了才开
始跑。

支持性策略

·加大斜坡的坡度，以加快轮胎滚动的速度，增加游戏难度。

注意事项

·提醒幼儿追逐轮胎时应注意安全，避免踩到轮胎。

(林菁执教、编写，缪雯晓指导)

游戏四　躲避魔王

动作发展水平	水平二
年龄段	4～5 岁
核心动作	追逐、躲闪跑
游戏总目标	• 能在追逐、躲闪过程中快速改变身体状态，发展灵敏性。 • 懂得遵守游戏规则，能灵活躲避、不碰撞他人，对信号迅速做出反应。 • 能与同伴配合，体验合作游戏的快乐。
观察要点	• 幼儿能否快速奔跑，能否快速改变身体状态。

初始游戏　魔王来了

目　标

· 能灵活地在行进跑中转身、躲闪，提高身体的控制能力。

· 明确追逐跑的规则、玩法，自觉遵守游戏规则。

准　备

· 材料：用废旧纸板绘制的"魔王城堡"。（参见图 2-4-1）

· 环境：在宽敞平坦的场地上设置一条安全线，在距离安全线 10 m 远的地方摆放"魔王城堡"。

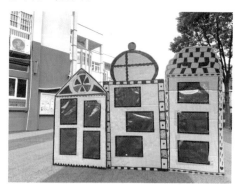

图 2-4-1

玩　法

· 选两名幼儿当魔王，在"城堡"前巡逻；其余幼儿当骑士，要去"魔王城堡"拯救"公主"。"骑士"往"城堡"方向跑，"魔王"在"城堡"前的路上拦截、抓捕。当听到"魔王来了"时，"骑士"要快速跑到安全线后，躲避抓捕。如果在路上被"魔王"抓到，"骑士"与"魔王"就要交换角色。（参见图 2-4-2、图 2-4-3、图 2-4-4）

金教鞭

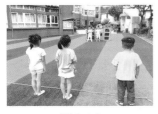 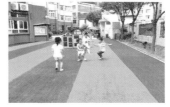 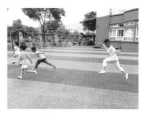

图 2-4-2   图 2-4-3   图 2-4-4

指导语

· 你们是勇敢的骑士，要去魔王城堡拯救公主。可是魔王会在去城堡的路上抓捕骑士，只有机灵的骑士才可以逃过魔王的抓捕！当听到"魔王来了"时，骑士们一定要快速跑到安全线后面；如果在路上被魔王抓到，就要与魔王交换角色。

观察要点

· 幼儿能否对目标物进行追逐或躲避。

· 幼儿对信号的反应是否迅速。

幼儿可能出现的表现

· "魔王"追逐至安全线后抓"骑士"。

· 被"魔王"抓住的"骑士"继续跑到安全线后，不愿停止游戏。

· 追逐过程中躲闪不灵活，"魔王"与"骑士"碰撞。

支持性策略

· 增加"魔王"人数，升级游戏难度。

· 指导幼儿遵守游戏规则，若有幼儿多次违规，可让其站在旁边看其他幼儿游戏，等明白规则后再加入游戏。

注意事项

· 提醒幼儿注意奔跑中的安全，避免出现碰撞。

推进一   魔王吸铁石

目　标

· 尝试追逐跑，提高灵活躲避、互不碰撞的能力。

· 能在追逐、躲闪过程中迅速改变身体状态，提高动作的灵敏性和协调性。

准　备

·环境：平坦的草地，场地布置参见图 2-4-5（空心圆圈代表当铁块的幼儿，实心圆圈代表当吸铁石的幼儿）。

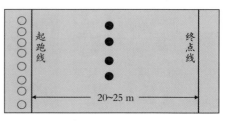

图 2-4-5

玩　法

·请 3～4 名幼儿当魔王吸铁石，站在场地中间；其他幼儿当铁块，在起跑线后四散站立。游戏开始，教师发出"出发"的信号，"铁块"迅速向场地另一端跑，同时"吸铁石"在起跑线和终点线之间"吸"（捕捉）"铁块"。被"吸"住（拍、碰、摸到）的"铁块"要迅速站住不动；没有被"吸"住的"铁块"跑到终点线，成为胜者。

指导语

·今天老师带来了法宝——魔王吸铁石，要把你们这些铁块全部吸住。所以，铁块们在跑的时候一定要躲避吸铁石。如果被吸住，就只能站住不动，看看哪个铁块能成功躲过魔王吸铁石，到达终点。

观察要点

·扮演铁块的幼儿是否有躲闪能力。

·幼儿在追逐、躲闪过程中能否快速改变身体状态。

幼儿可能出现的表现

·"铁块"在快速跑时无法急停，被"吸"住了仍然往前跑。

·被"吸"住的"铁块"在场地中间站住不动，容易被其他"铁块"和"魔王吸铁石"碰撞。

支持性策略

·增加"魔王吸铁石"人数，升级游戏难度。

·改变游戏规则：没有被"吸"住的"铁块"想办法通过拍被"吸"住的"铁块"的方式救活对方，救活后的"铁块"可继续奔跑。

注意事项

·提醒幼儿在逐追、躲闪跑的时候，要观察周围环境，随时改变方向，以躲避已经被"吸"住而站住不动的"铁块"。

（全秀春执教、编写，缪雯晓指导）

游戏五　躲闪小能手

动作发展水平	水平三
年龄段	5～6 岁
核心动作	躲闪跑
游戏总目标	·能快速躲闪跑，提高身体的灵活性和协调性。 ·能遵守游戏规则，懂得保护自己，注意安全。 ·在追逐、躲闪游戏中，体会游戏带来的乐趣。
观察要点	·幼儿是否具有快速的判断和躲闪能力，动作是否迅速、灵敏，能否控制好重心。

初始游戏　躲避超级大波浪

目　标

·能快速躲闪跑，提高反应能力。

准　备

·材料：软棍（长度为 50～80 cm，粗细以适合幼儿抓握即可）。

·环境：宽敞平坦的场地。

玩　法

·幼儿分两队，一队手持软棍当超级大波浪，一队为躲避者。手持软棍的幼儿面对面左右交错站立在固定位置，不断挥舞手中的软棍；躲避者要快速地冲过，不被软棍碰到。（参见图 2-5-1、图 2-5-2）

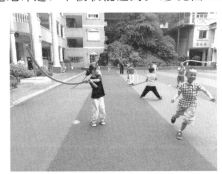
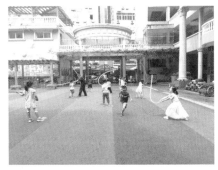

图 2-5-1　　　　　　　　　　　　图 2-5-2

指导语

·小朋友们，我们怎么跑才可以从超级大波浪中跑出去？想一想，用什么办法可以躲避超级大波浪？

观察要点

·幼儿能否快速躲闪"超级大波浪"。

幼儿可能出现的表现

·躲闪的幼儿快速通过，并且保持跑步的正确姿势（手臂在身体两侧自然屈肘摆动）。

·躲闪的幼儿做出抱头等不正确的躲避姿势。

支持性策略

·组织幼儿梳理躲闪的策略。

·当幼儿躲闪跑的能力增强后，可以改变跑道的样式，从直线变成曲线，或增加"超级大波浪"的密度，以提升游戏难度。

注意事项

·参与游戏的幼儿人数可以在 20～30 人。

·做"超级大波浪"的幼儿，两两站位间隔以 1.5～2 m 为宜。

推进一　躲避火球

目　标

·能快速躲避球，提高下肢动作的灵敏性。

·探索滚球、躲避球的方法，体验与同伴共同游戏的快乐。

准　备

·材料：皮球若干（滚球的幼儿两人一个）。

·环境：平坦的草地。

玩　法

·幼儿分三队，一队幼儿站在起跑线上，另外两队幼儿分别在其左右两侧面对面站好。听到指令，起跑线上的幼儿迅速向前面跑动，躲避从两侧面幼儿滚来的球，以速度最快、不碰到球者为胜。在游戏过程中，滚球的幼儿接到球

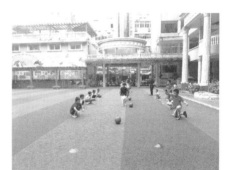

图 2-5-3

后，应迅速把球滚向对面的同伴；被球击中的幼儿须与滚球的幼儿交换位置。（参见图 2-5-3）

指导语

- 今天我们要来玩闯关游戏啦！看谁能躲开路上的火球并顺利到达终点。

观察要点

- 幼儿躲避球的动作是否快速、灵敏，身体动作是否协调。
- 幼儿以何种方式躲避球。

幼儿可能出现的表现

- 躲球的幼儿容易以跨跳的方式躲球。
- 闯关的幼儿前后距离太近，前面的幼儿碰到球时停下，导致后面的幼儿一同停下，无法跑动起来。

支持性策略

- 根据幼儿能力，适当增加球的数量和密度。

注意事项

- 参与游戏的人数以 20～30 人为佳。
- 相邻两个滚球幼儿的距离以 0.5～1 m 为宜，滚球的两队之间的距离以 2～3 m 为宜（根据幼儿滚球能力，可以适当调近）。

推进二　躲避炸弹

目　标

- 发展快速躲闪跑的能力，体验快跑的乐趣。

准　备

- 材料：海洋球若干。
- 环境：划出 15m×15 m 的正方形场地，在场地四角分别放置一个圆圈，当作"家"。

玩　法

- 教师扮演大灰狼，带着"炸弹"（海洋球）在场地上四处巡走。幼儿躲在"家"中，当大灰狼将"炸弹"投向一个"家"时，这个"家"的幼儿要及时躲避"炸弹"，快速跑走，躲避到其他"家"去。游戏反复进行。

指导语

- 大灰狼投弹了，小动物们要看清楚大灰狼的动向，及时逃离与躲避，千万不要被炸弹炸到。

观察要点

- 幼儿能否快速躲闪。
- 幼儿躲闪动作是否灵敏、协调。

幼儿可能出现的表现

- 刚开始玩游戏时，容易扎堆在一个"家"中。
- 在躲避时容易发生碰撞。

支持性策略

- 教师可以根据幼儿的躲闪速度投"炸弹"。
- 将正方形范围缩小，增加游戏难度。
- 当幼儿熟悉游戏后，可以请其中一名幼儿扮演大灰狼。
- 可将"家"撤掉，让幼儿边四散跑边躲避空中及地上的"炸弹"。

注意事项

- 幼儿人数控制在 10～20 人。
- 场地不可过小，避免幼儿在躲避时碰撞，最小场地为 10 m×10 m。

（周酉星执教、编写，李莹莹指导）

游戏六　蔬果总动员

动作发展水平	水平三
年龄段	5～6 岁
核心动作	曲线跑
游戏总目标	・练习重心降低、身体内倾曲线跑，锻炼奔跑中控制身体重心的能力。 ・发展灵敏性、协调性和平衡能力。 ・培养团队精神和合作意识。
观察要点	・幼儿绕障碍时身体是否侧倾，能否根据障碍调整身体姿势和动作。

初始游戏　切西瓜

目　标

- 尝试身体一侧向弯道内侧倾斜快跑，提高平衡能力。

准　备

· 环境：在宽敞平坦的场地上画一个直径 15 m 的圆圈。

玩　法

· 幼儿手拉手围站在圆圈上，形成一个"大西瓜"，在组内选出一名幼儿作为"切西瓜"的人。游戏开始，"切西瓜"的幼儿在圆圈内沿逆时针方向跑动，边跑边唱歌谣"切，切，切西瓜，一个西瓜切两半"，当说到最后一个字"半"时，手掌就"切"向两个相邻幼儿手拉手的握手部位。此时被"切"到的两个幼儿，迅速沿圆圈外沿向相反方向跑。"切西瓜"的幼儿则迅速站到离开的两个幼儿的其中一个位置上。被"切"的两个幼儿需沿着圆圈跑一周，先跑完者成为新的"切西瓜"的人，后跑完者站到圆圈上剩余的那个位置上。

指导语

· 今天我们来玩"切西瓜"游戏。你们要听清游戏玩法，再想一想：沿着圆圈跑和平时的直线跑有什么不一样？怎样才能跑得快？

观察要点

· 幼儿身体是否有意识地向圆圈中心倾斜。

· 幼儿跑的路径是直线还是弧线。

· 幼儿跑步姿势如何，重心在什么位置。

幼儿可能出现的表现

· 能沿着圆圈外沿跑动。

· 身体保持正直，不能沿着圆圈外沿跑动，甚至跑离圆圈外一定的距离。

· 跑动脚步迈不大，速度受影响。

· 重心不稳，易摔跤。

支持性策略

· 调整圆圈的大小，增大曲线跑的弧度。

· 提供有一定宽度、角度为 5°～30° 的斜坡，组织幼儿练习斜坡横向跑。

注意事项

· 游戏以 10～12 人一组为宜，避免幼儿等待太久。

· 提醒没跑动的幼儿站在圆圈上不动，以免碰撞。

推进一　摘果果

目　标

·能沿着S形曲线快跑，提高身体的控制能力和奔跑能力。

准　备

·材料：标志碟7个，水果玩具若干，篮子1个，架子1个。

·环境：在宽敞平坦的场地上设置长10 m、宽1.5 m的跑道，起跑线上放置1个篮子表示起点，跑道上每间隔1.5 m放置1个标志碟，终点处放置1个挂满水果玩具的架子。（参见图2-6-1）

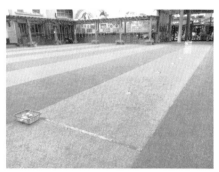

图 2-6-1

玩　法

·幼儿排成一列纵队站在起点线后。游戏开始，第一名幼儿从起点绕着标志碟沿S形曲线跑到终点，"摘"一个水果玩具，按原路返回，将水果玩具放到篮子里；第二名幼儿方可出发。（参见图2-6-2、图2-6-3、图2-6-4）

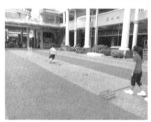

图 2-6-2

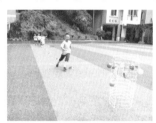

图 2-6-3

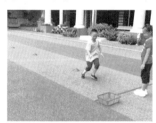

图 2-6-4

指导语

·小朋友们，我们去采摘水果吧。通往果园的是一条弯弯曲曲的路，我们要绕过这一个个路标才能到达，出发吧！

观察要点

·幼儿能否按规则沿S形曲线跑。

·幼儿在绕标志碟时速度是否发生了变化。

·幼儿跑步过程中身体重心的控制情况。

幼儿可能出现的表现

·绕标志碟时身体能略微侧倾，较快速地绕过标志碟。

· 在绕标志碟时速度下降明显。

· 低头看着标志碟跑。

· 绕标志碟时脚步不协调，甚至要停下来调整步伐。

支持性策略

· 根据幼儿不同的能力水平，拉大或缩小标志碟的间距，减小或加大游戏难度；也可设置标志碟间距不同的场地，让幼儿根据自己能力选择场地。

推进二　种萝卜

目　标

· 尝试在一定间距的障碍间曲线跑动，提高身体的平衡能力及灵敏性。

· 能注意安全并遵守游戏规则。

准　备

· 材料：椅子若干张，小鼓 1 个，鼓槌 1 个。

· 环境：在宽敞平坦的场地上画出一个边长为 5 m 的正方形场地，在场地内将椅子摆放成圆形，各椅子的间距大于 1 m。

玩　法

· 幼儿数比椅子数多两个。一个幼儿敲鼓，其余幼儿扮演萝卜，椅子当作坑。鼓声响起后，所有的"萝卜"在正方形场地内绕着"坑"自由地穿梭其中，鼓声快就跑，鼓声慢就走；鼓声停止时，"萝卜"要找个"坑"种下（幼儿坐在椅子上）。没找到"坑"的"萝卜"要与敲鼓的幼儿互换角色，游戏重新开始。如果"萝卜"碰倒"坑"就停止游戏，碰倒"坑"的"萝卜"与敲鼓的幼儿互换角色，游戏重新开始。如此，玩 6～8 次游戏。最后，没有敲鼓的幼儿为胜，第一个敲鼓的幼儿如果没有再次敲鼓也算赢。（参见图 2-6-5、图 2-6-6、图 2-6-7、图 2-6-8）

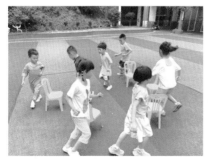
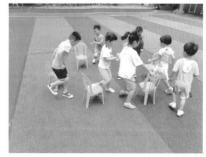

图 2-6-5　　　　　　　　　　　　　　　图 2-6-6

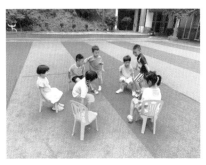 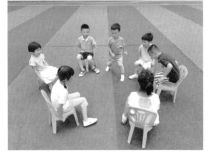

图 2-6-7   图 2-6-8

指导语

·玩"种萝卜"游戏时，怎么跑动才能做到速度快而又不碰倒坑？

观察要点

·幼儿绕椅子时身体是否有意识地倾斜。

·幼儿能否根据椅子的位置调整动作。

幼儿可能出现的表现

·不敢大胆跑，眼睛看着椅子，在绕椅子时放慢了跑的速度，呈小碎步跑。

·手不自觉地搭在椅背上，身体比较直。

·绕着椅子跑时，身体离椅子有一定距离，呈大 S 线跑，身体明显有了倾斜。

支持性策略

·增加"老鹰"的角色，以"抓"的形式促使幼儿加快绕障碍跑的速度。

·缩小场地范围、缩短椅子之间的距离，让幼儿在小范围内绕障碍跑。

注意事项

·所提供的椅子要注意没有尖角等，最好以软质材料为主。

（郑永执教、编写，缪雯晓指导）

游戏七　快快跑

动作发展水平	水平三
年龄段	5～6 岁
核心动作	往返跑

游戏总目标	· 尝试蹬摆协调、蹬地有力地快速跑，发展动作的协调性和灵敏性。 · 能遵守游戏规则，体验竞赛游戏的乐趣。
观察要点	· 幼儿跑动时步幅是否加大、手臂能否反向摆臂。

初始游戏 小钉子充磁

目 标

· 能向指定方向快跑，蹬摆动作协调，发展灵敏性及下肢力量。

准 备

· 材料：铃铛 4 个，游戏音乐。

· 环境：在平坦的场地设起跑线，距离"充磁区"（铃铛区）直线距离 20 m。

玩 法

· 幼儿扮演小钉子，分为人数相同的四队站在起跑线后。游戏开始，第一个"小钉子"出发，快速跑向"充磁区"，按响铃铛表示充磁成功，然后迅速折返，拍第二个"小钉子"的手，第二个"小钉子"才能出发。依次进行，最先完成的队伍获胜。

指导语

· 今天我们一起来玩"小钉子充磁"游戏。音乐响起，第一个小钉子就快速跑向充磁区，按响铃铛后才能跑回来。记住要拍第二个小钉子的手，他才能出发。看看哪队最先完成。

观察要点

· 幼儿是否朝指定目标快速跑动。

· 幼儿快跑时蹬摆动作是否协调。

· 幼儿能否按要求逐个接力出发。

幼儿可能出现的表现

· 蹬摆动作不够协调，速度慢甚至出现摔倒现象。

· 不能按要求逐个接力出发。

支持性策略

· 通过"原地跑步摆臂碰铃"等游戏加强幼儿蹬摆的协调性。

· 通过平时的接力游戏增强幼儿遵守接力游戏规则的意识。

· 通过玩儿童滑板车提高幼儿用前脚掌用力蹬地的能力。

推进一 报纸快跑

目　标

· 将报纸贴在胸前练习快跑，提高跑步的速度和灵敏性。

准　备

· 材料：报纸若干，红、蓝两色呼啦圈若干，游戏音乐。

· 环境：空旷的场地，场地布置参见图 2-7-1。

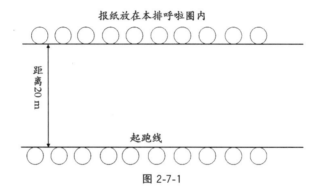

图 2-7-1

玩　法

· 幼儿分红、蓝两队。同颜色队员两两一组，一前一后站在相应颜色的起跑线后方。音乐响起后，站在前面的幼儿快速跑出，从对面圈里取一张报纸，贴在胸前，带着报纸跑回，将报纸放在起点处的圈内，拍第二名幼儿的手，第二名幼儿再出发去拿报纸。依次轮流进行，音乐停止后游戏结束。报纸只能贴在胸前，不能用手、头等身体部位去触碰。运送报纸数量多的队伍获胜。（参见图 2-7-2、图 2-7-3）

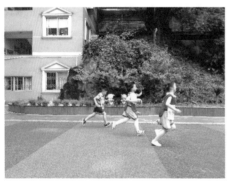

图 2-7-2

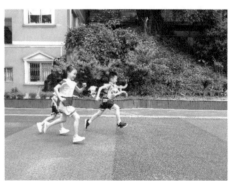

图 2-7-3

指导语

· 小朋友们说只要我们跑得快，不用手帮忙，报纸也能贴着我们，和我们一起跑。快带着报纸跑起来吧，看哪队运的报纸更多。

观察要点

· 幼儿跑动时是否快速。

· 幼儿蹬摆是否协调。

· 幼儿是否出现用压、藏、夹带报纸等犯规行为。

幼儿可能出现的表现

· 能快速跑动，让报纸紧贴身体不掉落。

· 跑动时担心报纸掉落，会低头看，跑步速度变慢。

· 出现犯规现象。

支持性策略

· 增设"拦截"人员，去抢夺报纸，增加游戏的难度和趣味性。

（郑玉平执教、编写，李莹莹指导）

游戏八 快乐小鸵鸟

动作发展水平	水平三
年龄段	5～6 岁
核心动作	高抬腿跑

目　标

· 尝试高抬腿跑，增强腿部力量和蹬摆能力。

准　备

· 材料：口哨。

· 环境：在宽敞平坦的场地上设置相距 15 m 的起点和终点。

玩　法

· 幼儿扮演鸵鸟，分四纵队站在起点。听到教师的口哨声后，队伍第一名幼儿以高抬腿跑的方式向终点跑去。到达终点后，队伍第二名幼儿方可出发。最先跑完的队伍获胜。（参见图 2-8-1、图 2-8-2）

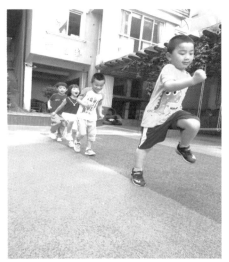 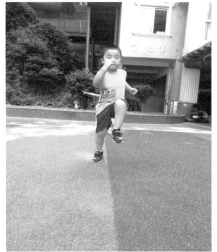

图 2-8-1   图 2-8-2

指导语

· 小朋友们，又到了我们的赛跑时刻。听到口哨声后从起点出发，要把腿尽量抬高往前跑。当你前面的伙伴到达终点后，你才能出发。看看哪队跑得最快。

观察要点

· 幼儿能否进行高抬腿跑。

幼儿可能出现的表现

· 为了快速到达，会忽略高抬腿的动作。

· 高抬腿动作不够到位。

· 无法坚持高抬腿跑完全程。

支持性策略

· 可变化游戏玩法，如高抬腿接力赛、高抬腿往返跑等，激发幼儿运动的兴趣。

· 可以开展登楼梯游戏，一次登两级台阶，帮助幼儿练习高抬腿。还可以开展"铃儿响叮当"游戏，即在绳子上系若干个铃铛，将绳子悬挂在离地面 50~80 cm 处，幼儿选择不同高度的绳子，用膝盖去触碰铃铛，让铃铛发出响声，以此帮助幼儿练习高抬腿。（参见图 2-8-3、图 2-8-4）

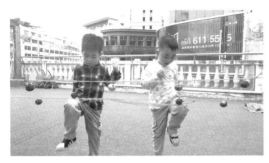
图 2-8-3

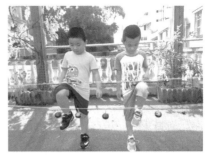
图 2-8-4

注意事项

· 注意运动量，避免幼儿过度疲劳。

· 注意幼儿高抬腿的运动安全。

（林晓芳执教、编写，缪雯晓指导）

第三章　跳跃

跳跃是一种身体弹射技能，是由单脚或者双脚起跳，使身体腾起一定的高度和远度，然后经单脚或者双脚落地缓冲的运动技能。跳跃是生活中重要的基本动作之一。幼儿时期是跳跃动作发展的重要时期。幼儿多参与跳跃活动，可以发展腿部力量、弹跳能力、下肢爆发力、全身协调性与灵敏性，以及视觉运动能力。

第一节　概述

一、幼儿跳跃动作发展特点

跳跃动作的发展趋势为：从高处往下跳—往上跳—往前跳—跳跃过物体。3～6岁幼儿跳跃动作的发展特点是：从肌肉紧张、摆臂和蹬地配合不协调、蹬地力量弱、跳得低、不会缓冲、落地重、身体不平稳，逐渐过渡到身体协调、动作伸展、蹬地有力、落地平稳。跳跃的高度不断增加，跳跃的腾空时间和距离不断增长，助跑的速度不断加快。具体如下表所示。

水平一（3～4岁）	水平二（4～5岁）	水平三（5～6岁）
• 准备时没有屈膝或屈膝动作不自然、不协调，身体比较直。 • 单脚起跳或双脚起跳，起跳蹬地力量弱，双脚只能略微离开地面。 • 摆臂和蹬地动作脱节，身体没有舒展。 • 落地重，不会屈膝缓冲，身体不稳。	• 有屈膝的意识，双脚起跳，有蹬地动作，比较有力。 • 腿部蹬地和手臂摆动不够自然、协调，身体腾空时没有完全舒展。 • 落地有屈膝缓冲的意识，落地动作较重。	• 屈膝，身体前倾，手臂前后摆动。 • 双脚比较快速、用力地蹬地起跳，双臂用力，由后向前摆动或由下向上摆动。腿部动作与手臂动作配合比较协调。 • 起跳时手臂自然摆动并带动身体，身体比较平稳、舒展。 • 落地动作比较轻，会屈膝缓冲或顺势向前方跨一步或几步。

金教鞭

水平一（3~4岁）	水平二（4~5岁）	水平三（5~6岁）
• 往往只能进行纵跳和向前行进跳，缺乏一定的高度和远度。	• 能进行单、双脚跳，能跳过障碍。	• 掌握多种跳跃的动作，能有意识地控制身体往不同方向跳。

二、开展幼儿跳跃活动的注意事项

（一）内容丰富多样

幼儿跳跃的动作形式丰富，可以双脚跳、单脚跳，也可以向不同方向跳以及跨越障碍跳，等等。教师应根据幼儿的跳跃动作发展水平选择跳跃的内容。例如，小班可选择双脚纵跳、双脚向前行进跳、单脚跳等，中班可选择单脚跳、双脚交替跳、开合跳、双脚行进跳、跳过障碍等，大班可选择单脚跳、双脚行进跳、跳过障碍、变向跳、转身跳、跳绳等。教师要创设丰富的环境，引发幼儿用多种动作形式跳跃，逐步掌握各种跳跃的方法。

（二）关注动作特征

不同形式的跳跃动作，它的动作特征不同。不同的动作，各年龄段一般有不同的发展特点。因此，教师要把动作特征和不同年龄段动作发展特点相结合，进行针对性的观察与指导。例如，幼儿双脚行进跳时，教师重点关注落地、缓冲和再次蹬伸的动作环节以及整个动作的协调性与节奏感；幼儿单脚跳时，教师重点关注支撑腿能否保持平衡，支撑腿在起跳时是否伸展、落地时是否弯曲，摆动腿在跳的过程中是否前后摆动，手臂是否与摆动腿方向相反，身体是否前倾等。

（三）保障运动安全

跳跃是全身性的运动技能，运动前要充分热身，活动身体上下肢各关节。跳跃运动强度大，运动量应由小到大，再到较小。教师安排跳跃时，可以和身体其他部位的动作交替练习，避免身体某一部位负荷过重。跳跃是一种身体弹射技能，为使幼儿安全落地，应为幼儿提供适宜的活动场地，避免在坚硬的地面或不平坦的地面上跳跃，以免伤害幼儿的身体；须充分利用各种场地，如铺垫子的水泥地、沙坑等，安全开展跳跃活动。

三、跳跃的动作要领及锻炼价值

（一）原地向上纵跳

动作要领：①预备：双膝弯曲，手臂后摆，上体稍微向前倾。②起跳：手臂结合腿部的跳跃由身后向上摆动，向上跳起，腿部蹬直。③腾空：身体空中伸展。④落地：前脚掌先着地，屈膝缓冲，落地后上体稍向前倾。

锻炼价值：锻炼腿部肌肉力量，发展爆发力和弹跳力。

（二）立定跳远

动作要领：①预备：膝盖蹲屈，手臂向后摆动。②起跳：手臂用力向前上方摆动，腿部向前上方用力蹬地，身体向前上方伸展，前倾角度大约在45°左右。③腾空：手臂向下、向后摆动。屈腹，腿由后向前摆动。④落地：脚后跟触地、缓冲。手臂由后向前摆动，促使身体前移。

锻炼价值：提高弹跳力、下肢爆发力，发展协调性、耐力。

（三）双脚向前行进跳

动作要领：①预备：腿稍曲，臂垂于腿前或者弯曲置于体侧。②起跳：蹬腿，使身体向前跳出。③腾空：臂向前上方摆，腿向前上方快速移动，同时保持膝关节弯曲。④落地：前脚掌先着地，稍屈腿。动作轻，手臂自然后摆。⑤动作不断、连贯地向前跳。

锻炼价值：锻炼腿部肌肉力量，发展爆发力、弹跳力、协调能力及节奏感。

（四）单脚跳

动作要领：单腿支撑，上体稍侧向支撑腿，支撑腿通过髋、膝、踝关节的屈伸，完成向前起跳、腾空、落地的动作；摆动腿随身体的向前移动积极做前后摆动，摆动腿动作方向与手臂动作方向相反。

锻炼价值：锻炼腿部肌肉力量，提高肌肉耐力以及平衡能力、协调能力。

（五）助跑跨跳

1. 垂直高度（高度）

动作要领：①预备：助跑。②起跳：起跳脚用力蹬地，起跳角度较大，摆动腿快速向上摆动。③腾空：两腿腾空，保持身体平衡。④落地：向前跑几步缓冲，保持身体平衡。

锻炼价值：提高动作的灵敏性、下肢爆发力和协调性，提高调节步幅的能力。

2. 水平宽度（远度）

动作要领：①预备：助跑中速，短跑，自然放松。②起跳：起跳脚用力蹬地，摆动腿摆起，且摆动幅度大。③腾空：保持平衡，可能伴有腾越过程。④落地：向前跑几步缓冲。

锻炼价值：提高动作的灵敏性、下肢爆发力和协调性，提高调节步幅的能力。

（六）跳马（跳山羊）

动作要领：①预备：有节奏地助跑，上板（起跳点）步子小，离地低，速度快。②起跳：双脚同时用力蹬地，摆臂展体；腾空跳起后双手撑在鞍马（跳箱）面上，上体前倾，同时两腿左右分开。③落地：两腿并拢，屈膝缓冲，上体稍前倾，两臂前举帮助保持平衡。

锻炼价值：提高弹跳力以及身体的灵敏性、协调性。

（七）跳短绳

动作要领：双手握绳，身体直立，肩膀自然放松，眼看前方。手摇绳时上臂贴近身体两侧，前臂向身体中间收近。绳子打地时起跳，摇绳与跳协调进行。跳绳过程中膝关节微微弯曲，落地时前脚掌着地。

锻炼价值：发展协调性、视觉运动能力，增强上下肢肌肉力量和耐力。

第二节　向上纵跳游戏活动实例

游戏一　爆米花

动作发展水平	水平一
年龄段	3～4 岁
核心动作	双腿屈膝，身体稍下蹲
游戏总目标	• 学习双腿屈膝向上纵跳，增强膝盖的蹲屈能力。 • 乐意探索双腿屈膝的正确姿势，体验成功的快乐。
观察要点	• 幼儿起跳时膝盖是否有蹲屈。 • 幼儿是否有蹲伏的动作。

初始游戏 快乐的爆米花

目　标

·能自然地双脚原地向上纵跳。

准　备

·经验：幼儿已认识爆米花。

·材料：劲爆的音乐（时长大约 30 秒）。

·环境：在平坦宽阔的场地上画一个直径为 4 m 的圆当作平底锅。

玩　法

·幼儿在爆爆米花的情境中自由向上纵跳，用身体动作表现爆米花。音乐响起，幼儿跳；音乐停，幼儿停止跳。

指导语

·小朋友们，玉米粒在锅里是怎样爆开的？你们来当玉米粒，一起来试一试吧！音乐响起，玉米粒开始爆开；音乐停，玉米粒就爆好了。

观察要点

·幼儿原地向上纵跳的姿势。

·幼儿膝盖蹲屈的幅度是否适宜。

幼儿可能出现的表现

·蹲伏时双脚之间的距离太大。

·膝盖蹲屈的幅度不够。

支持性策略

·鼓励跳得好的幼儿展示自己的动作。

·幼儿提出每个"玉米粒"要跳得不一样，可以设置"大火""小火"的游戏情境，引导幼儿在游戏情境中进行正确的蹲伏跳跃。

推进一 爆米花跳跳

目　标

·学习双腿屈膝，增强膝盖的蹲屈能力。

·能根据信号变化，改变跳跃的高度。

准　备

·经验：幼儿已学会《爆米花》儿歌。

· 环境：在平坦宽阔的场地上画一个直径为 4 m 的圆当作平底锅。

玩　法

· 儿歌《爆米花》具体为："爆米花，爆米花，玉米粒想要变成花。小火爆，乒乒乒乒，乒乒乒乒。大火爆，乓，乓，乓，乓。关火了，开盖了，马上就要爆出花。"幼儿扮演玉米粒站在"平底锅"里，边念儿歌边玩游戏。当念到"小火爆，乒乒乒乒、乒乒乒乒"时，幼儿轻轻地、自然地向上纵跳；当念到"大火爆，乓，乓，乓，乓"时，幼儿膝盖弯一弯，小手摆一摆，用力向上跳。

指导语

· 小朋友们，玉米粒躺在平底锅里，锅底下的火越来越大，玉米粒会发生什么样的变化？小火的时候玉米粒是什么样子的？大火的时候呢？有什么不一样吗？

观察要点

· 幼儿起跳时膝盖是否有蹲屈。

· 幼儿蹲伏的动作是否规范。

幼儿可能出现的表现

· 起跳时没有蹲伏动作。

· 蹲伏时身体下蹲幅度太大。

支持性策略

· 鼓励两人合作向上纵跳或小组比赛向上纵跳，看谁跳得高。

推进二　顶锅盖的爆米花

目　标

· 会正确蹲伏向上纵跳，锻炼腿部肌肉。

准　备

· 材料：动物玩偶若干，直径 3 m 的彩虹布。

· 环境：选择空旷平坦的场地，把彩虹布四角固定在一定高度（高度以高出幼儿头部 15～20 cm 为宜），在布上放若干动物玩偶。

玩　法

· 幼儿屈膝蹲伏，向上纵跳，身体腾空，用头部顶彩虹布上的动物玩偶，顶到即可。

指导语

·小朋友们，头上的彩虹布就是锅盖，让我们一起用头顶锅盖上的小动物吧！

观察要点

·幼儿是否有屈膝。

·彩虹布的高度是否适宜。

幼儿可能出现的表现

·会屈膝下蹲。

·彩虹布的高度适宜。

·弹跳不够高，用手触碰彩虹布。

支持性策略

·悬挂的彩虹布可一边高一边低，让能力强与弱的幼儿都能顶到彩虹布上的动物玩偶。

·现场提醒幼儿起跳时适当屈膝。

（郑华玲执教、编写，林春菱指导）

游戏二 小兔跳跳

动作发展水平	水平一
年龄段	3～4 岁
核心动作	前脚掌着地，屈膝缓冲

目　标

·尝试落地时前脚掌着地，屈膝缓冲，锻炼身体协调能力及平衡能力。

准　备

·环境：空旷平坦的场地。

玩　法

·幼儿模仿小兔向上纵跳，落地时前脚掌着地，屈膝下蹲，轻轻落地。（参见图 3-2-1）

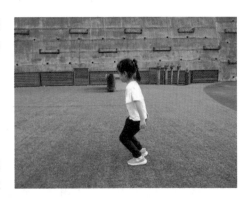

图 3-2-1

指导语

· 小朋友们，小兔子是怎么跳的？怎么落地？今天我们玩"小兔跳跳"游戏，小朋友们站在原地向上跳，要记得落地时前脚掌要先着地，膝盖弯一弯，落地要轻。

观察要点

· 幼儿双脚是否同时落地。

· 幼儿落地时是否有屈膝缓冲。

· 幼儿落地时是否前脚掌着地。

幼儿可能出现的表现

· 双脚不会同时落地。

· 双脚同时落地，手臂向后摆。

· 落地时双脚直立，没有屈膝缓冲。

· 落地时有屈膝缓冲。

· 落地时整个脚掌着地。

支持性策略

· 引导幼儿思考怎样才能落地较轻。

（郑华玲执教、编写，林春菱指导）

游戏三　小弹簧

动作发展水平	水平二
年龄段	4～5岁
核心动作	起跳时双脚用力蹬地
游戏总目标	· 学习起跳时双脚用力蹬地，提高下肢的弹跳力。 · 乐意探索蹬地的正确姿势，体验成功的快乐。
观察要点	· 幼儿起跳时是否有蹬地动作。 · 幼儿蹬地动作是否有力。

初始游戏　小弹簧跳跳

目　标

· 尝试双脚用力蹬地向上跳，提高弹跳力。

・乐于用肢体动作模仿弹簧弹跳，体验游戏的快乐。

准　备

・环境：空旷平坦的场地。

玩　法

・幼儿模仿弹簧，双脚用力蹬地向上纵跳。

指导语

・玩法一"小弹簧跳一跳"：小朋友们，小弹簧会蹦蹦跳，我们学小弹簧蹦一蹦、跳一跳。

・玩法二"绕个弹簧跳一跳"：小弹簧是一圈一圈绕起来的。我们先像小弹簧那样绕一绕，再来跳。（幼儿沿圆圈场地绕几圈，然后到圈内向上纵跳。）

・玩法三"按按按，跳跳跳"：我们已经绕成会跳的小弹簧了，轻轻按弹簧，弹簧弹得低；用力按弹簧，弹簧弹得高。我们一边念儿歌一边游戏吧："我们都是小弹簧，按一按，跳一跳。按得轻，跳得低；按得重，跳得高。跳跳跳，跳跳跳，真是快乐的小弹簧。"

观察要点

・幼儿起跳时是否有蹬地动作。

・幼儿蹬地动作是否有力。

幼儿可能出现的表现

・起跳时有蹲伏但没有蹬地动作。

・有蹬地动作，但是蹬地力度不足。

支持性策略

・引导幼儿展示动作，梳理游戏经验，捕捉幼儿游戏中的创新玩法。

・开展"小弹簧"游戏：两人一组，一人扮指挥员，一人扮小弹簧。"指挥员"发出信号，如拍手、跺脚等。"指挥员"的动作轻，"小弹簧"就跳得低；"指挥员"的动作重，"小弹簧"就跳得高。

推进一　调皮的小弹簧

目　标

・尝试双脚用力蹬地快速向上跳，提高弹跳力。

・乐于参与向上纵跳的游戏，体验游戏的乐趣。

准　备

· 材料：长 1.5 m 的海绵棒若干（数量为幼儿人数的一半）。

· 环境：空旷平坦的场地。

玩　法

· 一个幼儿扮演小弹簧，另一个幼儿拿海绵棒在地上来回扫，快扫到"小弹簧"时，"小弹簧"要迅速跳起，躲过在地上扫动的海绵棒。（扫海绵棒的人可以先让教师担当，再由幼儿担当。）（参见图 3-3-1、图 3-3-2）

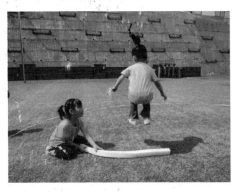 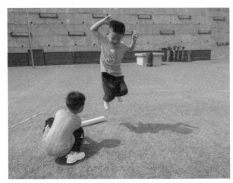

图 3-3-1　　　　　　　　　　　　　　　图 3-3-2

指导语

· 小朋友们，小弹簧遇上了扫雷棒，小弹簧要怎么办？我们今天来玩"调皮的小弹簧"游戏。你们扮演小弹簧，我把海绵棒变成扫雷棒在地上扫，小弹簧看到扫雷棒要迅速跳起，躲过扫雷棒。开始游戏吧！

观察要点

· 幼儿起跳时蹬地是否有力。

· 幼儿能否躲过海绵棒的攻击。

幼儿可能出现的表现

· 起跳时双脚腾空，躲过海绵棒。

· 起跳时机把握不准确。

支持性策略

· 提醒持棒的幼儿控制海绵棒扫动的速度。

（郑华玲执教、编写，林春菱指导）

游戏四 小青蛙捉害虫

动作发展水平	水平二
年龄段	4~5岁
核心动作	手臂从下向上摆动

目 标

·尝试手臂从下向上摆动纵跳，提高上下肢协调能力。

准 备

·材料：自制害虫玩具若干（数量为幼儿人数的4~5倍），长约5 m的麻绳2条，回形针若干等。

·环境：选择空旷平坦的场地，把"害虫"固定在麻绳上，两条绳子平行摆放，绳子两端系在固定物上，"害虫"距离幼儿上举手指尖15~20 cm。（参见图3-4-1）

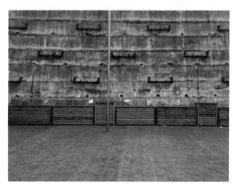

图 3-4-1　　　　　　　　　图 3-4-2

玩 法

·幼儿站在"害虫"下，眼看"害虫"，手臂从下向上摆动带动身体向上跳，并用双手触碰头顶的"害虫"。（参见图3-4-2）

指导语

·小朋友们，今天我们玩"小青蛙捉害虫"游戏。小青蛙们想一想、试一试，怎样才能捉到头顶上的害虫？

观察要点

·幼儿起跳时是否有摆臂动作。

幼儿可能出现的表现

· 起跳时有摆臂动作。

· 能双臂向上摆动纵跳，碰到"害虫"。

支持性策略

· 引导幼儿思考怎样才能碰到"害虫"。

· 开展"小青蛙扑蝴蝶"游戏：一幼儿手持系有蝴蝶玩具的竹竿挥舞，另一幼儿扮青蛙。当"蝴蝶"在"青蛙"头上飞过时，"青蛙"迅速向上纵跳扑"蝴蝶"。"蝴蝶"被扑到后，两个幼儿交换角色。

（郑华玲执教、编写，林春菱指导）

游戏五　拍一拍

动作发展水平	水平三
年龄段	5～6 岁
核心动作	助跑纵跳
游戏总目标	· 助跑与起跳动作衔接紧密、协调，提高上下肢的协调能力及下肢爆发力。 · 乐意探索助跑纵跳的动作，体验成功的快乐。
观察要点	· 幼儿助跑与起跳动作衔接是否紧密。

初始游戏　拍布条

目　标

· 探索助跑纵跳动作，提高上下肢的协调能力。

准　备

· 材料：长 3 m、宽 60 cm 的布条 1 条（两端分别固定在小棍上）。

· 环境：在宽敞平坦的场地上，两位教师手持固定着布条的小棍（也可把布条两边固定在一定的物体上），使布条悬空，布条距离幼儿上举手指尖 25～35 cm。

玩　法

· 幼儿助跑一段距离后，在布条下蹬地向上纵跳，用手触碰布条。（参见

图 3-5-1)

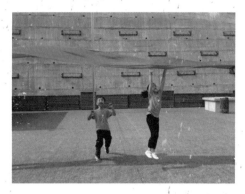

图 3-5-1

指导语

·小朋友们，布条那么高，怎样才能拍到？小朋友们先在布条前面跑一段距离，到达布条的下面后，蹬地向上跳，触碰布条。大家在跳的时候要注意手臂上举，带动身体向上跳。

观察要点

·幼儿摆臂时是否带动身体向上伸展。

·幼儿助跑和起跳衔接是否紧密。

幼儿可能出现的表现

·摆臂时会带动身体向上伸展，并碰到布条。

·摆臂时会带动身体向上伸展，但未碰到布条。

·助跑与起跳两个动作不够连贯，往往要停在布条下，再向上纵跳。

支持性策略

·布条的高度要根据幼儿的身高及时进行调整。

·布条接触面比较大，高度适宜时幼儿基本能触碰到；可以用小的物体来替代布条，提高挑战性。

推进一　拍手掌

目　标

·尝试助跑到固定地点向上纵跳，提高反应能力及上下肢的协调能力。

准　备

·材料：即时贴若干，自制小手掌 4 个，5 m 长的绳子 2 条。

·环境：在宽敞平坦的场地上，用即时贴贴出一条长 4 m 的起点线，在距离起点线 5 m 和 8 m 处各悬挂一条绳子（绳子高度不同），在每条绳子的定点位置上挂两个自制小手掌，小手掌的高度以幼儿跳起能触碰到为宜。

玩　法

·幼儿评估自己的能力，自主选择绳子，站在起跑线上开始奔跑，跑到

金
教
鞭

相应绳子下方后蹬地向上纵跳，触碰小手掌。（参见图 3-5-2）

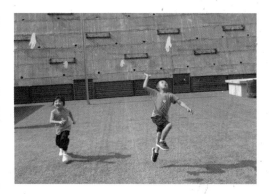

图 3-5-2

指导语

· 小朋友们，用我们拍布条的方法，想办法和绳子上的小手掌拍手。

观察要点

· 幼儿能否调整节奏、步幅，助跑起跳向上拍。

幼儿可能出现的表现

· 助跑与起跳动作不连贯，不能带动身体向上跳。

· 助跑与起跳动作连贯，带动身体向上跳。

· 会通过蹲伏或向前跑的方式缓冲。

支持性策略

· 根据幼儿实际游戏情况调整小手掌的高度。

· 引导幼儿自主选择助跑距离，预估步幅，以便能在线下起跳。

（郑华玲执教、编写，陆玉莺指导）

第三节　双脚行进跳游戏活动实例

游戏六　小垫子

动作发展水平	水平一
年龄段	3～4 岁
核心动作	双脚同时起跳、同时落地
游戏总目标	· 尝试双脚起跳，双脚落地。 · 喜欢双脚跳活动，体验跳跃的乐趣。
观察要点	· 幼儿能否双脚起跳。 · 幼儿能否双脚落地。

初始游戏　跳垫子

目　标

· 自由探索双脚同时起跳，体验跳跃的乐趣。

准　备

· 材料：自制的、不同大小的纸皮垫子若干。

· 环境：宽敞、较柔软的场地。

玩　法

· 幼儿双脚跳过纸皮垫子。

指导语

· 小朋友们，我们今天要学小兔子双脚跳过垫子。双脚站在垫子前，用力向前跳，两只脚要同时起跳、同时落地，脚不能踩在垫子上。去拿一块垫子试一试吧，垫子有的大、有的小，你可以选大的，也可以选小的。开始游戏吧！

观察要点

· 幼儿是否愿意参加双脚跳跃活动。

· 幼儿能否双脚同时起跳、同时落地。

· 幼儿能否跳过垫子。

幼儿可能出现的表现

· 乐意参与跳跃活动。

· 能双脚同时起跳、同时落地。

· 能跳过垫子。

支持性策略

· 提醒幼儿注意避免与同伴碰撞。

· 组织幼儿自主选择垫子进行游戏。

注意事项

· 活动结束后，组织幼儿轻柔拍打腿部肌肉，放松身体。

推进一　有趣的纸垫路

目　标

· 尝试双脚同时起跳、同时落地，锻炼腿部的肌肉力量和平衡能力。

金教鞭

准　备

・材料：自制的纸皮垫子若干。

・环境：将纸皮垫子有序依次摆放，间距为 15～25 cm。（参见图 3-6-1）

玩　法

・幼儿双脚连续跳过用垫子铺成的"路"。（参见图 3-6-2、图 3-6-3）

指导语

・小朋友们，今天我们把垫子铺

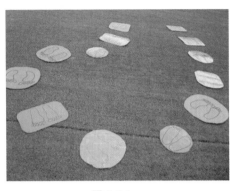

图 3-6-1

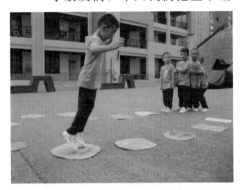

图 3-6-2

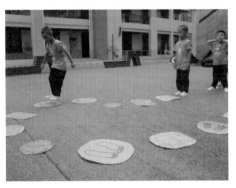

图 3-6-3

成一条很长的路，现在我们用双脚跳的动作跳过这条路。注意跳的时候要弯一弯膝盖，两只脚同时起跳、同时落地，别摔倒。

观察要点

・幼儿能否双脚同时起跳、同时落地。

・幼儿落地是否平稳。

幼儿可能出现的表现

・能双脚同时起跳、同时落地。

・双脚落地较平稳。

支持性策略

・鼓励幼儿自己摆放垫子，进行双脚跳游戏。

（林雨芬执教、编写，林春菱指导）

游戏七 小脚丫

动作发展水平	水平二
年龄段	4~5 岁
核心动作	双脚行进跳
游戏总目标	• 能双腿屈膝、上臂配合摆动助力起跳，提高手脚动作的协调性。
观察要点	• 幼儿起跳是否有屈膝并蹬地。 • 幼儿上臂是否有摆动配合起跳。 • 幼儿落地是否平稳。

初始游戏 跳小脚丫

目 标

·能双腿屈膝、上臂配合摆动助力起跳，跳到相应的位置上。

准 备

·材料：小脚丫图片（长20~
25 cm）若干。

·环境：引导幼儿摆放小脚
丫图片。（参见图3-7-1）

玩 法

·幼儿站在起点，双脚跳到
第一张小脚丫图片上，按照脚丫
的指向，双脚跳到第二张小脚丫
图片上，如此连续行进跳。

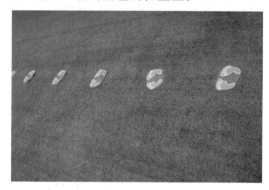

图 3-7-1

指导语

·小朋友们，你们已经摆好小脚丫了，现在开始跳吧。屈膝起跳，手臂
前后摆起来，会帮助你轻松跳。

观察要点

·幼儿是否有屈膝和摆臂的起跳动作。

·幼儿能否跳到小脚丫的位置上。

幼儿可能出现的表现

- 屈膝起跳，上臂不动夹在身体两侧。
- 屈膝起跳，伴有上臂摆动。
- 能跳到小脚丫的位置上。

支持性策略

- 可引导幼儿根据能力调整小脚丫图片间的距离。
- 提供圆圈、牛奶盒、纸棒等材料，引导幼儿自主摆放、设置障碍，玩双脚行进跳的游戏。

推进一　跳有障碍的小脚丫

目　标

- 能双腿屈膝、上臂配合摆动助力起跳，跳过一定高度和宽度。
- 大胆尝试，勇于挑战。

准　备

- 材料：小脚丫图片（长 20～25 cm）、儿童跨栏（高 15～20 cm）若干。
- 环境：组织幼儿排列好小脚丫图片（间距 25～35 cm），铺成弯曲的小路。在相邻的小脚丫图片之间摆放儿童跨栏做障碍。

玩　法

- 幼儿站在起点，双脚跳到第一张小脚丫图片上，再双脚跳过一定高度的儿童跨栏，落到第二张小脚丫图片上，如此连续行进跳。

指导语

- 看，路上有什么？路上有障碍。你能双腿屈膝、上臂配合摆动跳过它们吗？试试看。

观察要点

- 幼儿是否双腿屈膝、上臂配合摆动助力起跳。
- 幼儿是否双脚同时起跳，并跳过障碍。

幼儿可能出现的表现

- 能双腿屈膝、上臂配合摆动助力起跳。
- 能双脚同时起跳，跳过障碍，但是落地不能平均用力。

支持性策略

- 提醒幼儿跳跃时手臂向前进方向摆动。

·提供凳子、牛奶箱等，引发幼儿继续开展双脚向前跳过障碍的游戏。

（林雨芬执教、编写，林春菱指导）

游戏八　你说我跳

动作发展水平	水平三
年龄段	5～6岁
核心动作	变向跳
游戏总目标	·尝试手臂和身体协调配合，朝不同方向跳跃，发展身体的灵敏性和协调性。 ·能专注地游戏，体验挑战成功的乐趣。
观察要点	·幼儿是否手臂与身体协调，是否有完整的预备、起跳、蹬地、腾空和落地的过程。

初始游戏　听数变向跳

目　标

·尝试手臂和身体协调地朝不同方向跳跃，发展身体的灵敏性和协调性。

准　备

·材料：塑料圈（内径40 cm）若干（每2个幼儿拥有5个），数字卡片（"1""2""3""4"）若干。

·环境：引导幼儿将塑料圈如图3-8-1摆放在场地上，圈中任意摆放数字卡片。

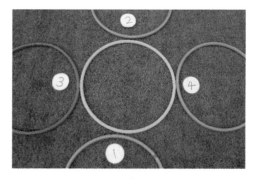

图 3-8-1

玩　法

·两个幼儿合作。一个幼儿站在中间圈中。另一个幼儿任意说数字1～4，站在中间的幼儿双脚跳到相应的数字圈中，然后跳回中间圈中。连续跳对四个以上指令后，两人互换角色继续游戏。

指导语

·小朋友双脚向前连续跳很厉害了，那你们能双脚朝不同的方向跳吗？找个朋友，两人一组，利用圆圈和数字卡片试试看。圆圈按图这样摆，数字可以自己想怎么摆就怎么摆。摆好后，一个人站在中间的圆圈准备跳；另一个人说数字，说到几，跳的人就马上跳到几，跳完后重新回到中间的圆圈中。成功四次后，就可以互换角色继续玩。

观察要点

·幼儿能否朝不同方向跳。

·幼儿朝不同方向跳时，手臂和身体能否协调配合。

幼儿可能出现的表现

·能朝不同方向跳。

·朝不同方向跳时，手臂和身体协调配合。

支持性策略

·引导幼儿从一个圈跳到另一个圈时，除了手臂和身体协调配合外，还应该注视目标方向的圈。

·提醒幼儿集中注意力。

·针对能力弱的幼儿，数字卡片可以固定在圈中；针对能力强的幼儿，可不断调换数字卡片的位置，增加挑战性。

推进一　听数连续变向跳

目　标

·听信号，手臂和身体协调地朝指定方向双脚连续跳跃。

准　备

·材料：塑料圈（内径 40 cm）若干（每 2 个幼儿拥有 4 个），数字卡片（"1""2""3""4"）若干。

·环境：引导幼儿将塑料圈上下左右摆成一个"十"字形，圈中任意摆放数字卡片。（参见图 3-8-2）

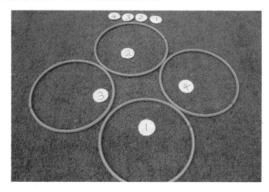

图 3-8-2

玩　法

•幼儿两人一组，一幼儿任意说数序（如1324），另一幼儿根据数序连续跳这四个圈。中间有停顿或跳错就重新跳过，挑战成功后互换角色游戏。最后比一比谁一次性挑战成功的次数多。

指导语

•今天我们要按数字顺序跳圈。开始挑战吧，你跟好朋友比一比，谁一次性挑战成功的次数多。

观察要点

•幼儿能否朝指定方向双脚连续跳跃。

•幼儿双脚连续跳时，手臂和身体是否协调。

•幼儿朝不同方向跳时，衔接、落地是否平稳。

幼儿可能出现的表现

•能听信号朝指定方向双脚连续跳跃。

•能记住四个数序，朝指定方向双脚连续跳跃。

支持性策略

•引导幼儿两两合作，互换角色游戏，统计谁一次性挑战成功的次数多。

•引导能力强的幼儿适当增加数序的位数，如"13424""123412"。

（林雨芬执教、编写，林春菱指导）

游戏九　我会这样跳

动作发展水平	水平三
年龄段	5～6岁
核心动作	转身跳

目　标

•尝试双脚连续转身跳，提高身体的平衡能力和灵敏性。

准　备

•材料：塑料圈（内径40 cm）若干，小脚丫图片（长20～25 cm）若干。

•环境：将塑料圈依次摆成直线型，摆两列。其中一列，圈一个挨着一个摆放；另一列，圈与圈之间可适当空5～10 cm的距离。两列圈的摆放以不

互相影响活动为宜。将小脚丫图片按不同的朝向摆放在圈中。（参见图3-9-1）

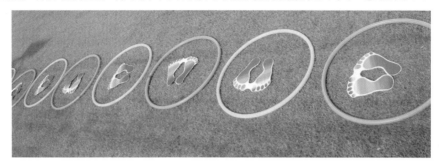

图 3-9-1

玩　法

·幼儿看地上的小脚丫方向双脚依次连续转身跳圈（幅度为 $90°\sim180°$），落地后身体朝向与小脚丫脚尖的方向一致。

指导语

·圆圈里有小脚丫，我们看着小脚丫的朝向跳，挑战一下自己。

观察要点

·幼儿能否双脚跳到圈里并与小脚丫的方向一致。

·幼儿能否连续转身跳，落地平稳。

幼儿可能出现的表现

·能根据小脚丫方向边跳边转身 $90°\sim180°$，落地平稳。

·能手臂带动身体旋转跳，动作较连贯，落地较稳。

支持性策略

·梳理动作要领：双臂拧紧、双腿弯曲、用力蹬地，像龙卷风一样旋转，边跳边转身；落地以后，要尽量使自己站稳。

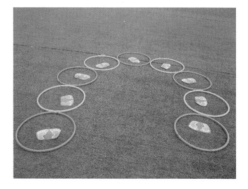

图 3-9-2

·及时给予适当的语言指导和肢体动作示范。

·创设多样的游戏情境，如将圈摆成半圆形（参见图3-9-2）、圆形、S形等，并将小脚丫图片按不同的朝向摆放在圈中，引发幼儿继续玩转身跳的游戏。

（林雨芬执教、编写，林春菱指导）

第四节　单脚跳游戏活动实例

游戏十　单脚站的小老鼠

动作发展水平	水平一
年龄段	3～4 岁
核心动作	单脚站立
游戏总目标	• 尝试支撑腿站立，摆动腿离地，增强下肢力量和身体的平衡性。 • 喜欢参加有关单脚站立的体育游戏，体验体育游戏的乐趣。
观察要点	• 幼儿能否单脚独立站立。 • 幼儿摆动腿能否离地。

初始游戏　小老鼠单脚站圈

目　标

• 听信号单脚站立，增强下肢力量和身体的平衡性。

准　备

• 材料：直径 60 cm 的呼啦圈若干（与幼儿人数相同），口哨 1 个。

• 环境：设置一条起点线，在起点线前方不远处随意摆放呼啦圈。（参见图 3-10-1）

玩　法

• 幼儿扮小老鼠，听哨音向指定方向跑，找一个"洞"（圈）单脚站立；跑动时注意避让同伴。幼儿熟悉玩法后，减少几个圈，再次游戏，提示找到"洞"的"小老鼠"邀请那些没有找到"洞"的同伴到自己的"洞"里站立。（参见图 3-10-2、图 3-10-3）

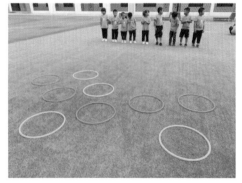

图 3-10-1

金教鞭

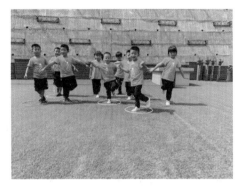
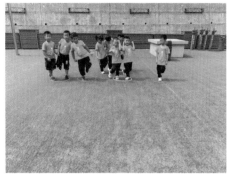

图 3-10-2 图 3-10-3

指导语

·今天小朋友来扮小老鼠，老师来扮老鼠妈妈。小老鼠先跟着妈妈一起绕圈走一走、跑一跑吧！

·小老鼠们，看，前面就是我们的老鼠洞。哨声响起说明要下雨了，小老鼠要赶快跑到洞里，单脚站立躲雨。跑动时要注意不要跟同伴碰撞。

观察要点

·幼儿能否听信号单脚站立。

·幼儿单脚站立时，摆动腿能否离地。

幼儿可能出现的表现

·单脚站立时身体摇摇晃晃的。

·支撑腿弯曲；摆动腿离地时间短，一下一下地点地。

·单脚站立时摆动腿能离地。

支持性策略

·提醒幼儿单脚站立，引导能单脚站立的幼儿分享经验。

·引导幼儿单脚站立时两手侧平举，帮助身体保持平衡。

推进一 不倒的小老鼠

目 标

·尝试不受干扰地单脚站立，增强下肢力量和身体的平衡性。

准 备

·材料：按摩球 1 个，背景音乐。

·环境：宽敞的草地。

玩 法

·幼儿排成一横排背向教师。音乐开始，幼儿单脚站立，教师拿按摩球依次抛向每一个幼儿，谁坚持到最后谁就获胜。（参见图3-10-4）

指导语

·今天，我们要做不倒的小老鼠。小老鼠本领可大了，不仅会单脚站立，而且在有按摩球袭击的情况下还能站得久。我们来试试吧。

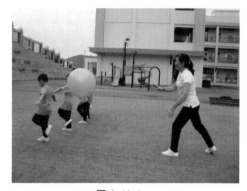

图 3-10-4

观察要点

·幼儿能否不受干扰，单脚站立。

·幼儿单脚站立的持续时间。

幼儿可能出现的表现

·当球碰到身体时，身体晃动得厉害，无法站稳。

·当球碰到身体时，摆动腿落地。

·当球碰到身体时，能保持单脚站立。

支持性策略

·借"球来了！"的语言提示，给幼儿心理暗示；鼓励幼儿分享单脚站立的经验。

·提醒幼儿在游戏中左右脚交替站立。

·继续开展单脚站立游戏，提升幼儿单脚站立的持续性。

·可提醒能力弱的幼儿手扶固定的物体帮助自己单脚站立。

（吴小英执教、编写，林春菱指导）

游戏十一 跳跳糖

动作发展水平	水平一
年龄段	3～4 岁
核心动作	单脚向上跳

续表

游戏总目标	·尝试摆动腿离地，支撑腿原地向上跳起，发展腿部动作的灵活性和协调性。 ·愿意一边念儿歌一边游戏，体验游戏的快乐。
观察要点	·幼儿能否单脚原地向上跳。 ·幼儿起跳时摆动腿是否离地。

初始游戏　拎起小脚的跳跳糖

目　标

·尝试单脚向上跳的动作，锻炼腿部肌肉耐力，提高身体的协调性。

准　备

·材料：直径 50 cm 的呼啦圈若干（数量与幼儿人数相同）。

·环境：引导幼儿在平坦的场地上将呼啦圈摆成半圆形。

玩　法

·幼儿站在各自的呼啦圈前，根据儿歌"拎起小脚，跳跳糖，跳跳糖，跳进我的大嘴巴"做动作：念到"拎起小脚"时，摆动腿抬起；念到"跳跳糖，跳跳糖"时，支撑腿跳起；念到"跳进我的大嘴巴"时，跳进圈内。（参见图 3-11-1、图 3-11-2）

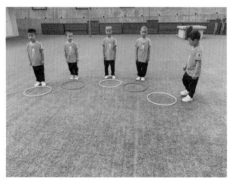

图 3-11-1

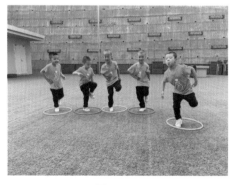

图 3-11-2

指导语

·我们来玩"跳跳糖"的游戏。请小朋友们站在各自的呼啦圈前面，边念儿歌边玩。念到"拎起小脚"时，一只腿抬起；念到"跳跳糖，跳跳糖"

时，单脚跳起来；念到"跳进我的大嘴巴"时，跳进圈内，保持单脚站立。开始游戏吧！

观察要点

· 幼儿能否单脚原地向上跳，保持单脚站立姿势。

· 幼儿单脚原地向上跳的过程中，摆动腿是否离地。

幼儿可能出现的表现

· 摆动腿离地，不能单脚原地向上跳。

· 能单脚原地向上跳，但动作不协调，摆动腿离地时间短。

· 能单脚原地向上跳且摆动腿离地。

支持性策略

· 请能单脚原地向上跳且摆动腿离地的幼儿分享经验。

· 提醒幼儿左右脚交换跳。

注意事项

· 活动结束后，组织幼儿放松腿部肌肉。

推进一　我是糖王

目　标

· 尝试摆动腿离地，支撑腿单脚原地向上跳起，增强协调性、弹跳力及下肢力量。

准　备

· 材料：口哨 1 个，音乐《宝贝宝贝》。

· 环境：在草地上贴一条中线。

玩　法

· 幼儿分成两组，面对面、手牵手准备好。当音乐响起时，一组幼儿不动，另一组幼儿原地单脚跳。教师提醒幼儿左右脚交替跳，能坚持跳到音乐结束的都是"糖王"。（参见图 3-11-3、图 3-11-4、图 3-11-5）

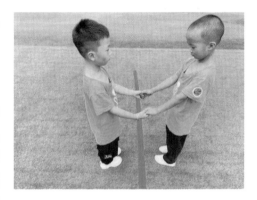

图 3-11-3

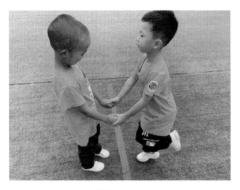

图 3-11-4

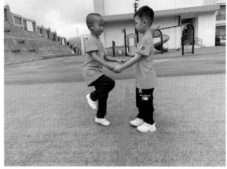

图 3-11-5

指导语

· 小朋友们，新的"跳跳糖"游戏开始了，今天比比看谁是糖王。找一个好朋友面对面牵手。当音乐响起时，一个人不动，另一个人原地单脚跳，能坚持跳到音乐结束的就是糖王。

观察要点

· 幼儿单脚原地向上跳的过程中，摆动腿是否离地。

· 幼儿单脚原地向上跳的持续时间。

幼儿可能出现的表现

· 摆动腿离地时间比较短。

· 左右脚交替跳的动作不连贯。

· 有些幼儿跳的频率高，有些幼儿跳的频率低。

支持性策略

· 运用背景音乐激发幼儿游戏的兴趣。

· 鼓励幼儿分享保持摆动腿离地、支撑脚原地向上跳的经验。

· 针对站不稳的幼儿，可以引导他们单手或双手扶墙跳。

注意事项

· 提醒幼儿注意左右脚交替跳。

（吴小英执教、编写，林春菱指导）

游戏十二　挑战啦

动作发展水平	水平二
年龄段	4～5 岁
核心动作	单脚跳
游戏总目标	• 摆动腿和支撑腿相互配合，单脚跳过障碍，发展下肢力量、弹跳力及身体的平衡能力。
观察要点	• 幼儿摆动腿与支撑腿是否相互配合。 • 幼儿的动作是否协调。

初始游戏　单脚跳绳梯

目　标

• 尝试单脚跳绳梯，发展弹跳能力及平衡能力。

准　备

• 材料：长 5 m 的绳梯 1 条。

• 环境：在宽敞平坦的场地上平铺绳梯。

玩　法

• 以绳梯的一端为起点、另一端为终点，幼儿单脚跳过绳梯到终点，支撑腿尽量不触碰绳梯，到达终点后从两侧跑回起点。（参见图 3-12-1、图 3-12-2）

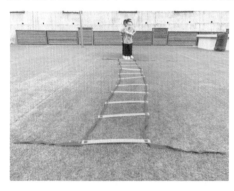
图 3-12-1

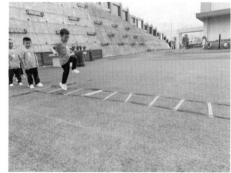
图 3-12-2

指导语

• 今天我们来玩绳梯，用单脚跳的方法从第一格跳到最后一格，跳完绳梯从旁边返回起点。

观察要点

· 幼儿能否单脚跳过绳梯。

· 幼儿摆动腿与支撑腿是否相互配合。

幼儿可能出现的表现

· 能单脚跳绳梯，但摆动腿与支撑腿配合不协调。支撑腿弹跳力不够，落地重；摆动腿摆动僵硬、不自然。

· 能单脚跳绳梯；摆动腿与支撑腿配合较协调，支撑腿力量适中，摆动腿摆动自然。

· 跳过几格后支撑腿会触碰绳梯。

支持性策略

· 鼓励摆动腿与支撑腿配合较协调的幼儿分享经验。

· 鼓励幼儿单脚跳时摆动腿和手臂积极摆动。

· 师幼共同讨论下次游戏的新玩法，尝试往不同方向跳（如侧向跳、倒着跳等）。

注意事项

· 提醒幼儿注意摆动腿与支撑腿相互配合，轻轻落地，保护好膝盖。

推进一　单脚跳过滚动的棍子

目　标

· 尝试单脚跳起躲过移动的障碍，增强腿部力量和弹跳力。

准　备

· 材料：长度为 1 m、直径为 5 cm 的棍子 5 根。

· 环境：平整的场地。

玩　法

· 幼儿排成一列纵队，单脚站立准备。教师蹲在队伍前面，将棍子一根接一根滚向幼儿，当棍子滚到幼儿面前时，幼儿立即单脚向上跳起，跳过滚动的棍子。（参见图 3-12-3）

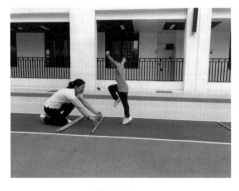

图 3-12-3

指导语

· 今天来试试单脚跳过滚动的棍子，要依次跳过五根滚动的棍子，跳的时候眼睛要注意看棍子哦。

观察要点

· 幼儿摆动腿和支撑腿能否相互配合，能否向上跳起并躲过移动的障碍。

· 幼儿蹬地动作与摆臂动作是否明显。

幼儿可能出现的表现

· 支撑腿起跳不够快，摆动腿前后摆动不明显，不能单脚跳起并躲避障碍。

· 支撑腿起跳动作紧张，摆动腿前后摆动明显，能单脚跳起并躲避障碍，落地摇晃。

· 支撑腿起跳动作快，摆动腿前后摆动明显，能单脚跳起并躲避障碍，落地稳。

支持性策略

· 帮助幼儿梳理摆动腿与支撑腿相互配合跳过障碍的经验，鼓励动作正确的幼儿示范与分享。

（吴小英执教、编写，林春菱指导）

游戏十三　斗鸡

动作发展水平	水平三
年龄段	5～6岁
核心动作	控制身体姿势单脚跳
游戏总目标	· 尝试控制身体姿势单脚跳，增强下肢的力量及平衡能力。 · 积极参与斗鸡游戏，感受传统民间游戏的乐趣。
观察要点	· 幼儿摆动腿能否自然摆动，支撑腿能否完全伸展。 · 幼儿手臂摆动与蹬腿相结合的动作是否比较协调。

金教鞭

初始游戏 单打独斗

目 标

· 尝试手抬一条腿的同时单脚跳，发展平衡能力及腿部力量。

· 乐意探索斗鸡的方法，体验成功的快乐。

准 备

· 经验：幼儿活动前已观看民间舞蹈《斗鸡》的录像。

· 环境：宽敞平坦的场地。

玩 法

· 幼儿两人一组，各自用左（右）手抬自己的右（左）脚，呈单脚站立状，用膝部顶撞对方的膝部。谁的双脚落地或身体倒地，即为输。不能用身体的其他部位去碰撞对方。（参见图 3-13-1、图 3-13-2）

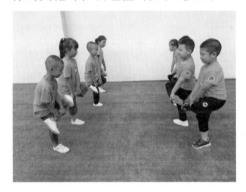 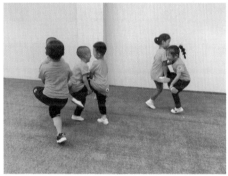

图 3-13-1   图 3-13-2

指导语

· 两只公鸡是怎样打斗的？谁能学公鸡打斗时的样子？试试看！

观察要点

· 幼儿支撑腿能否自然伸展。

· 幼儿的动作是否稳定。

幼儿可能出现的表现

· 支撑腿不能自然伸展。

· 支撑腿没有充分蹬地，腿部的爆发力没有充分发挥，"斗鸡"动作不稳定。

· 原地不动，被对方轻而易举地撞倒。

支持性策略

- 请挑战成功的幼儿分享跳法，教师梳理并小结动作要领。
- 指导幼儿自己保持平稳后再攻击对手。
- 游戏中引导幼儿探索保持身体平衡的办法。

推进一　群鸡斗

目　标

- 能不受外界干扰地单脚跳，提高身体的灵活性、协调性及平衡能力。
- 能与同伴协商、讨论游戏的玩法。

准　备

- 经验：幼儿已粗略掌握"斗鸡"的方法。
- 材料：口哨，"鸡舍""鸡崽回收站"牌子，记分牌。
- 环境：创设游戏场地。（参见图 3-13-3）

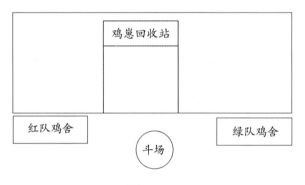

图 3-13-3

玩　法

- 比赛总共有三个回合，三局两胜。两队各四人，各选出一名队长，在比赛前队长要跟队员协商好出场的顺序。哨声响起，比赛开始，"小公鸡"要遵守游戏规则：第一，动作要规范；第二，要在规定的圆圈（斗场）内"斗鸡"，不能出界；第三，脚先落地的一方为输。输的"小公鸡"要到"鸡崽回收站"，赢的"小公鸡"回到自己的"鸡舍"。比赛完的"小公鸡"当局不可再上场，要在各自的场地文明观战，协助裁判关注斗场的比赛情况，帮队友喝彩加油。一局比赛结束，哪一队"鸡舍"里留下来的"小公鸡"多，哪队就计一分。三局结束后，分数高的队伍获胜。

金教鞭

指导语

· 第一回合"一对一对抗"：两队每次各派一只小公鸡迎战。输的小公鸡到鸡崽回收站，赢的小公鸡回到自己的鸡舍。比赛结束，哪队鸡舍里留下来的小公鸡多，哪队就计一分。

· 第二回合"二对二对抗"：每队每次各派两只小公鸡一起出战。

· 第三回合"四对四对抗"：每队每次各派四只小公鸡迎战。

观察要点

· 幼儿支撑腿是否完全伸展。

· 幼儿能否遵守游戏规则。

幼儿可能出现的表现

· 支撑腿没有完全伸展，膝盖弯曲，没有爆发力。

· 支撑腿完全伸展，膝盖弯曲，有爆发力。

· 在游戏中善于想办法，如会全体去斗一只"小公鸡"。

支持性策略

· 游戏结束后组织幼儿分享：你们用了哪些好办法成为赢家？教师梳理并小结。

· 引导幼儿根据失败的经验适当调整小组队员的组合和出场顺序。

注意事项

· 活动中注意安全。

（吴小英执教、编写，林春菱指导）

游戏十四　编花篮

动作发展水平	水平三
年龄段	5～6 岁
核心动作	顺着一定方向单脚跳

目　标

· 尝试与同伴合作朝一定方向单脚跳，发展身体平衡能力以及腿部力量。

准　备

· 经验：幼儿已有合作单脚跳的经验，已学会儿歌《编花篮》，已欣赏录像《编花篮》。

·材料："编花篮"游戏玩法图谱。(参见图 3-14-1)

玩 法

·四名幼儿手牵手围成一个圆圈，统一用左脚或右脚按顺序搭：首先，其中一名幼儿将一只脚搭在自己和旁边幼儿牵着的手腕上；然后，其余幼儿依次将一只脚放在另一名幼儿的腿上；最后，第一名幼儿将脚放在

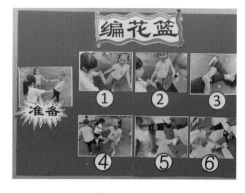

图 3-14-1

第四名幼儿的腿上。"花篮"编好，幼儿边念儿歌"编，编，编花篮，花篮的里面有小孩，小孩的名字叫花篮"，边沿着顺时针或逆时针方向跳。(参见图 3-14-2、图 3-14-3、图 3-14-4)

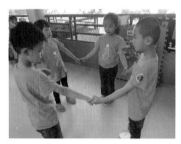
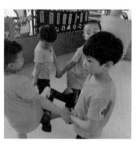
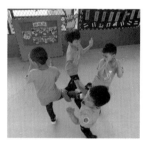

图 3-14-2   图 3-14-3   图 3-14-4

指导语

·小朋友们，今天我们玩"编花篮"游戏，花篮是怎样编的？这里有图谱，大家先看看图谱，看懂了再开始编。编好了就可以游戏了。

观察要点

·幼儿能否编出"花篮"。

·幼儿能否手臂摆动与蹬腿相结合，合作单脚跳。

幼儿可能出现的表现

·小组合作失败，"花篮"一直无法编成。

·小组合作成功，"花篮"编成，但一跳就散，无法合作单脚跳。

·小组合作成功，"花篮"编成，勉强合作单脚跳。

支持性策略

·游戏后组织幼儿分享：你在编花篮过程中遇到了什么困难？哪一个步

金
教
鞭

骤不明白？怎样才能把花篮编得更牢固？教师帮助幼儿梳理游戏技巧，即要统一用左脚或右脚按顺序搭，脚要钩好，一起往一个方向跳。

· 指导幼儿自由组合，尝试 3～6 人一起玩"编花篮"游戏。

（吴小英执教、编写，林春菱指导）

第五节　助跑跨跳游戏活动实例

游戏十五　勇敢的小兵

动作发展水平	水平二
年龄段	4～5 岁
核心动作	助跑跨跳（水平宽度）

目　标

· 尝试用助跑跨跳的方法跳过障碍，发展下肢爆发力和协调性。

准　备

· 材料：20 cm×20 cm 的地垫若干。

· 环境：在塑胶操场上贴一条起点线，旁边放置若干地垫。

玩　法

· 幼儿自由用地垫拼搭不同宽度的"战壕"，用助跑跨跳的方式跨跳过"战壕"。

指导语

· 玩一玩、试一试，用助跑跨跳的方法能跨过几张垫子拼搭的战壕？

观察要点

· 幼儿是否有助跑，助跑是否自然、协调。

· 幼儿起跳时是否有蹬地，是否蹬摆结合。

· 幼儿腾空的状态。

幼儿可能出现的表现

· 助跑动作不协调，全脚掌着地，摆臂不自然，动作僵硬；蹬和摆动作分开，节奏不协调，摆动腿外展，没有腾空；落地重，有停顿。（参见图

3-15-1、图 3-15-2、图 3-15-3）

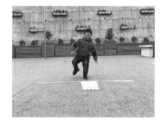 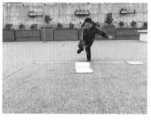 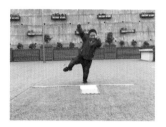

图 3-15-1　　　　　　　　图 3-15-2　　　　　　　　图 3-15-3

·没有助跑，原地双脚跳过"战壕"。（参见图 3-15-4、图 3-15-5）

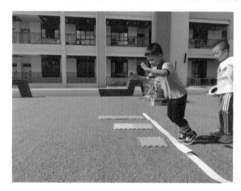 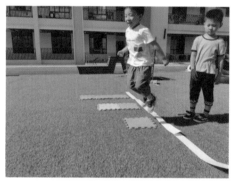

图 3-15-4　　　　　　　　　　　　图 3-15-5

·没有助跑，原地单脚跨跳过"战壕"。

支持性策略

·师幼共同梳理助跑跨跳（水平宽度）的经验：助跑→蹬地→向前飞跃→落地→往前跑。

·针对大部分幼儿助跑不自然以及起跳时没有蹬腿、摆动腿外展的问题，开展助跑跨跳的小组教学活动，帮助幼儿梳理动作规范。

注意事项

·选择柔软的场地。

·幼儿必须穿舒适合脚的运动鞋，活动前必须做热身活动。

（韦珠榕执教、编写，林春菱指导）

游戏十六　跨栏

动作发展水平	水平二
年龄段	4～5 岁
核心动作	助跑跨跳（垂直高度）
游戏总目标	·探索助跑跨跳的方法，发展弹跳力。
观察要点	·幼儿助跑是否自然、中速，助跑距离是否有 3～5 步。 ·幼儿起跳是否用力蹬地，是否快速向上摆腿跨跳，是否出现腾空的状态。

初始游戏　踩线跨栏

目　标

·尝试助跑、起跳相结合跨栏，发展灵敏性和协调性。

准　备

·材料：高度分别为 20 cm、30 cm、40 cm 的栏架各 1 个。

·环境：设置三条跑道，每条跑道一个栏架，栏架高度各不相同。在每个栏架前设置一条起跳线。

玩　法

·幼儿自主选择不同高度的栏架，自然、中速跑至起跳线处用力蹬腿并跨过栏架；必须踩线起跳。挑战成功后可以继续挑战其他高度的栏架。

指导语

·小朋友们，今天尝试用助跑跨跳的方法跨栏，选一条跑道试试吧！

观察要点

·幼儿助跑距离是否有 3～5 步，助跑时是否自然摆臂、速度适中。

·幼儿是否踩线蹬腿、向上摆腿跨跳。

幼儿可能出现的表现

·助跑距离 3～5 步，但摆臂不自然，手臂跟随身体晃动，全脚掌着地。

·助跑距离 3～5 步，摆臂较自然，偶尔出现停顿、全脚掌着地现象；在起跳线提示下能够蹬腿向上摆腿跨跳，出现腾空，但腾空时间短，落地有缓冲。

- 助跑距离 3～5 步，助跑不够自然，全脚掌落地，摆臂僵硬；起跳有蹬地、抬腿动作，但摆动腿外展（栏架横向宽度大，担心跳不过去），短暂腾空，落地有缓冲。

支持性策略

- 师幼共同梳理助跑跨跳（垂直高度）的经验：助跑→起跳→向上飞跃→落地→往前跑。

注意事项

- 宜选择软地。
- 调整幼儿运动密度，关注幼儿运动量。
- 适时提醒幼儿擦汗、喝水。

推进一　跨栏高手

目　标

- 尝试用助跑自然摆臂、起跳用力蹬地、摆腿向上的方法，助跑跨跳过栏架。
- 愿意参加竞赛性游戏。

准　备

- 材料：高度不同的栏架 6 个，起跳线 4 条，红点若干。
- 环境：在塑胶操场上做如下设置：（1）前后摆放高度分别为 20 cm、30 cm、30 cm 的三个栏架，每个栏架前贴起跳线；（2）前后摆放高度分别为 20 cm、30 cm、40 cm 的三个栏架，前两个栏架前不贴起跳线，第三个栏架前贴起跳线。

玩　法

- 幼儿自主选择场地，两两比赛，动作规范到位的幼儿获胜，每获胜一次就获得一个红点奖励，最后红点最多的人就获得"跨栏高手"的称号。

指导语

- 今天你们有信心获得"跨栏高手"的称号吗？助跑自然摆臂，起跳用力蹬地，摆腿向上，这样才有可能成为跨栏高手，试一试吧！

观察要点

- 幼儿助跑摆臂是否自然。

· 幼儿在没有起跳线的提示下，助跑与起跳之间是否衔接自然；起跳是否蹬地，摆动腿是否快速向上抬起，是否腾空。

幼儿可能出现的表现

· 在没有起跳线的情况下，助跑自然，助跑与起跳衔接时有减速现象；起跳时有蹬地意识，但是支撑腿弯曲，全脚掌着地，摆动腿向外展，落地重。

· 在没有起跳线的情况下，助跑摆臂自然，速度保持中速；起跳蹬地较用力，摆动腿快速向上抬起，出现短时间腾空，落地较轻。

· 在有起跳标志的情况下，助跑步伐比较均匀，能够预测起跳点，助跑与起跳衔接自然；起跳有蹬地、抬腿，出现腾空，落地较轻。

支持性策略

· 引导幼儿思考哪只脚先跑、哪只脚起跳、大概在什么位置用力蹬。

· 组织幼儿讨论自己在游戏中遇到什么困难、怎样解决，分享成功经验。

（韦珠榕执教、编写，林春菱指导）

游戏十七　飞跃吧

动作发展水平	水平三
年龄段	5～6 岁
核心动作	助跑跨跳（水平宽度）

目　标

· 尝试助跑跨跳过宽 80～100 cm 的障碍，提高调节步幅的能力及爆发力。

· 愿意挑战自己的极限，并能够遵守游戏规则。

准　备

· 材料：体操垫若干。

· 环境：在塑胶操场上用体操垫分别设置两道宽 80 cm 的障碍和两道宽 100 cm的障碍。

玩　法

· 幼儿自主选择 80 cm、100 cm 两种宽度的障碍进行助跑跨跳。要求不停步，不倒退，抬腿迅速有力，落地平稳。（参见图 3-17-1、图 3-17-2、图 3-17-3、图 3-17-4）

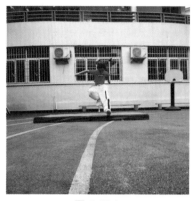
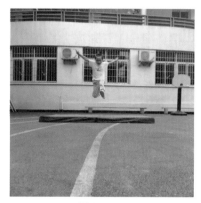

图 3-17-1   图 3-17-2

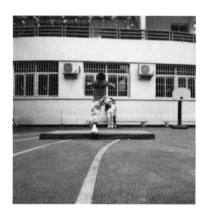
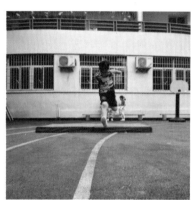

图 3-17-3   图 3-17-4

指导语

· 你能助跑跨跳过垫子吗？你是怎样顺利跳过的？

观察要点

· 幼儿助跑与起跳是否自然结合。

· 幼儿起跳时支撑腿蹬地是否有力，摆动腿是否迅速向前上方抬起，动作是否舒展。

· 幼儿腾空是否平稳、时间加长，摆臂幅度是否大。

· 幼儿落地是否有缓冲。

· 幼儿能否勇敢地助跑跨跳过自己选择的障碍。

幼儿可能出现的表现

· 勇敢、好表现。助跑速度快，动作连贯；起跳时支撑腿蹬直，摆臂幅度大；腾空时保持平稳，伴有腾跃过程，摆动腿迅速向前上方抬起；落地平稳。能成功跨跳过 100 cm 宽的障碍。

· 有胆怯心理，动作停顿、不连贯，只能成功跨跳过 80 cm 宽的障碍。

支持性策略

· 鼓励幼儿根据自己的动作水平挑战适合自己的宽度，挑战成功后可以提高难度。

· 引导幼儿讨论：如何才能跨跳得更远？

注意事项

· 场地要柔软。

· 活动前充分热身。

· 提醒幼儿游戏中保护自己和同伴的安全。

（韦珠榕执教、编写，林春菱指导）

游戏十八　跨越吧

动作发展水平	水平三
年龄段	5～6 岁
核心动作	助跑跨跳（垂直高度、水平宽度）
游戏总目标	· 尝试助跑跨跳过高 70 cm 左右的障碍，提高动作的协调性、灵敏性和下肢爆发力。 · 体验挑战成功的愉悦。
观察要点	· 幼儿助跑是否自然。 · 幼儿助跑与起跳是否相结合。 · 幼儿腾空时间长短。 · 幼儿落地是否轻柔、平稳。

初始游戏　跨越电网

目　标

· 尝试助跑跨跳过高度为 40～70 cm 的障碍，发展下肢爆发力及腿部力量。

· 体验挑战成功的愉悦。

准　备

·材料：皮筋 3 条，高单杠 6 副，小红旗若干。

·环境：在塑胶操场上从左到右用高单杠架起三道"电网"（皮筋），高度可以自行调整，分别距离地面 40～50 cm、50～60 cm、60～70 cm，在每道"电网"后方设置一个"阵地"，地上放若干小红旗，并设有插小红旗的位置。

玩　法

·幼儿自主选择不同高度的"电网"，用助跑跨跳的方式通过"电网"，跑到"阵地"上举起小红旗，插回原处，从两侧返回起点。（参见图 3-18-1）

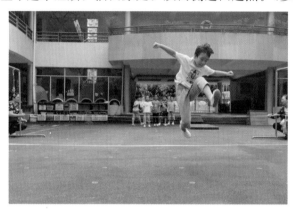

图 3-18-1

指导语

·孩子们，不让自己被电网碰到，用助跑跨跳的方法抢占阵地，试一试你可以助跑跨跳过几种电网。

观察要点

·幼儿助跑时动作是否自然，是否前脚掌着地。

·幼儿助跑与起跳是否结合，支撑腿起跳时是否充分伸直，摆动腿的大腿是否与地面平行，两臂是否在体前或一前一后，动作幅度如何。

·幼儿腾空时两臂是否在体前，腾空时间多长。

·幼儿落地时是否两脚依次落地，两脚距离如何，能否通过缓冲保持平衡。

·幼儿能否专注游戏，能否认真探究跨跳"电网"的方法。

幼儿可能出现的表现

·助跑时动作自然，用前脚掌着地；助跑能与起跳相结合，起跳时支撑腿用力蹬并伸直，摆动腿快速向上抬起；腾空时摆臂幅度大（两臂在体前，摆动至肩上），躯干前倾；落地时两只脚依次落地，有缓冲。

·助跑时动作不够自然，出现脚跟着地跑现象；助跑与起跳结合不自然，起跳时蹬地不用力，抬腿不迅速；腾空时两臂在体前，摆动至肩上，躯干前倾；落地时两只脚依次落地，两脚距离有一步，两臂用力摆动，与下肢相对。

支持性策略

·针对幼儿起跳时身体前倾不足的情况，可以利用晨间活动，让幼儿原地跳过一定宽度的木板、布条、垫子等，纠正幼儿起跳角度问题。

·针对幼儿助跑与起跳结合不自然的情况，可开展"触电网""碰小球"游戏。"触电网"游戏玩法：在宽敞平坦的场地上牵离地 80 cm 左右的皮筋当电网，幼儿单脚起跳，用膝盖碰"电网"。（参见图 3-18-2）"碰小球"游戏玩法：在单杠上悬挂小球，球距离地面高度为 70～80 cm，幼儿向前一步单脚起跳，用摆动腿的膝盖碰小球。（参见图 3-18-3、图 3-18-4）

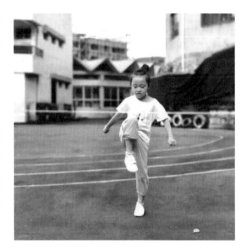

图 3-18-2

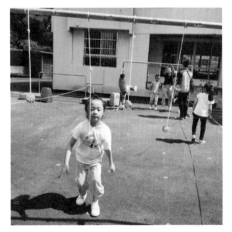

图 3-18-3

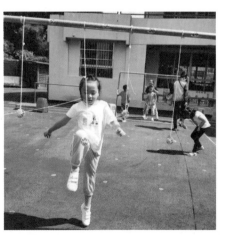

图 3-18-4

推进一　跨越红布网

目　标

· 助跑跨跳过高度为 50~70 cm 的障碍。

· 游戏中能注意安全并遵守规则。

准　备

· 材料：长 5 m、宽 0.7 m 的红布 1 条。

· 环境：在宽敞平坦的场地上用红布设置"网"，高低自行调整（以距离地面 50~70 cm 为宜）。

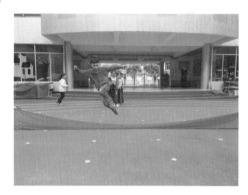

图 3-18-5

玩　法

· 幼儿助跑跨跳过红布，尽量不要碰到红布。（参见图 3-18-5）

指导语

· 想一想、玩一玩，怎样跳才不会碰到红布网？

观察要点

· 幼儿助跑时是否前脚掌着地。

· 幼儿起跳时是否身体前倾，手臂向头顶摆动以带动身体，支撑腿蹬地有力，摆动腿脚踝放松、膝关节提升；起跳的角度是否接近 45°。

· 幼儿腾空时摆动腿大腿是否与地面保持平行，腾空时间多长。

· 幼儿落地时脚步间距如何，是否有缓冲。

· 游戏的材料能否支持幼儿纠正起跳角度问题。

幼儿可能出现的表现

· 助跑时前脚掌着地或者脚跟着地，起跳时身体微微前倾蹬地，向上抬腿，形成前弓步腾空，摆臂幅度大，手臂高过头顶，轻柔落地后继续向前缓冲。

支持性策略

· 组织幼儿讨论：如何才能跨跳过更高的红布？

· 从环境上支持幼儿持续玩"跨越红布网"游戏，引导幼儿在跨越红布的过程中积极摆臂，协助起跳、腾空动作。

（韦珠榕执教、编写，林春菱指导）

第六节　支撑跳跃游戏活动实例

游戏十九　跳马

动作发展水平	水平二
年龄段	4～5 岁
核心动作	跳马（跳山羊）
游戏总目标	• 尝试跳马，发展爆发力、快速反应能力、跳跃能力及平衡能力。 • 乐意探索支撑分腿腾跃的方法，体验成功的快乐。
观察要点	• 幼儿是否并脚起跳，双手是否支撑，空中是否分腿。

初始游戏　试试小马

目　标

• 尝试跳马，发展爆发力、腿部力量、手臂力量和身体协调性。

准　备

• 材料：低矮物体（如 45～50 cm 高的幼儿鞍马）、体操垫。

• 环境：在平坦的场地上摆放低矮物体（如幼儿鞍马）当作小马，体操垫紧挨在低矮物体前方。（参见图 3-19-1）

玩　法

• 幼儿站在"小马"前，自由探索跳过"小马"的方法。

指导语

• 想一想，试一试，你可以用什么方法跳过小马？

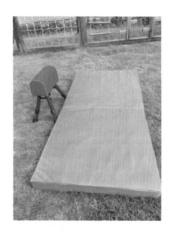

图 3-19-1

观察要点

- 幼儿能否跳过"小马"。
- 幼儿能否双手支撑跳。

幼儿可能出现的表现

- 单腿跨过"小马"。（参见图 3-19-2）
- 站在"小马"前，双腿一前一后地跨过"小马"。（参见图 3-19-3）

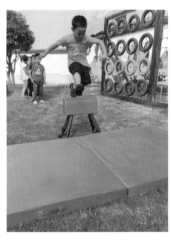 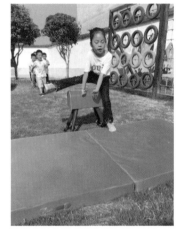

图 3-19-2　　　　　　　　　　　图 3-19-3

- 助跑后双腿张开跳过"小马"。（参见图 3-19-4）
- 助跑后双手支撑"小马"，双腿张开，跳过"小马"。（参见图 3-19-5）

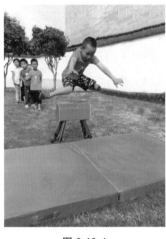 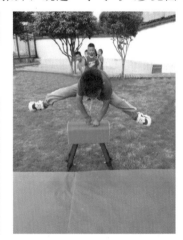

图 3-19-4　　　　　　　　　　　图 3-19-5

支持性策略

· 教师示范并讲解跳马的核心动作：并脚起跳，双手支撑，空中分腿。

· 开展小组活动引导幼儿掌握跳马的核心动作。

注意事项

· 用低矮物体作为支撑物时要关注支撑物的牢固性，不要采用会移动的支撑物。

推进一 跳马闯关

目 标

· 学习正确的跳马动作，发展腿部力量、手臂力量和身体协调性。

准 备

· 材料：低矮物体（如 45～50 cm 高的幼儿鞍马）、体操垫。

· 环境：在平坦的场地上摆放若干低矮物体（如幼儿鞍马）当作小马，低矮物体的间距以相互不影响活动为宜，体操垫紧挨在低矮物体前方。（参见图 3-19-6）

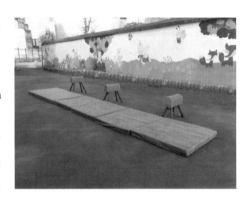

图 3-19-6

玩 法

· 第一关：平地练习跳马——幼儿站在鞍马前，面对体操垫，双手直臂支撑在鞍马上，跳起时两腿尽量分开并伸直。（参见图 3-19-7）

· 第二关："上马"练习——幼儿站在地上，面对体操垫，双手直臂支撑在鞍马上，并脚起跳，双腿张开，轻轻坐到鞍马上。（参见图 3-19-8）

· 第三关：尝试跳马——幼儿站

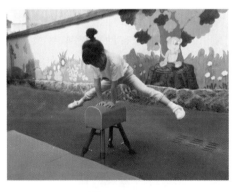

图 3-19-7

在鞍马前，面对体操垫，双手支撑在鞍马上，并脚起跳，第一次腾空后双手撑在鞍马上，两腿左右分开，第二次腾空后跳落到体操垫上。（教师站在旁边

保护，如针对能力弱的幼儿，可站在鞍马侧边一手扶住幼儿肩膀，一手托住幼儿臀部。）（参见图 3-19-9）

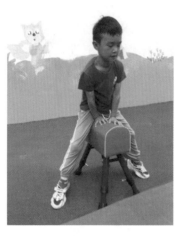 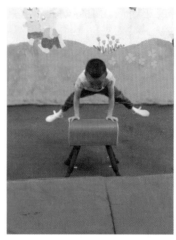

图 3-19-8   图 3-19-9

指导语

· 小朋友们，要想成为一名合格的小飞人，需要通过三个关卡的考验。

· 第一关：试试看，直臂支撑在小马上，比比看谁的腿张得大。

· 第二关：我们一起来试一试，直臂支撑在小马上，双脚离地，两腿分开坐到小马上。

· 第三关：看看老师是怎么跳过小马的，仔细观察，等会儿你们来挑战。

观察要点

· 幼儿是否有助跑起跳。

· 幼儿能否双手直臂支撑。

· 幼儿跳起时是否两腿尽量左右分开并伸直。

幼儿可能出现的表现

· 手臂弯曲。

· 双腿弯曲且张开的幅度不够。

· 手臂绷直撑跳鞍马。

支持性策略

· 师幼讨论：你用了什么好办法让腿张得又大又直？引导幼儿分享经验，帮助幼儿梳理核心动作。

· 示范跳马核心动作：助跑，直臂支撑，快速推手，分腿跃过。

· 户外自主游戏时，引导幼儿继续玩跳马游戏。

注意事项

· 教师可站在鞍马侧边，根据幼儿需要，一手扶住幼儿肩膀，一手托住幼儿臀部，帮助幼儿安全、准确地完成动作。

推进二　跳马我最棒

目　标

· 尝试比较规范地跳马，提高腿部力量、手臂力量和身体协调性。

· 大胆尝试跳马，体验成功的快乐。

准　备

· 材料：低矮物体（如 45～65 cm 的幼儿鞍马）、体操垫。

· 环境：在平坦的场地上摆放三组不同高度的低矮物体（如 45～65 cm 的幼儿鞍马）当作小马，低矮物体的间距以相互不影响活动为宜，体操垫紧挨在低矮物体前方。（参见图 3-19-10）

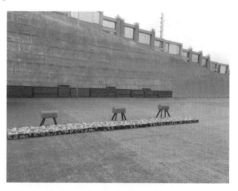

图 3-19-10

玩　法

· 幼儿自主选择鞍马的高度，站在相应鞍马的起点线前，助跑，并脚起跳，直臂支撑，分腿跃过鞍马。（参见图 3-19-11、图 3-19-12）

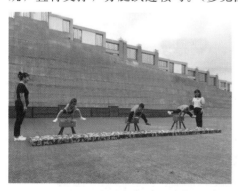

图 3-19-11

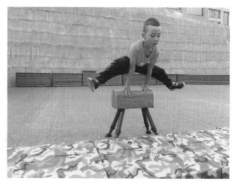

图 3-19-12

指导语

· 请你助跑，直臂支撑，快速推手，分腿跃过小马。

观察要点

· 幼儿跳马的过程中是否并脚起跳，是否直臂支撑、空中分腿。

· 幼儿落地时是否双脚着地、屈膝缓冲。

幼儿可能出现的表现

· 双腿弯曲。

· 手臂弯曲。

· 空中分腿，直臂支撑跳过鞍马。

支持性策略

· 针对幼儿在游戏中手臂力量不足的情况，可开展支撑类游戏，增强幼儿手臂力量。针对幼儿分腿角度不足的情况，可通过开展"过小河"游戏（参见图 3-19-13、图 3-19-14、图 3-19-15）和"钓鱼"游戏（参见图 3-19-16、图 3-19-17、图 3-19-18），帮助幼儿强化双腿张开的动作。

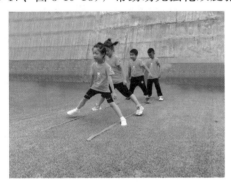
图 3-19-13

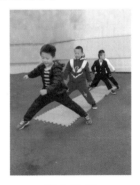
图 3-19-14

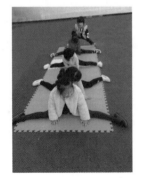
图 3-19-15

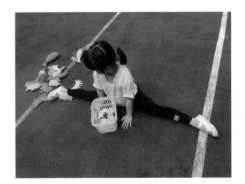
图 3-19-16

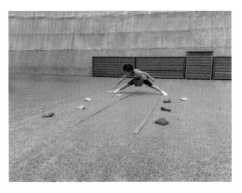

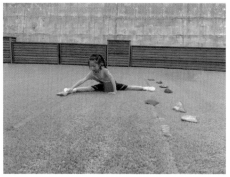

图 3-19-17   图 3-19-18

注意事项

· 教师可站在鞍马侧边保护幼儿。对于能力弱的幼儿，可一手扶住幼儿肩膀，一手托住幼儿臀部，帮助幼儿完成动作。

（陆玉莺执教、编写，林春菱指导）

游戏二十　穿越火线

动作发展水平	水平三
年龄段	5～6 岁
核心动作	跳马（跳山羊）

目　标

· 尝试跳马时双腿充分打开，发展爆发力、跳跃能力及平衡能力。

准　备

· 材料：高度为 45 cm、50 cm、55 cm 的鞍马各 1 个，长 5 m 的皮筋 3 条，体操垫 3 块。

· 环境：设置以下三种游戏场景。（1）高 45 cm 的鞍马，皮筋高度设置为 35 cm，将鞍马紧贴于皮筋的中间位置，体操垫紧挨鞍马。（2）高 50 cm 的鞍马，皮筋高度设置为 40 cm，将鞍马紧贴于皮筋的中间位置，体操垫紧挨鞍马。（3）高 55 cm 的鞍马，皮筋高度设置为 45 cm，将鞍马紧贴于皮筋的中间位置，体操垫紧挨鞍马。（参见图 3-20-1）

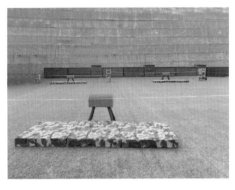 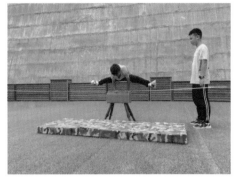

图 3-20-1   图 3-20-2

玩　法

· 幼儿自由选择不同高度的鞍马进行挑战：有节奏地助跑，起跳，第一次腾空，推手分腿（双手有力支撑，双腿充分打直），第二次腾空，落地时两腿并拢、屈膝缓冲。跳马时穿越"火线"（皮筋）表示成功。（参见图 3-20-2）

指导语

· 这是今天的新游戏——跳火线，我们来挑战一下，要求双腿张开、绷直、抬高，不能碰到火线。

观察要点

· 幼儿的双腿是否张开、绷直、抬高。

幼儿可能出现的表现

· 一只腿跨过去了，另一只腿被皮筋拦住了。

· 手臂绷直，双腿张开、绷直、抬高，跳过皮筋。

支持性策略

· 皮筋的高度如果不能满足所有幼儿动作发展的需要，可以由幼儿自由调整皮筋的高度。

· 待幼儿熟练后，可设置 2～3 个鞍马，引导幼儿连续跳过 2～3 个鞍马。

注意事项

· 教师应站在鞍马侧前方，两手推幼儿肩膀，帮助幼儿协调后摆、拉开肩角，使动作舒展自如。

（陆玉莺执教、编写，陆启梅指导）

游戏二十一　挑战跳箱

动作发展水平	水平三
年龄段	5～6 岁
核心动作	跳箱（跳山羊）
游戏总目标	・尝试跳箱，发展爆发力、腿部力量、手臂力量和身体协调性。 ・不断挑战自我。
观察要点	・幼儿能否动作协调地进行跳箱。

初始游戏　我会上跳箱了

目　标

・借助跳板，双手撑跳箱软垫，分腿坐上跳箱。

准　备

・材料：跳板、跳箱、体操垫。

・环境：摆放跳箱（纵箱），跳板紧挨在跳箱前面，体操垫紧挨在跳箱后面。（参见图 3-21-1）

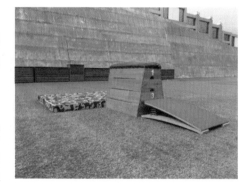

图 3-21-1

玩　法

・幼儿有节奏地助跑，双脚同时用力踩跳板，摆臂展体，腾空跳起后上体前倾，同时两腿左右分开，双手撑跳箱软垫，分腿坐上跳箱。

指导语

・小朋友要助跑几步，双脚并拢跳上跳板，双手撑住跳箱中部，坐上跳箱。

观察要点

・幼儿动作是否连贯。

・幼儿双脚是否同时踩跳板。

幼儿可能出现的表现

· 助跑到跳板前时有所停顿，再双脚同时踩跳板，动作不连贯。

· 双脚重复踩跳板，双手前伸撑在跳箱的中间，张开双腿，坐上跳箱。

· 起跳时出现腾空动作。

支持性策略

· 帮助幼儿梳理跳板起跳的动作要领：双脚同时用力蹬地，摆臂展体，腾空起跳后双手撑在跳箱表面，上体前倾，同时两腿左右分开。

· 组织幼儿玩跳箱（横箱）游戏。

注意事项

· 教师应站在跳箱的侧前方，待幼儿跳上跳箱时，适时为其助力。

<h2 style="text-align:center">推进一　我跳过跳箱了</h2>

目　标

· 尝试有节奏地助跑、起跳、腾空、落地，完成跳箱。

准　备

· 材料：跳板、跳箱、体操垫。

· 环境：摆放跳箱（横箱），跳板紧挨在跳箱前面，体操垫紧挨在跳箱后面。（参见图 3-21-2）

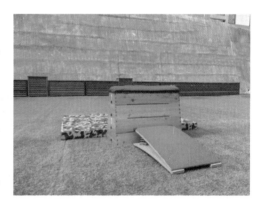

图 3-21-2

玩　法

· 幼儿有节奏地助跑，双脚起跳；第一次腾空时，双手主动前伸，撑在跳箱的中间，双腿充分张开、绷直，迅速顶肩推手；第二次腾空时，两腿并拢，前脚掌先着地，屈膝缓冲，两臂前举或上举。（参见图 3-21-3、图 3-21-4、图 3-21-5、图 3-21-6、图 3-21-7、图 3-21-8、图 3-21-9、图 3-21-10）

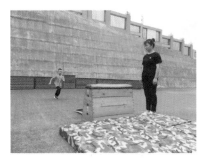

图 3-21-3　有节奏地助跑

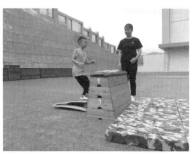

图 3-21-4　双脚起跳

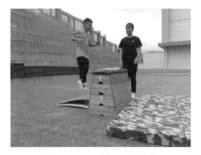

图 3-21-5　第一次腾空

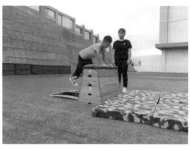

图 3-21-6　双手主动前伸，撑在跳箱的中间

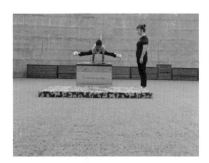

图 3-21-7　双腿充分张开、绷直

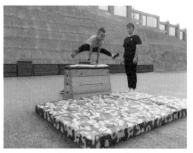

图 3-21-8　迅速顶肩推手

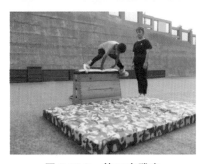

图 3-21-9　第二次腾空

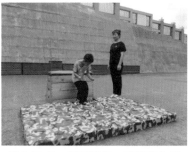

图 3-21-10　两腿并拢，前脚掌先着地，屈膝缓冲，两臂前举或上举

指导语

·小朋友玩跳箱时，要有节奏地助跑，双手主动前伸，撑在跳箱的中间，双腿充分张开、绷直，跳过跳箱后两腿并拢，前脚掌先着地，屈膝缓冲。

观察要点

·幼儿跳箱动作是否连贯。

幼儿可能出现的表现

·双腿卡在跳箱上，人往后倒，重心不稳，动作不协调。

·单腿挂在跳箱上。

支持性策略

·讲解、总结跳箱的动作要领，同时进行示范。

·调整跳箱高度，鼓励幼儿大胆尝试跳箱活动，通过竞赛体验成功带来的快乐。

注意事项

·教师应站在跳箱的侧前方，当幼儿需要时，可以一手扶住幼儿肩膀，一手托住幼儿臀部，帮助幼儿安全、准确地完成动作。

（陆玉莺执教、编写，林春菱指导）

第七节　跳短绳游戏活动实例

游戏二十二　好玩的跳绳

动作发展水平	水平二
年龄段	4～5 岁
核心动作	直臂挥绳
游戏总目标	·尝试双手握绳，身体直立，肩膀放松，直臂挥绳。 ·乐于尝试，探索直臂挥绳的方法。
观察要点	·幼儿是否肩膀放松，身体直立。 ·幼儿能否直臂挥绳。

初始游戏 单手挥绳

目　标

· 探索单手挥绳的玩法，体验玩绳的乐趣。

准　备

· 材料：短绳人手一根。（短绳长度参考：幼儿两脚开立，与肩同宽，两脚踩在绳子上，两手握住绳棒，两臂于体侧屈肘呈直角，如此拉直绳子时的长度为适宜长度。初学者用比较重的、不易打结的绳子更适宜。）

· 环境：宽敞平坦的场地。

玩　法

· 幼儿单手抓绳子的两端（或手柄），自主探索直臂挥绳。

指导语

· 一只手握住绳，手臂伸直，试试看，怎样甩能让绳子飞舞起来？

观察要点

· 幼儿能否直臂握绳，身体直立，让绳子飞舞起来。

· 幼儿是否有多种单手挥绳的玩法。

幼儿可能出现的表现

· 单手握绳，身体直立，直臂挥绳。（参见图 3-22-1、图 3-22-2）

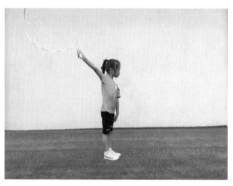

图 3-22-1　　　　　　　　　　　　图 3-22-2

· 单手握绳，身体直立，手臂弯曲，在头顶将绳子挥动起来。（参见图 3-22-3、图 3-22-4）

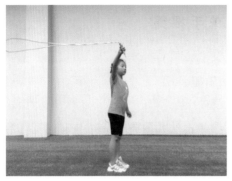
图 3-22-3

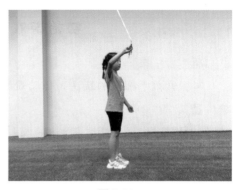
图 3-22-4

支持性策略

· 帮助幼儿梳理单手挥绳的方法。

· 鼓励幼儿大胆尝试各种单手挥绳的方法。

注意事项

· 幼儿之间注意保持距离，以免被挥起的绳子打到。

推进一 单手直臂挥绳

目 标

· 能单手直臂挥绳，把绳子从身体的后方甩到前方。

准 备

· 材料：短绳人手一根，轮胎每人一个。

· 环境：在操场中间每隔 1 m 摆放一个轮胎。

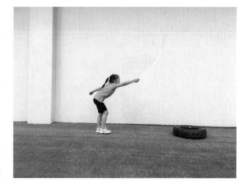

玩 法

· 幼儿站在轮胎前（与轮胎之间的距离为绳子的长度加上 0.3 m），直臂挥绳打到前面的轮胎。（参见图 3-22-5）

图 3-22-5

指导语

· 今天，我们把手臂伸直，将绳子由后方甩到前方，打到前面的轮胎。

观察要点

· 幼儿能否手臂伸直，将绳子由身体后方甩到前方。

· 幼儿在直臂挥绳过程中，身体是否直立，肩膀是否放松。

幼儿可能出现的表现

· 能将绳子由身体后方甩到前方，身体前倾。

· 能将绳子由身体后方甩到前方，双脚前后站立。

· 能将绳子由身体后方甩到前方，身体直立。

支持性策略

· 提醒幼儿手臂伸直挥绳，鼓励会直臂挥绳的幼儿展示动作、分享要领。

· 可用小鼓打节奏，引导幼儿听节奏挥绳。鼓点节奏由慢开始，待幼儿动作熟练后逐渐加快。

注意事项

· 活动结束后，组织幼儿轻揉手臂肌肉。

（陆启梅执教、编写，林春菱指导）

游戏二十三　画圈圈

动作发展水平	水平二
年龄段	4～5 岁
核心动作	摇绳
游戏总目标	· 尝试两手上臂贴近身体，手腕放松，连续摇绳。 · 体验摇绳成功的喜悦。
观察要点	· 幼儿两手上臂是否贴近身体。 · 幼儿能否连续摇绳。 · 幼儿手腕是否放松。

初始游戏　我画圈圈

目　标

· 大胆探索手腕连续摇绳。

准　备

· 材料：短绳人手两根。

· 环境：宽敞平坦的场地。

玩　法

·幼儿双手各持一根短绳，自由探索双手同时摇绳。

指导语

·今天我们继续摇绳，请小朋友双手各持一根绳子，双手同时摇绳，一起试试看。

观察要点

·幼儿双手能否同时摇绳。

·幼儿能否连续摇绳。

幼儿可能出现的表现

·双手能同时摇绳。

·双手不能同时摇绳。

支持性策略

·引导只能在空中画半圆的幼儿，继续在空中画剩下的半圆，完成摇绳动作。

·支持幼儿自主活动时有目的地摇绳并计数。

注意事项

·确保幼儿两两之间有足够宽的距离，以免被绳子甩到。

推进一　小企鹅画圈圈

目　标

·学习两手上臂贴近身体摇绳，由后向前摇动，在身体前后画圈。

·摇绳时，手腕保持放松状态。

准　备

·材料：短绳人手两根。

·环境：宽敞平坦的场地。

玩　法

·幼儿模仿企鹅两手上臂贴近身体，由后向前画圈摇绳。（参见图3-23-1）

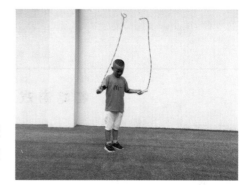

图 3-23-1

指导语

·小朋友们，谁能像小企鹅一样手臂贴近身体，让绳子在身体前后画圈？

来试试看吧。

观察要点

· 幼儿能否上臂贴近身体由后向前摇绳。

· 幼儿摇绳时，手腕是否保持放松状态。

幼儿可能出现的表现

· 上臂没有贴近身体摇绳，直臂摇绳。

· 上臂贴近身体摇绳。

支持性策略

· 提醒幼儿双手上臂贴近身体。

· 针对幼儿已能由后向前摇绳但连贯性不够的问题，开展相关的教学活动。

注意事项

· 活动结束后，组织幼儿轻揉手臂肌肉。

推进二　企鹅跳着画圈圈

目　标

· 尝试摇绳和跳的动作相结合。

准　备

· 材料：短绳人手两根。

· 环境：宽敞平坦的场地。

玩　法

· 幼儿自由探索摇绳和跳的动作相结合，模仿小企鹅跳着画圆圈。（参见图 3-23-2、图 3-23-3）

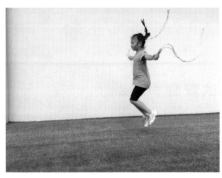

图 3-23-2

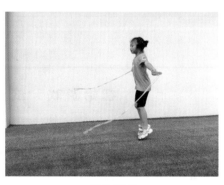

图 3-23-3

指导语

·小企鹅玩绳子画圈时把脚丫冻僵了，想跳一跳，运动一下脚丫。试一试，能不能画一圈跳一下？

观察要点

·幼儿空摇和空跳动作能否结合。

·幼儿能否连续摇绳。

幼儿可能出现的表现

·空摇和空跳动作不能结合。

·空摇和空跳动作相结合，能先摇绳再跳。

支持性策略

·引导幼儿用"一二、一二"的口令提醒自己把摇绳和跳的动作结合起来。

注意事项

·关注幼儿的运动量，提醒幼儿运动后不能立即坐下。

（陆启梅执教，陆玉莺编写，林春菱指导）

游戏二十四 向前跳绳

动作发展水平	水平二
年龄段	4~5 岁
核心动作	摇绳行进跳
游戏总目标	·尝试摇绳和跳协调进行，发展协调能力。 ·积极探索摇绳行进跳的方法。
观察要点	·幼儿摇绳和跳的动作是否协调，能否摇一下绳，双脚向前跳一下。

初始游戏 试一试双脚向前跳

目 标

·尝试摇绳和跳协调进行，发展协调能力。

准 备

·材料：短绳人手一根。

・环境：在宽敞平坦的场地上，设置起点和终点。

玩　法

・幼儿由后向前摇绳，绳子落地后，双脚并跳或跨跳过绳子，如此从起点出发，跳绳行进至终点。（参见图 3-24-1、图 3-24-2）

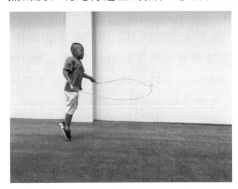 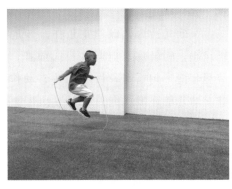

图 3-24-1　　　　　　　　　　　　　　　　图 3-24-2

指导语

・小朋友能不能一边摇绳一边双脚跳过绳子，向前移动，从起点跳到终点？

观察要点

・幼儿能否摇绳和跳协调进行。

幼儿可能出现的表现

・摇绳和跳协调进行，绳子落地之后，双脚并跳或跨跳过去。

・摇绳和跳不协调，绳子还没落地，跳的动作已经完成。

支持性策略

・引导幼儿放慢速度，等绳子落地后再向前跳。

・梳理、总结跳绳的经验，并示范：跳绳的时候，双手握着绳端，由后向前摇动，绳子落地的同时，双脚并拢向前跳或者跨跳过绳子。

注意事项

・在活动中确保幼儿两两之间有足够宽的距离。

推进一　边念儿歌边向前跳

目　标

・尝试根据儿歌节奏，动作协调地向前行进跳绳。

准 备

· 经验：幼儿熟悉《跳绳歌》，能按节奏读。

· 材料：短绳人手一根。

· 环境：宽敞平坦的场地。

玩 法

· 幼儿边念儿歌"花儿红，鸟儿叫，小朋友们把绳跳。绳子由后往前摇，轻轻起，轻轻落，挺起胸，向前瞧，脚步越跳越灵巧"边跳绳，根据儿歌的节奏，前半句摇绳，后半句跳，动作协调地向前行进跳绳，直至念完整首儿歌。幼儿能连贯跳绳后，引导幼儿念一句儿歌，摇绳和跳各两次。（参见图 3-24-3、图 3-24-4、图 3-24-5、图 3-24-6）

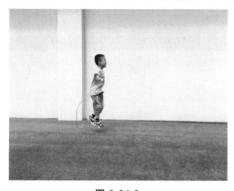

图 3-24-3

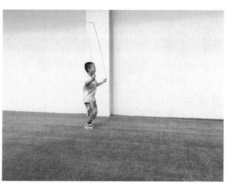

图 3-24-4

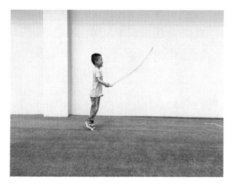

图 3-24-5

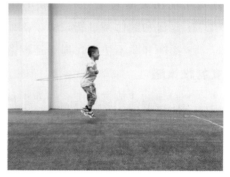

图 3-24-6

指导语

· 今天我们边念《跳绳歌》边跳绳，按照儿歌的节奏摇一下、跳一下。

观察要点

· 幼儿能否按儿歌的节奏摇绳和跳。

150

幼儿可能出现的表现

- 摇绳和跳的动作协调，能按儿歌节奏向前移动。
- 摇绳和跳的动作不协调，不能按儿歌节奏向前移动。

支持性策略

- 游戏初始，可引导幼儿放慢速度念儿歌，放慢速度跳，降低出错率。
- 组织幼儿玩"我击你跳"游戏，第一声鼓声摇绳，第二声鼓声跳绳，提高幼儿摇绳和跳绳动作的协调性。

注意事项

- 关注幼儿的活动空间和运动量。

（陆启梅执教，郑巧芳编写，林雨芬指导）

游戏二十五　小袋鼠原地跳绳

动作发展水平	水平三
年龄段	5～6 岁
核心动作	摇绳纵跳
游戏总目标	• 尝试双脚并拢连续向上跳绳，发展上下肢协调能力及灵敏性。 • 跳绳时膝盖微微弯曲，前脚掌轻轻着地，手脚动作协调。
观察要点	• 幼儿摇绳和跳是否协调；能否摇一下绳，双脚向上纵跳一下。

初始游戏　小袋鼠跳跳跳

目　标

- 尝试双脚并拢连续向上跳绳。

准　备

- 材料：短绳人手一根。
- 环境：宽敞平坦的场地。

玩　法

- 幼儿扮小袋鼠，尝试摇绳向上纵跳。（参见图 3-25-1）

指导语

· 小朋友们来扮袋鼠，尝试在原地向上跳绳。数一数你能跳几下，比一比谁跳得多。

观察要点

· 幼儿能否边摇绳边双脚向上跳。

· 幼儿能否连续摇绳纵跳。

幼儿可能出现的表现

· 能边摇绳边双脚向上跳，但向上跳的高度过高。

· 能摇绳但双脚绊绳。

· 能动作协调地摇绳纵跳。

支持性策略

· 提醒幼儿起跳时两脚并拢。

· 针对幼儿跳的过程中膝盖没有弯曲、落地重的问题，开展"小袋鼠轻轻跳"游戏，解决幼儿屈膝和落地方面的问题。

注意事项

· 关注幼儿的活动空间和运动量。

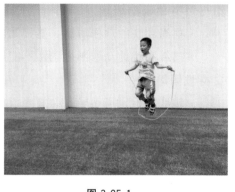

图 3-25-1

推进一　小袋鼠轻轻跳

目　标

· 学习边摇绳边双脚并拢连续向上跳绳。

· 双脚起跳，膝盖微微弯曲，轻轻低跳，轻轻落地。

准　备

· 材料：短绳人手一根。

· 环境：宽敞平坦的场地。

玩　法

· 幼儿扮小袋鼠跳绳，跳的时候膝盖微微弯曲，轻轻低跳，轻轻落地；要边摇绳边双脚并拢连续向上跳；数一数自己最多能连续跳几次。（参见图 3-25-2）

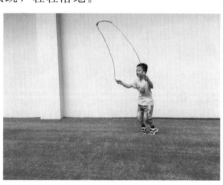

图 3-25-2

指导语

·小朋友们来扮袋鼠跳绳吧。我们要保护好自己的膝盖,跳的时候膝盖要微微弯曲,连续向上跳;要轻轻地跳,轻轻地落地;数数看自己最多能连续跳几次。

观察要点

·幼儿膝盖是否微微弯曲起跳,落地是否轻稳。
·幼儿能否边摇绳边双脚连续向上跳,动作轻。

幼儿可能出现的表现

·膝盖微微弯曲起跳,落地轻稳。
·膝盖微微弯曲起跳,落地不平稳。
·边摇绳边双脚连续向上跳,动作重。
·边摇绳边双脚向上跳,动作不连贯。

支持性策略

·帮助幼儿梳理起跳和落地缓冲的动作要领,并示范。

(陆启梅执教、编写,吴道梅指导)

游戏二十六　我是跳绳小能手

动作发展水平	水平三
年龄段	5～6岁
核心动作	有节奏地跳绳、花样跳绳
游戏总目标	·能有节奏地跳绳,尝试花样跳。 ·提高协调性、灵敏性及耐力。
观察要点	·幼儿能否有节奏地跳绳。 ·幼儿摇绳和跳的动作是否协调。

初始游戏　儿歌伴我跳

目　标

·尝试有节奏地边念儿歌边跳绳,体验跳绳的乐趣。

准　备

·经验:幼儿熟悉《小白兔》《小花狗》《小老鼠》等儿歌。

小白兔	小花狗	小老鼠
小白兔，白又白，	一只小花狗，	小老鼠，上灯台，
两只耳朵竖起来。	坐在大门口，	偷油吃，下不来。
爱吃萝卜和青菜，	眼睛黑油油，	喵喵喵，猫来了，
蹦蹦跳跳真可爱。	想吃肉骨头。	叽里咕噜滚下来。

· 材料：短绳人手一根。

· 环境：宽敞平坦的场地。

玩　法

· 幼儿有节奏地边念儿歌边跳绳。（参见图 3-26-1、图 3-26-2、图 3-26-3、图 3-26-4）

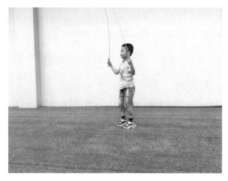
图 3-26-1

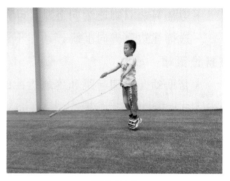
图 3-26-2

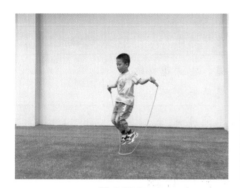
图 3-26-3

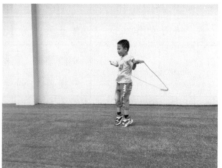
图 3-26-4

指导语

· 你会念儿歌《小白兔》《小花狗》《小老鼠》吗？请你有节奏地边念儿歌边跳绳。

观察要点

- 幼儿能否边念儿歌边跳绳。
- 幼儿能否按儿歌节奏跳绳。

幼儿可能出现的表现

- 能按儿歌节奏跳绳，节奏稳定，动作协调。
- 不能按儿歌节奏跳绳，动作不流畅。

支持性策略

- 引导幼儿先想好自己的节奏，如一句儿歌跳几下，再开始游戏。

注意事项

- 提醒幼儿注意手脚动作协调，轻轻落地，保护好膝盖。

推进一　尝试花样跳绳

目　标

- 探索花样跳绳，体验成功的喜悦。

准　备

- 材料：短绳人手一根。
- 环境：宽敞平坦的场地。

玩　法

- 幼儿探索不同的跳绳方法，如左右脚交替跳绳、单双脚交替跳绳、边跑边跳绳等。（参见图 3-26-5、图 3-26-6、图 3-26-7、图 3-26-8）

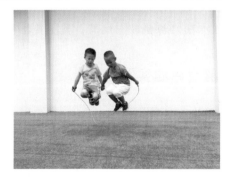

图 3-26-5　双人合作甩绳跳绳

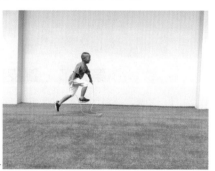

图 3-26-6　边跑边跳绳

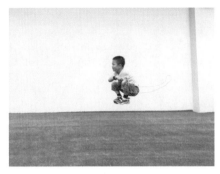
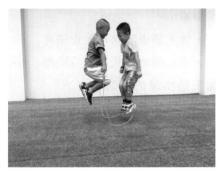

图 3-26-7　双手交叉跳绳　　　　　图 3-26-8　面对面合作跳绳

指导语

·小朋友们，跳绳除了双脚跳外，还有没有其他的跳法呢？我们可以左右脚交替跳、单双脚交替跳、边跑边跳绳等，大家可以尝试不同的跳法。

观察要点

·幼儿能否尝试花样跳绳。

幼儿可能出现的表现

·没有探索与创新。

·尝试新方法，但没有成功后就放弃了。

·能持续不断地尝试新方法。

支持性策略

·设置花样跳的记录表，引导幼儿自主记录，游戏后展示幼儿的花样跳法。

·收集花样跳绳的录像与图片，丰富幼儿的游戏经验，鼓励幼儿继续游戏。

（陆启梅执教、编写，吴小英指导）

第八节　跳皮筋游戏活动实例

游戏二十七　初次跳皮筋

动作发展水平	水平三
年龄段	5～6 岁
核心动作	并脚跳、分合跳、踩线跳、双脚交替后踢跳、转身跳、勾线跳等跳皮筋动作

续表

游戏总目标	·积极探索皮筋的跳法。 ·尝试用自己的方式记录自己已经会的或新发现的跳皮筋动作。
观察要点	·游戏中幼儿有哪些跳法。 ·幼儿能否用自己的方式记录跳法。

初始游戏　我会这样跳

目　标

·尝试在不同高度、不同牵法的皮筋上，探索跳皮筋的方法。

·积极参与跳皮筋游戏，体验探索与发现的乐趣。

准　备

·材料：皮筋、椅子若干。

·环境：设置不同高度（10～25 cm）、不同牵法的皮筋，各种皮筋的摆放应以互不影响活动为宜。（参见图 3-27-1、图 3-27-2、图 3-27-3）

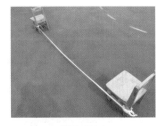 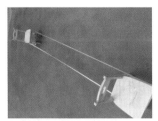 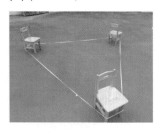

图 3-27-1　　　　　　　　图 3-27-2　　　　　　　　图 3-27-3

玩　法

·幼儿自由探索多种跳法。（参见图 3-27-4、图 3-27-5、图 3-27-6）

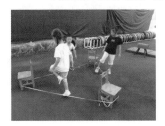 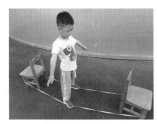 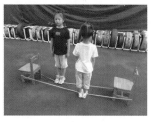

图 3-27-4　　　　　　　　图 3-27-5　　　　　　　　图 3-27-6

指导语

·你们跳过皮筋吗？试一试有哪些跳法，每一组皮筋都试试吧。游戏结束后大家来分享，比一比谁的跳法多。

观察要点

·游戏中幼儿有哪些跳法。

幼儿可能出现的表现

·在单根皮筋、三角形皮筋上踩线跳、并脚跳、双脚交替跳等。

·在平行的两根皮筋上并脚跳、踩线跳、分合跳、转身跳、勾线跳、双脚交替后踢跳等。（参见图 3-27-7 至图 3-27-23）

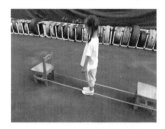
图 3-27-7　并脚跳（1）

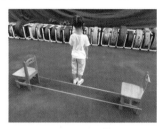
图 3-27-8　并脚跳（2）

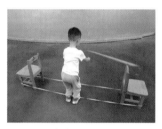
图 3-27-9　踩线跳（1）

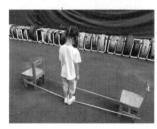
图 3-27-10　踩线跳（2）

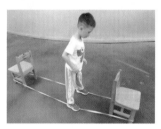
图 3-27-11　分合跳（1）

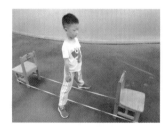
图 3-27-12　分合跳（2）

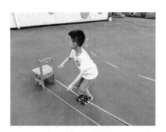
图 3-27-13　转身跳（1）

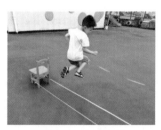
图 3-27-14　转身跳（2）

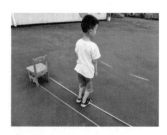
图 3-27-15　转身跳（3）

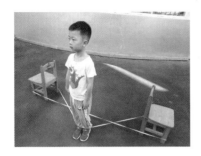

图 3-27-16　勾线跳（1）

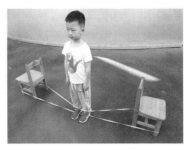

图 3-27-17　勾线跳（2）

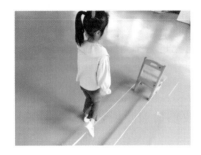

图 3-27-18　双脚交替后踢跳（1）

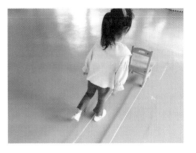

图 3-27-19　双脚交替后踢跳（2）

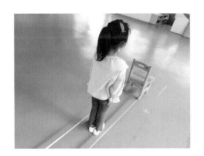

图 3-27-20　双脚交替后踢跳（3）

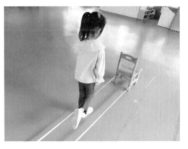

图 3-27-21　双脚交替后踢跳（4）

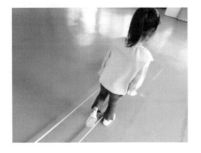

图 3-27-22　双脚交替后踢跳（5）

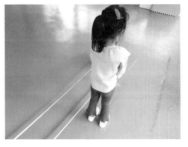

图 3-27-23　双脚交替后踢跳（6）

支持性策略

· 师幼共同梳理幼儿已掌握的跳皮筋动作。

· 鼓励幼儿尝试用自己的方式记录自己探索的跳法和他人的跳法。

注意事项

· 根据幼儿的身体状况和情绪随时调整活动量。

· 可根据实际情况多次开展此游戏。

推进一　我还会这样跳

目　标

· 继续探索跳皮筋的方法，尝试用自己的方式记录跳皮筋动作。

· 乐于学习同伴的跳皮筋动作。

准　备

· 材料：皮筋、椅子若干，幼儿跳皮筋的照片展示板 1 块，记号笔、小卡纸若干。

· 环境：设置不同高度（10～25 cm）和不同牵法的皮筋，各种皮筋的摆放应以互不影响活动为宜。

玩　法

· 幼儿自由探索跳皮筋的动作。

· 幼儿参照照片，学习同伴跳皮筋的动作。

· 幼儿尝试用自己的方式记录跳皮筋的动作。（参见图 3-27-24）

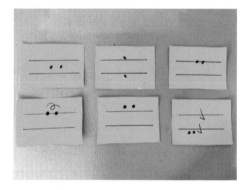

图 3-27-24

指导语

· 前几次跳皮筋游戏中，你们用很多种跳法来跳皮筋（结合照片和幼儿一起回顾）。好朋友的这些跳法你们会跳了吗？还会有哪些跳法呢？去试一试吧，试成功了用自己的方式记录动作。

观察要点

· 幼儿还有哪些跳法，动作是否协调、自然。

· 幼儿能否观看照片，学习同伴的动作。

· 幼儿能否用自己的方式记录新的跳皮筋动作。

幼儿可能出现的表现

· 积极模仿同伴的跳法，动作较协调、自然。

· 在皮筋高度为 25 cm 时，部分幼儿没有成功完成动作，转身跳、后踢跳、勾线跳等动作不协调。

· 能记录自己探索的新动作，并迫不及待地与同伴分享。

支持性策略

· 每次游戏后，根据游戏情况与幼儿一起梳理经验，为幼儿后续游戏提供支持：皮筋有一定高度时，要跳得足够高；后踢跳时，膝盖弯曲，向上跳时脚向后踢，尽量让脚踢到小屁股，同时后移时脚步跨大些；勾线跳时，落地后发现空间不够大，要移动双脚拉大空间，以便跳出来；等等。

· 针对不容易成功的动作，引导幼儿降低难度，如转身跳可尝试在高度低的皮筋上跳。

注意事项

· 根据幼儿的身体状况和情绪随时调整活动量。

· 活动结束后，组织幼儿轻揉腿部肌肉。

· 可根据实际情况多次开展此游戏。

（吴道梅执教、编写，陈芳指导）

游戏二十八　组合跳法跳皮筋

动作发展水平	水平三
年龄段	5～6 岁
核心动作	自选 2～5 种跳法组合跳
游戏总目标	· 自选 2～5 种跳法组合跳皮筋，前后动作衔接自然、协调。 · 体验成功探索组合跳法的乐趣。
观察要点	· 幼儿能否运用多种组合跳法跳皮筋，动作是否流畅、自然。 · 幼儿能否检验前后动作衔接的合理性，发现不合理时能否适当调整。

初始游戏　组合 2~3 种跳法跳皮筋

目　标

· 选择 2~3 种跳法组合跳皮筋。

准　备

· 材料：皮筋、椅子若干，幼儿跳皮筋的照片，幼儿记录的图谱，展示板。

· 环境：用椅子设置出不同高度（10~25 cm）和不同牵法的皮筋（也可由幼儿轮流撑皮筋），各组皮筋的摆放以互不影响活动为宜。

玩　法

· 幼儿自选 2~3 种跳法进行组合，将相应跳法的照片或图谱按顺序排列，摆放在展示板上，然后检验前后动作的衔接是否顺畅。如发现不顺畅，则自主更换动作。

指导语

· 你们会很多种皮筋的跳法，今天选择你们会的两种或三种跳法，把它们组合在一起。去试一试吧，游戏后分享你们挑战的经验。

观察要点

· 幼儿能否将 2~3 种跳法组合在一起。

· 幼儿前后动作衔接是否顺畅。

· 幼儿是否会检验前后动作衔接顺畅与否。

幼儿可能出现的表现

· 能自选 2~3 种跳法跳皮筋，前后动作衔接顺畅。

· 前后动作衔接不顺畅。

支持性策略

· 每次游戏后，根据游戏情况帮助幼儿梳理经验，如踩线跳后接着双脚交替后踢跳不容易成功，应调整为双脚交替后踢跳后再踩线跳。

注意事项

· 关注幼儿情绪，尽量支持幼儿体验成功。

推进一　组合 4~5 种跳法跳皮筋

目　标

· 自主选择 4~5 种跳法进行组合，根据图谱排列顺序跳皮筋。

准 备

·材料：皮筋、椅子若干，幼儿跳皮筋的照片，幼儿记录的图谱，展示板。

·环境：用椅子设置不同高度（10～25 cm）和不同牵法的皮筋（也可由幼儿轮流撑皮筋），各组皮筋的摆放以互不影响活动为宜。

玩 法

·幼儿自选4～5种跳法进行组合，将相应跳法的照片或图谱按顺序排列，摆放在展示板上，然后验证前后动作的衔接是否顺畅。如衔接不顺畅则寻找原因，自行调整。

指导语

·小朋友们能将2～3种跳法组合在一起，而且还能选用不同的动作，真是太棒了。如果跳皮筋动作增加到4～5种，你们能把它们组合在一起吗？试的时候动脑筋想想前后动作能不能顺畅衔接，如果不能，就自己想办法解决。

观察要点

·幼儿能否将4～5种跳法按顺序组合在一起，并看展示板跳皮筋。

·当前后动作衔接不合理时，幼儿能否自主调整。

·在皮筋高度为25 cm（约到小腿肚）时，幼儿的动作是否流畅、自然。

幼儿可能出现的表现

·能自选4～5种跳法并组合起来，有的幼儿选的动作简单些，有的幼儿选的动作难些。

·当前后动作衔接不合理时，有的幼儿会探索与调整，有的幼儿不知怎样办，需要教师介入指导。

·在皮筋高度为25 cm时，个别幼儿部分动作没有成功完成，比如转身跳、勾线跳。

支持性策略

·游戏结束后，组织幼儿交流：你在游戏中遇到困难了吗？你是怎样解决的？针对本次游戏帮助幼儿梳理和提升经验，不断引导幼儿发现问题、分析问题、解决问题。

·游戏中幼儿提出一边唱童谣一边跳的想法，后续活动中教师可结合幼儿熟悉的儿歌、童谣，指导幼儿自编跳皮筋的动作进行游戏。

注意事项

· 关注幼儿情绪，尽量支持幼儿体验成功。

（吴道梅执教、编写，韦珠榕指导）

游戏二十九　配上童谣跳皮筋

动作发展水平	水平三
年龄段	5～6 岁
核心动作	综合运用多种跳法有节奏地跳皮筋

目　标

· 尝试配上童谣跳皮筋，体验跳皮筋游戏的快乐。

准　备

· 材料：椅子、皮筋若干，小卡纸、记号笔若干，《小白兔》童谣的图谱展板（参见图3-29-1）。

· 环境：可选择室内运动区、走廊或操场。

玩　法

· 幼儿小组协商、合作，选择四种以上跳法自主设计图谱，并按儿歌节奏排列跳法。（参见图3-29-2）排列完集体试跳，检验跳法和节奏是否合理。

指导语

· 你们很喜欢念《小白兔》这一首童谣，我们今天用这首童谣配上几

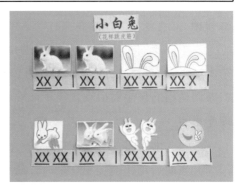

图 3-29-1

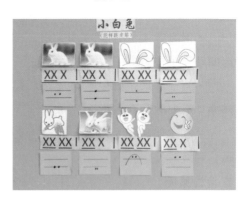

图 3-29-2

种跳的动作，玩跳皮筋的游戏。先找好朋友，找到好朋友后商量选用哪些跳的动作，再设计跳的图谱，把图谱排列在节奏卡的下面。排列好后，大家一起试跳，检验设计的跳法是否自然衔接、是否合节拍。如果不合理，请寻找

原因，想办法调换动作。游戏结束后，把你们小组设计的跳法跟大家一起分享。

观察要点

· 幼儿能否与同伴商量、设计跳的图谱，动作是否有四种以上。

· 幼儿能否主动检验设计的合理性。

· 幼儿能否发现问题、解决问题。

幼儿可能出现的表现

· 能够自主商量并设计图谱，主动检验，出现前后两个动作衔接不合理或不合节拍时会主动调整。

· 能够自主设计图谱，部分设计不合理，但不知寻找对策，需要教师介入指导。

· 选择相对简单的跳的动作设计图谱，成功率高，跳的时候动作熟练、衔接自然。

支持性策略

· 鼓励幼儿不断创编，并展示创编的图谱，引导同伴相互学习。

· 引导创编能力弱的小组和能力强的小组合作创编图谱，玩跳皮筋游戏。

· 鼓励幼儿选择自己喜欢的童谣继续创编。

（吴道梅执教、编写，林春菱指导）

第四章 投掷

投掷是将物体投出一定距离的动作，是体育活动中常用的基本动作技能之一。投掷是一种复杂的大肌肉群动作技能，常伴随着腰、腹、背、腿、手等部位以及视觉运动能力的综合运用。幼儿多参与投掷活动能发展大肌肉群动作和腕、指小肌肉群动作，以及身体协调能力、平衡能力、目测能力、对投掷物的有效控制能力等。

第一节 概述

一、幼儿投掷动作发展特点

幼儿早期投掷能力较差，表现在肌肉力量弱、投掷力量小、身体各部位不能协调配合、不太会挥臂、投掷物出手角度及投掷方向掌握不好等。通过玩挥臂、甩腕、抛、接、肩上投掷等动作游戏，幼儿投掷能力能明显提高，投掷中逐渐出现挥臂、甩腕、迈步、转体等动作，在投掷方向、出手角度和距离等方面也将获得进展，并会全身协调发力等。男孩和女孩在投掷能力上有差异，男孩投掷水平明显高于女孩，年龄越大越明显。

肩上投掷是比较常见的投掷动作，以下我们以肩上投掷动作发展特点为例，通过肩上投掷动作发展特点了解幼儿投掷动作发展特点。

3~6岁幼儿肩上投掷动作的发展从无脚部动作，无手臂后引，无转体动作，身体各部分配合不协调，投掷动作主要由手来完成，逐渐发展到异侧上步，手臂向后下引，身体分层次转动，挥臂，甩腕，整个身体协调发力地投掷。

金教鞭

水平一（3～4岁）	水平二（4～5岁）	水平三（5～6岁）	水平四（6岁后）
下肢静态支撑，面向前方，无腿部动作，躯干无扭转，从最初的站立姿势开始扔投掷物；手臂没有后引动作，投掷物直接从最初持投掷物位置出手；挥臂前没有转体动作，髋部会相应地前屈以配合上肢发力动作；投掷动作主要靠手臂完成，手臂动作呈现为砍切动作。	同侧上步，迈出的脚与扔投掷物手臂同侧；手臂有意识地上举，呈现投掷动作，后续动作表现为手臂跨越身体；上体"组块"转体，以右手投掷为例：躯干和髋部如一个整体一样先向右转体，再向左转，有时髋部正对投掷方向，保持僵直状态。	异侧上步，步伐短，迈出的脚与扔投掷物手臂异侧；手臂向后上引，投掷物从头后侧出手，出现投掷的动作，投掷距离明显增加；上体"组块"转体，后续动作表现为手臂跨越身体。	异侧上步；躯干小幅度扭转；手臂后引高挥并能与躯干联动，当上臂前挥至水平方向时将投掷物抛出，后续动作表现为手臂跨越身体。

二、开展幼儿投掷活动的注意事项

（一）投掷游戏先投远再投准

投掷动作包括投远和投准。投远属于速度型力量动作，强调把投掷物尽可能地投远。这一动作强调速度和力量的结合，不仅需要身体各部位力量的协调配合，还需要掌握好物体出手的角度和时机。投准是将投掷物击中指定的目标，投准动作不仅需要对肌肉力量有很好的控制能力，而且需要良好的目测能力及对投掷物空间和时间的把握。因此，幼儿掌握投准动作比掌握投远动作更难些。所以，游戏时，我们鼓励幼儿先进行一些投远游戏，在幼儿投掷动作掌握比较好的情况下，再鼓励幼儿进行一些投远与投准相结合的游戏。

（二）投掷目标先固定后移动

投准需要良好的目测能力及动作的准确性。在最初投准活动中，投掷的目标先用固定的物体。当幼儿投准的能力相对稳定、准确，投准能力发展相对较好时，再创设一些移动的目标，让游戏更具有挑战性。

（三）投掷动作由单一到多样

投掷动作的形式比较多，可分为单手投掷和双手投掷，还可分为单手肩上向前投掷、单手肩下向前抛滚、单手肩下侧向投掷、双手肩上向前投掷、双手肩上向后投掷、双（单）手肩下向上抛掷、双（单）手肩下向后抛滚、双手肩下侧向转体抛掷、双手胸前投掷、肩上挥臂投准等。游戏中，教师发现幼儿动作比较单一时，应鼓励幼儿尝试不同的投掷动作，锻炼单双手、腰腹肌及背部力量，从而发展身体的协调性。

（四）前期开展系列辅助游戏，助推幼儿投掷动作的发展

幼儿投掷动作的发展具有一定的阶段性。不同年龄段幼儿的投掷动作发展呈现不同水平。因此，教师可以根据不同年龄段幼儿投掷动作发展特点及动作发展水平，选择最近发展区的运动内容。在投掷活动前期，教师可以提供一些用手操控的器械，引导幼儿创造性地玩出一些能锻炼甩腕、挥臂等动作的游戏内容，促进幼儿手部力量及腰腹力量的发展，为后续的投掷做准备。

（五）投掷动作与其他基本动作有机整合

在走、跑、跳跃、爬、投掷、攀登等大肌肉动作发展的过程中，各种动作的发展并不是孤立的，而是一个有机的整体。投掷主要是上肢力量的运动，运动强度较低。如果只是单一的投掷，达不到运动的效果。教师要关注幼儿动作的和谐发展，将投掷与走、跑、爬等动作融入运动游戏中，发展幼儿的运动能力，提高幼儿的身体素质。

三、投掷的动作要领及锻炼价值

（一）单手肩上向前投掷

动作要领：身体侧向投掷方向，两脚呈"丁"字步前后站立，重心后倒，投掷臂后引，眼看前方。投掷后，后腿向前蹬起，同时转体，挺胸，手臂由身后经头侧快速向前上方挥臂、甩腕、伸展指关节。动作中，屈臂要求肘关节高于肩关节。

锻炼价值：锻炼上肢部位的关节，增强上肢、肩、背等部位的肌肉力量，提高上肢动作的爆发力，发展动作的协调性。

（二）单手肩下向前抛滚

动作要领：身体面向投掷方向，两脚前后开立一步距离，右（左）手投掷，左（右）脚在前。投掷时，身体重心向前移动并不断降低；投掷臂伸直，

手臂随身体由后向前积极摆臂，甩腕，伸展指关节。

锻炼价值：发展肩部、手腕力量。

（三）单手肩下侧向投掷

动作要领：身体侧向投掷方向，两脚前后开立一步距离，右（左）手投掷，左（右）脚在前，腰部向后转动。投掷时，投掷臂于体侧稍屈，随腰部快速向前转动，挺胸，摆臂，甩腕。

锻炼价值：发展肩部、腰部、手腕力量。

（四）双手肩上向前投掷

动作要领：身体面向投掷方向，两脚呈弓步前后站立，后腿屈，前腿稍直，重心落于后脚，双手持投掷物屈臂放于脑后。投掷时，身体重心快速向前移动，顶髋，屈前腿膝，后脚积极并于前脚，上体积极下压，双臂经后脑随身体由后向前上方快速伸展肘关节，摆动手臂，压腕。

锻炼价值：发展腰背、肩部、肘部、手腕力量及身体的协调能力。

（五）双手肩上向后投掷

动作要领：身体背向投掷方向，两脚左右开立，稍宽于肩，屈膝，上体前屈，双手持投掷物垂于体前。投掷时，快速伸直膝关节，身体向上伸起，上体积极向后伸展，两臂随身体的移动，经体前快速向身后直臂摆动，压腕。

锻炼价值：发展腰背、肩部力量及身体的协调能力。

（六）双（单）手肩下向上抛掷

动作要领：两脚左右开立，双（单）手持投掷物于体前，屈膝，身体重心向下，直臂下垂（后摆）。投掷时，身体积极向上，同时手臂由下向上快速摆动。此动作多结合个人抛接或两人间抛接进行练习。

锻炼价值：发展肩背肌及下肢力量。

（七）双（单）手肩下向后抛滚

动作要领：身体背向投掷方向，双脚左右开立，宽于肩，双（单）手持投掷物于体前举起。投掷时，手臂上举，上体积极向前屈，同时持投掷物快速经体前，从胯下向后直臂摆动。

锻炼价值：发展肩部及腰背力量。

（八）双手肩下侧向转体抛掷

动作要领：背向投掷方向，两脚左右开立，两手直臂持投掷物于体前。投掷时，重心降低，以左（右）脚为轴，蹬右（左）脚，拧腰，身体积极从左（右）侧转体，同时双臂平举，把投掷物向投掷方向的前上方抛出。

锻炼价值：发展腰背力量。

（九）双手胸前投掷

动作要领：身体面向投掷方向，两脚呈弓步前后站立，双手持投掷物屈臂于胸前，身体重心移于后腿。投掷时，后脚蹬地，身体积极向前，同时双臂快速向前伸出，抖腕，伸展指关节。

锻炼价值：发展手臂力量。

（十）肩上挥臂投准

动作要领：身体侧向投掷方向，两脚呈"丁"字步前后站立，重心后倒，投掷臂后引，眼看目标物，将物体投进指定范围内。投掷后，后腿向前蹬起，同时转体，挺胸，手臂由身后经头侧快速向前上方挥臂，甩腕，伸展指关节。动作中，屈臂要求肘关节高于肩关节。

锻炼价值：发展目测能力及动作的准确性。

第二节　游戏活动实例

游戏一　扇子乐

动作发展水平	水平一
年龄段	3～4 岁
核心动作	挥臂、甩腕
游戏总目标	• 通过身体带动手发力玩扇子游戏，发展腰腹、上肢等力量及身体协调能力。
观察要点	• 幼儿是否有挥臂动作，挥臂动作是否有力。 • 幼儿是否有上步动作。 • 幼儿能否扇动目标物。

初始游戏　好玩的扇子

目　标

·尝试身体带动手发力玩扇子游戏。

准　备

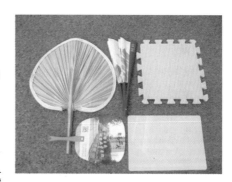

·材料：各种扇子（或泡沫垫、垫板）（参见图 4-1-1），报纸球若干。

·环境：宽敞平坦的场地。

玩　法

·幼儿手持扇子，尝试用不同的方式玩扇子。（参见图 4-1-2、图 4-1-3、图 4-1-4）

图 4-1-1

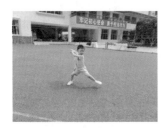 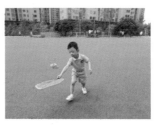 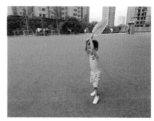

　　图 4-1-2　　　　　　　　　　图 4-1-3　　　　　　　　　　图 4-1-4

指导语

·想一想、试一试，用手玩扇子可以怎么玩？

观察要点

·幼儿玩扇子的不同动作表现。

幼儿可能出现的表现

·身体侧向一边，通过转体、挥臂、甩腕动作将扇子向前抛出。

·将报纸球放在扇面上，用上下抖动手腕、挥动手臂的方式颠球。

·用上下左右挥动手臂的方式扇扇子，玩扇风游戏。

支持性策略

·扇风游戏引起了幼儿的极大兴趣，教师将鼓励幼儿寻找不同的材料玩扇风游戏。

推进一　扇风游戏

目　标

·尝试身体带动手发力扇风，让物体动起来。

准　备

·材料：各种扇子（或泡沫垫、垫板），餐巾纸、羽毛、塑料袋、扑克牌、牛奶盒等若干。

·环境：在宽敞平坦的场地上放置若干餐巾纸、羽毛、塑料袋、扑克牌、牛奶盒等物品。

玩　法

·幼儿用扇子扇餐巾纸、羽毛、塑料袋、扑克牌、牛奶盒等物品，让其移动。（参见图 4-1-5）

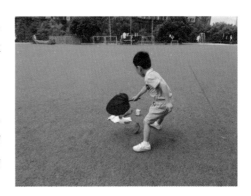

指导语

·小朋友们，场地上有餐巾纸、羽毛、塑料袋、扑克牌、牛奶盒等物品。试一试，怎样用扇子让它们动起来？

图 4-1-5

观察要点

·幼儿是用挥动手臂还是抖动手腕的方式扇扇子。

·幼儿能否将目标物扇动。

幼儿可能出现的表现

·上下挥动手臂扇餐巾纸、塑料袋等轻的物体，这些物体动了起来。

·挥动手臂，用扇子不停地用力拍打地板，扑克牌移动了。

·扇不动牛奶盒等稍微重一点的物体。

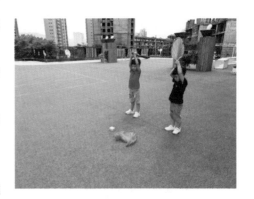

支持性策略

·鼓励幼儿与同伴一起合作游戏（参见图 4-1-6）。

图 4-1-6

金教鞭

172

推进二　网中取宝

目　标

· 身体带动手发力扇放在一定高度的物体。

准　备

· 材料：波波球、气球、羽毛、餐巾纸、塑料袋、树叶若干、各种扇子，长 4 m、宽 2 m 的网等。

· 环境：利用走廊固定网，网距离地面高度 1.3 m 左右，将波波球、羽毛、餐巾纸等材料放在网上。（参见图 4-1-7）

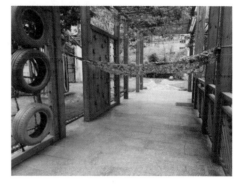

图 4-1-7

玩　法

· 幼儿用扇子从网下扇动或触及网上的物品，尽力将它们移出网。（参见图 4-1-8）

指导语

· 小朋友们，网上面藏了许多的宝贝，请用扇子扇，试一试能不能把它们弄出来。

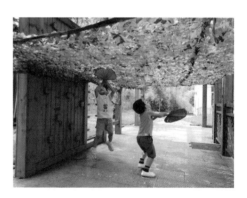

图 4-1-8

观察要点

· 幼儿使用扇子时手臂、手腕的动作。

· 幼儿是否有上步动作。

幼儿可能出现的表现

· 上下挥动手臂扇扇子，不能扇动网中的塑料袋、牛奶盒。

· 上下挥动手臂扇扇子，羽毛往上飘动。

· 不停地上下抖动手腕扇扇子，羽毛动起来了。

· 挥动手臂，边走边用扇子拍网中的波波球，球往前滚动并从网中掉了出来。

支持性策略

· 引导幼儿用边走边拍的方式将波波球移出网（参见图 4-1-9）。

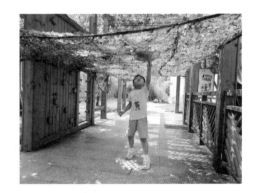

图 4-1-9

（樊丽青执教、编写，张丽珠指导）

游戏二　树叶飘飘

动作发展水平	水平一
年龄段	3～4 岁
核心动作	双（单）手肩下向上抛掷

目　标

·通过身体带动手发力将树叶向上抛起，发展腰腹、肩、手臂等部位的力量。

准　备

·材料：干枯的落叶若干。

·环境：将干枯的树叶撒在宽敞平坦的场地上。

玩　法

·幼儿单手或双手将树叶向上抛起。（参见图 4-2-1、图 4-2-2）

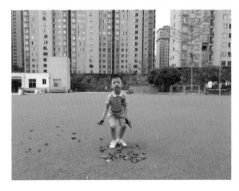

图 4-2-1　　　　　　　　　　　　图 4-2-2

指导语

· 小朋友，这些树叶宝宝想飞得高高的，请你们想一想、试一试，用什么办法能让它们飞起来？

观察要点

· 幼儿上抛树叶时的身体动作。

幼儿可能出现的表现

· 两腿屈膝并拢，手臂下垂，由下往上用力挥臂将树叶抛起；在手臂挥起的同时，身体向上跳起并伸展。

· 向上抛树叶的时候，手臂挥至头后侧，掌心朝头后侧，树叶朝头后侧方向飞。

支持性策略

· 引导幼儿继续寻找类似的游戏材料（如碎纸片）进行上抛游戏。

（林素莲执教、编写，樊丽青指导）

游戏三　纸飞机

动作发展水平	水平一
年龄段	3～4 岁
核心动作	单手肩上向前投掷
游戏总目标	· 通过身体带动手发力让纸飞机飞得远。 · 乐于尝试，不断探索投得远的方法。
观察要点	· 幼儿身体是否侧向投掷手一边。 · 幼儿手臂是否后引。 · 幼儿出手是否有力。

初始游戏　纸飞机飞起来

目　标

· 身体带动手发力将纸飞机投出。

准　备

· 材料：教师折好的纸飞机若干。

- 环境：宽敞平坦的场地。

玩　法

- 幼儿手持纸飞机并将其投出。

（参见图4-3-1）

指导语

- 小朋友，今天我们要开着小飞机去旅行。想一想、试一试，怎样才能让你的纸飞机飞起来？

观察要点

- 幼儿身体是否侧向投掷手一边。

- 幼儿手臂是否后引。

- 幼儿出手是否有力。

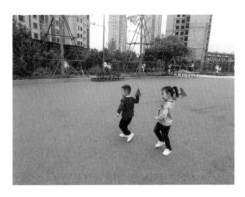

图 4-3-1

幼儿可能出现的表现

- 手臂自然往后引，身体侧向投掷手一边，并将同侧脚往后迈，飞机投得比较远。

- 将手高举过头，手臂从上往下挥，将纸飞机往地上砸。

支持性策略

- 与幼儿一起玩纸飞机，为幼儿示范投远的动作。
- 鼓励幼儿自由结伴进行投远比赛。

推进一　纸飞机飞得远

目　标

- 身体带动手发力投纸飞机。

- 在与同伴比赛投纸飞机中，探索投得远的方法。

准　备

- 材料：纸飞机若干，毛线绳5条。

- 环境：在宽敞平坦的场地上拉一条毛线绳作为投掷线，距离投掷线2 m、3 m、4 m、5 m处依次拉四条毛线绳。（参见图 4-3-2）

玩　法

- 幼儿站在投掷线上，朝摆放毛线绳的位置投纸飞机，比比谁投得远。

（参见图 4-3-3）

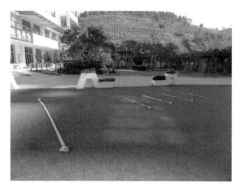

图 4-3-2

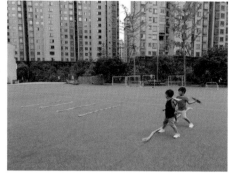

图 4-3-3

指导语

·小朋友已经能让纸飞机飞起来了，今天我们来比比看谁的纸飞机飞得最远。

观察要点

·幼儿身体是否侧向投掷手一边。

·幼儿手臂是否后引。

·幼儿出手是否有力。

幼儿可能出现的表现

·手臂后引，自然上步，挥臂将纸飞机投出。

·主要靠上臂力量投纸飞机，不能很好地协调腰、腹、背、腿等大肌肉群以及腕、指等小肌肉群的动作，纸飞机投出后飞不远。

支持性策略

·参与幼儿游戏，指导幼儿如何将纸飞机投远。

（熊凌姗执教、编写，吴茜指导）

游戏四　抱枕乐

动作发展水平	水平一
年龄段	3～4 岁
核心动作	双（单）手肩下向上抛掷、双（单）手肩下向后抛滚、双手肩上向前投掷

游戏总目标	• 腰腹肌参与,身体带动手发力玩抱枕,锻炼上下肢关节及腰腹、肩、手臂等部位的力量。
观察要点	• 幼儿是否有挥臂动作,挥臂是否有力。 • 幼儿是否有上步动作。 • 幼儿是否能投准。

初始游戏　手抛抱枕

目　标

•腰腹肌参与,身体带动手发力将抱枕抛出。

准　备

•材料:长和宽为 35 cm 左右的抱枕人手一个。

•环境:宽敞平坦的操场。

玩　法

•幼儿手持抱枕,尝试用不同的方法抛掷。

指导语

•小朋友,今天我们和抱枕宝宝一起玩。想一想、试一试,用手可以怎么抛抱枕?

观察要点

•幼儿用手抛抱枕的不同动作表现。

幼儿可能出现的表现

•双手抱着抱枕,两脚站在原地,双手挥臂将抱枕抛起,伴有屈膝动作,抱枕抛起的高度不高。

•双脚前后站立,双手将抱枕举过头顶,身体往后仰,用力将抱枕往前抛。

•双脚张开,双手抱着抱枕,弯腰,身体向上伸展,将抱枕用力往后抛。

•两脚张开,将抱枕从胯下往后抛。

支持性策略

•鼓励幼儿将自己的抱枕抛高,比一比谁抛得高。

•鼓励幼儿进行自抛自接的游戏。

金教鞭

推进一　抛得高

目　标

· 腰腹肌参与，身体带动手发力将抱枕抛高。

准　备

· 材料：抱枕人手一个。

· 环境：宽敞平坦的操场。

玩　法

· 幼儿单手或双手将抱枕抛起并努力抛高。（参见图 4-4-1、图 4-4-2）

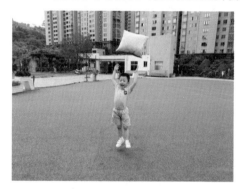 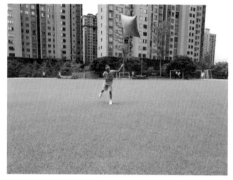

图 4-4-1　　　　　　　　　　　　　图 4-4-2

指导语

· 很多小朋友能用不同的方法让抱枕宝宝飞起来。今天我们就来比一比，看看谁能让抱枕宝宝飞得最高。

观察要点

· 幼儿是否有挥臂动作、挥臂是否有力。

幼儿可能出现的表现

· 双手抱着抱枕，膝盖微曲，双手手臂由下往上将其抛起，同时身体向上伸展；双手挥臂的力度大，抛起的高度比较高。

· 单手拿抱枕，手臂朝下，膝盖微曲，单手将抱枕向上抛起，同时身体向上伸展；但单手上抛力量不够，抱枕抛起的高度不高。

支持性策略

· 鼓励幼儿寻找一些辅助材料创设新的游戏情境进行游戏。

推进二　投篮游戏

目　标

·身体带动手发力将抱枕投进球门。

准　备

·材料：抱枕人手一个，毛线绳 2 条，大小不等的球门 3 个。

·环境：将三个大小不等的球门摆在宽敞平坦的操场上，用毛线绳在距离球门 2 m、4 m 的位置分别设置两条投掷线。(参见图 4-4-3)

玩　法

·幼儿自由选择一个投掷距离，站在投掷线上将抱枕投进球门。

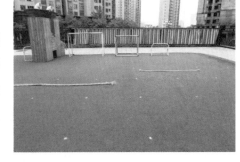

图 4-4-3

指导语

·小朋友们，想一想、试一试，用什么方法可以将抱枕投进球门？

观察要点

·幼儿挥臂动作是否有力。

·幼儿是否有上步动作。

·幼儿能否投准。

幼儿可能出现的表现

·两脚并拢，双手将抱枕举过头顶。抱枕抛向球门时，由于用力，身体往前倾，脚自然往前迈步。

·单手拿着抱枕，手臂朝下，身体侧向球门方向。投掷时，身体扭转，同时用力将抱枕甩出。

·抓住抱枕一角，单手将抱枕举起，两脚前后站立，身体后仰，挥臂将抱枕抛出。

（罗琴妹执教，林素莲、罗琴妹编写，林素莲指导）

金教鞭

180

游戏五　过山洞

动作发展水平	水平一
年龄段	3～4 岁
核心动作	双（单）手肩下向前抛滚

目　标

·身休带动手发力，将大小、轻重不同的材料投过立在地面的"山洞"，发展手腕、手臂力量。

准　备

·材料：大小不同的沙包、报纸球、海绵球、篮球、波波球等若干，轮胎若干。

·环境：将3～4个大小相同的轮胎紧靠在一起，立在草地上形成"山洞"。（参见图 4-5-1、图 4-5-2）

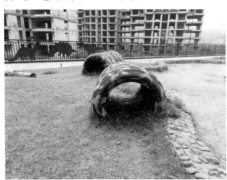

图 4-5-1

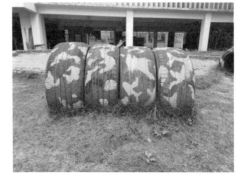

图 4-5-2

玩　法

·幼儿自选材料，将其从"山洞"中间投过。（参见图 4-5-3、图 4-5-4、图 4-5-5）

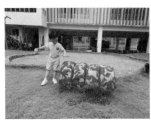

图 4-5-3　　　　　　　　图 4-5-4　　　　　　　　图 4-5-5

指导语

· 小朋友们找来了沙包、报纸球、海绵球、篮球、波波球等材料玩"过山洞"游戏。试一试，用什么方法可以帮它们钻山洞？

观察要点

· 幼儿是否有挥臂、甩腕动作。

· 幼儿能否将材料投过"山洞"。

幼儿可能出现的表现

· 采用肩下投的方式进行尝试，具体表现为：弯腰，手臂朝下后引，脚前后站立支撑身体，手臂朝前挥动的同时甩腕将沙包、报纸球等材料投过"山洞"。投沙包时，稍微用力就能将其投过"山洞"；投报纸球时，用了更大的力气才将其投过"山洞"。投的过程中，单双手均进行了尝试。

· 将篮球放在洞口，瞄准洞口用力将球往洞里推，球从洞的一端滚向了另一端。

支持性策略

· 鼓励幼儿左右手交替投掷，让身体两侧都得到锻炼。

（樊丽青执教、编写，全桂英指导）

游戏六　快乐滚球

动作发展水平	水平一
年龄段	3～4 岁
核心动作	挥臂、甩腕
游戏总目标	· 身体带动手发力滚动羊角球，发展上下肢力量及手腕关节的灵活性。
观察要点	· 幼儿在运动中手腕关节是否灵活。 · 幼儿在运动中手腕与手臂的发力情况。 · 幼儿在运动中整个身体动作是否协调。

初始游戏　球球滚起来

目　标

· 通过身体带动手发力滚动羊角球。

准　备

· 材料：大小不等的羊角球若干。

· 环境：户外游戏活动区。

玩　法

· 幼儿自主玩滚羊角球的游戏。

指导语

· 小朋友，今天我们要和羊角球宝宝在这块场地上玩。今天的羊角球不能骑，只能滚。这里有草地、攀爬架、小木屋、沙池等，想一想、试一试，羊角球宝宝可以在哪里滚？

观察要点

· 幼儿在运动中手腕关节是否灵活。

· 幼儿在运动中整个身体动作是否协调。

幼儿可能出现的表现

· 双手交替地推着羊角球在草地上快速地滚。

· 低头、弯腰将球滚进攀爬架。

支持性策略

· 针对有的幼儿在斜坡上滚球的情况，引导幼儿继续寻找场地中的斜坡，鼓励幼儿在斜坡上滚羊角球。

推进一　球球上坡啦

目　标

· 身体带动手发力将羊角球滚上一定坡度的斜坡，发展手腕关节灵活性及手臂力量。

准　备

· 材料：大小不等的羊角球若干。

· 环境：有斜坡的大型器械。

玩　法

· 幼儿在大型器械的斜面上玩从低处向高处滚球的游戏。

指导语

· 有的小朋友发现斜坡可以玩滚球游戏。请你们去找一找哪些地方有斜坡，玩从下向上的滚球游戏。

观察要点

· 手腕与手臂的发力情况。

· 手腕关节是否灵活。

· 整个身体动作是否协调。

幼儿可能出现的表现

· 站在斜坡下挥动手臂向上拨球，当球向上滚到一定位置后又往下滚时，接住滚下来的球又努力地将球往坡上拨。

支持性策略

· 可引导幼儿单手或双手在平地上拨球，比一比谁的羊角球"飞"得远。

· 可引导幼儿单手或双手在楼梯上拨球，比一比谁的羊角球可以"飞"到楼梯的平台上。

（樊丽青执教、编写，翁仁媚指导）

游戏七 旋转的羊角球

动作发展水平	水平一
年龄段	3～4 岁
核心动作	挥臂、甩腕

目　标

· 身体带动手发力，让羊角球旋转起来。

准　备

· 材料：羊角球若干。

· 环境：宽敞平坦的场地。

玩　法

· 幼儿用手玩羊角球，让羊角球转起来。

指导语

· 小朋友想一想，用手怎样让你的羊角球转起来？

观察要点

· 幼儿用手让羊角球旋转的不同方法。

· 幼儿手腕关节转动时是否灵活。

·幼儿手臂动作是否有力。

幼儿可能出现的表现

·单手抓羊角球的角，通过手腕的转动，让羊角球旋转起来。（参见图 4-7-1）

·将羊角球放在地上，双手抓羊角球的角逆时针或顺时针转动球，让球转动起来。（参见图 4-7-2）

·单手抓羊角球的角，用力转动整个手臂，手臂的转动带动羊角球转起来。（参见图 4-7-3）

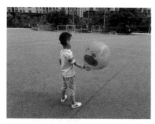 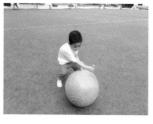 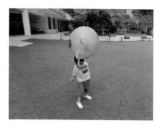

图 4-7-1　　　　　　　　图 4-7-2　　　　　　　　图 4-7-3

支 持 性 策 略

·提示幼儿旋转羊角球的速度可以有快慢变化，也可以与同伴比赛，从而增加游戏的趣味性。

（叶青楠执教，黄小平编写、指导）

游戏八　拍拍乐

动作发展水平	水平二
年龄段	4～5 岁
核心动作	挥臂、上步
游戏总目标	·通过上步蹬伸、身体带动手发力，玩扇子拍接气球游戏，发展上下肢关节灵活性及手眼协调能力。 ·能与同伴相互配合拍接气球，体验合作游戏的快乐。
观察要点	·幼儿用扇子拍气球时的不同动作。 ·幼儿挥臂是否有力。 ·幼儿是否有上步动作。 ·幼儿是否能拍中气球。

初始游戏　拍接气球

目　标

- 通过上步蹬伸、身体带动手发力，玩扇子拍接气球的游戏。

准　备

- 材料：气球若干，不同种类的扇子若干。
- 环境：宽敞平坦的空地。

玩　法

- 幼儿把气球置于扇面上并将其拍起，保持其不落地的状态。（参见图 4-8-1、图 4-8-2）

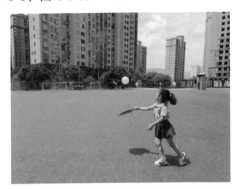 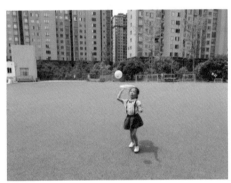

图 4-8-1　　　　　　　　　　　　　　　图 4-8-2

指导语

- 小朋友，今天我们用扇子玩拍气球游戏，看看谁最厉害，不会让气球掉到地上。

观察要点

- 幼儿用扇子拍气球时的不同动作。
- 幼儿挥臂是否有力。
- 幼儿是否有上步动作。

幼儿可能出现的表现

- 上下挥动手臂，带动扇子拍气球。
- 单手向前上方挥臂拍气球，脚步紧随气球飘动的方向。
- 挥动扇子的幅度过小，气球落到地上。

支持性策略

·组织幼儿进行经验分享，讨论不让气球落地的方法。

·引导幼儿创设新的游戏情境玩拍接气球游戏。

推进一　你拍我接

目　标

·通过上步蹬伸、身体带动手发力，将气球拍过一定高度的网并努力接住对方拍过来的球。

准　备

·材料：扇子、气球若干，网 1 张。

·环境：利用建筑物或器材固定网，网高 1.3 m 左右。

玩　法

·幼儿手持扇子分别站在网两边。一边的幼儿用扇子将气球拍过网，另一边的幼儿用扇子接住拍过来的气球并将气球拍回去。（参见图 4-8-3、图 4-8-4）

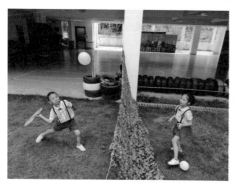

图 4-8-3　　　　　　　　　　　图 4-8-4

指导语

·小朋友们，现在请你们选队友、分组，再跟队友商量一下可以用什么方法接住对手拍过来的气球并把它拍回去。

观察要点

·幼儿挥臂动作是否有力。

·幼儿是否有上步动作。

·幼儿能否用扇子拍中气球。

幼儿可能出现的表现

· 当气球落到适宜高度时，会调整站位，拿扇的手臂自然往后引，身体稍微侧向一边，瞄准目标后用力挥臂，将气球拍过网。

支持性策略

· 分别设置 1.3 m、1.4 m 等不同高度的网，方便幼儿根据自己的能力自由选择高度进行游戏。

（严杰凤执教、编写，吴蓉秀指导）

游戏九　飞起来的羊角球

动作发展水平	水平二
年龄段	4～5 岁
核心动作	双（单）手向上抛掷、双（单）手向前抛掷
游戏总目标	· 上步蹬伸、身体带动手发力，玩抛接羊角球等游戏，发展上下肢、腰腹等的力量及手眼协调能力。
观察要点	· 幼儿玩羊角球的不同动作表现。 · 幼儿身体动作是否协调。 · 幼儿手臂动作是否有力。

初始游戏　羊角球飞得高

目　标

· 上步蹬伸、身体带动手发力，让羊角球"飞"起来。

准　备

· 材料：大小不等的羊角球若干。
· 环境：户外平坦开阔的场地。

玩　法

· 幼儿用手将羊角球抛高、抛远，让球"飞"起来。

指导语

· 想一想、试一试，用手怎样让羊角球飞起来？

观察要点

· 幼儿让羊角球"飞"起来的不同动作表现。

金教鞭

· 幼儿身体动作是否协调。

幼儿可能出现的表现

· 屈肘将球举过头顶，手臂、腰、腹、背发力，用力将球投出，球遇物体反弹"飞"了起来。

· 将球置于高出地面的石头路上，双手手臂朝下并向后引，然后用力向前挥臂拍球，球向前"飞"出。

· 单手持球在身体侧面，身体稍微扭转，通过身体转动、手臂发力将球甩出。

· 双手抱球，膝盖稍微弯曲，手臂用力往上挥，将球往上抛起；抛起球时，身体向上伸展。

· 单手抓球角，手臂、腰、腹、背发力，用力将球往上抛出。

支持性策略

· 组织幼儿分享自己的玩法，鼓励幼儿尝试同伴的不同玩法。

推进一　自抛自接

目　标

· 上步蹬伸、身体带动手发力，将羊角球抛高后接住。

准　备

· 材料：大小不等的羊角球若干。

· 环境：宽敞平坦的场地。

玩　法

· 幼儿用手将羊角球抛高，当球落下时努力将球接住。

指导语

· 小朋友，你能用手让羊角球飞起来，然后在它落下来的时候接住它吗？试一试吧！

观察要点

· 幼儿抛球时的挥臂动作是否有力。

· 幼儿身体动作是否协调。

幼儿可能出现的表现

· 屈膝，手臂弯曲，双手抱羊角球于胸前，手臂用力往上挥，将球往上抛起；抛起球时，向上跳起伸展身体。

· 伸直手臂准备接球，但由于球抛得高、目测不准确，接不住落下的球。

· 球抛得不高，在球落下的瞬间能比较准确地接住球。

支持性策略

· 组织幼儿分享自己接住球的方法，鼓励幼儿尝试同伴的不同玩法。

（邓榕执教、编写，林张丹指导）

游戏十　敲敲乐

动作发展水平	水平二
年龄段	4～5 岁
核心动作	挥臂、上步
游戏总目标	· 上步蹬伸、身体带动手发力，玩敲打羊角球的游戏，发展手臂力量，练习挥臂动作。 · 积极探索敲打羊角球的方法，体验游戏的乐趣。
观察要点	· 幼儿挥臂动作是否有力。 · 幼儿是否有上步动作。 · 幼儿身体动作是否协调。

初始游戏　打地鼠

目　标

· 上步蹬伸、身体带动手发力，用羊角球敲打沙池中的玩具。

准　备

· 材料：羊角球、小积塑玩具若干。

· 环境：将小积塑玩具撒进沙池里。

玩　法

· 幼儿手抓羊角球的角，用球敲打沙池里的小积塑玩具，让其埋进沙子里。（参见图 4-10-1、图 4-10-2）

金教鞭

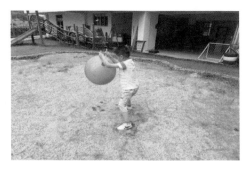 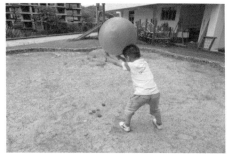

图 4-10-1   图 4-10-2

指导语

·小朋友，沙池有一些小积塑玩具，试试用羊角球把它们打到沙子里。

观察要点

·幼儿挥臂动作是否有力。

·幼儿是否有上步动作。

·幼儿身体动作是否协调。

幼儿可能出现的表现

·双手或单手抓住羊角球的角，对准沙池里的玩具捶打；捶打的同时，膝盖跟随身体一起上下起伏。

·单手或双手抓羊角球的角，上下挥臂甩动羊角球，努力地将玩具打进沙子里。

支持性策略

·羊角球击打沙池发出很大的响声，幼儿说好像在放鞭炮。于是，教师鼓励幼儿寻找其他适合玩"放鞭炮"游戏的场地。

推进一　放鞭炮

目　标

·上步蹬伸、身体带动手发力，用羊角球敲打地面。

准　备

·材料：羊角球若干。

·环境：平坦的硬质地。

玩　法

·幼儿双手抓羊角球的两只角，将羊角球举起后用力朝地上敲打，发出

声响。(参见图 4-10-3)

指导语

　　·今天你们把羊角球当作鞭炮，带到硬质地来玩"放鞭炮"游戏。试一试，用什么方法可以让声音变得更响？

观察要点

　　·幼儿挥臂动作是否有力。

　　·幼儿是否有上步动作。

　　·幼儿身体动作是否协调。

幼儿可能出现的表现

　　·双手抓羊角球的两个角，手臂上挥后用力往地上敲打并伴有弯腰动作。

　　·为了能用上力气，跳起来往下敲打。

　　·双脚前后站立，边走边敲打。

　　·手臂用力往下挥的同时将羊角球的角放开，球砸到地上发出响声并反弹到一定高度。

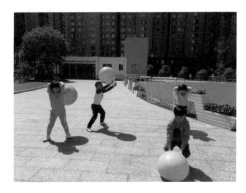

图 4-10-3

（叶青楠执教，樊丽青编写、指导）

游戏十一　炸碉堡

动作发展水平	水平二
年龄段	4～5 岁
核心动作	双（单）手肩上向前投掷、双（单）手肩下向前投掷、双手胸前投掷
游戏总目标	·上步蹬伸、身体带动手发力将投掷物抛出，发展上下肢力量。 ·愿意与同伴一起参加投掷游戏，懂得合作与协商。 ·能注意躲避，懂得保护好自己。
观察要点	·幼儿投掷时的动作表现。 ·幼儿迈出脚与投掷手是同侧还是异侧。 ·幼儿投掷时出手的角度。

初始游戏　投弹

目　标

· 上步蹬伸、身体带动手发力，将投掷物投向远处的目标。

准　备

· 材料：海绵球、垒球、羊角球、波波球、篮球、沙包等若干，轮胎若干，毛线绳一条。

· 环境：在宽敞平坦的场地用毛线绳设置投掷线，在距离投掷线 4～5 m处摆放轮胎作为碉堡。（参见图4-11-1）

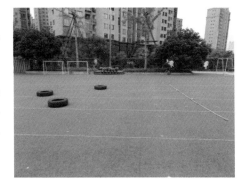

图 4-11-1

玩　法

· 幼儿站在投掷线前，往"碉堡"（轮胎）投"炸弹"（各种球、沙包等）。

指导语

· 今天，我们用海绵球、垒球、羊角球、波波球、篮球、沙包等作为炸弹来炸碉堡。待会儿，你们试一试看看哪种炸弹比较好投、能投得更远。

观察要点

· 幼儿投"弹"时的动作表现。

· 幼儿迈出脚与投掷手是同侧还是异侧。

· 幼儿投掷时出手的角度。

幼儿可能出现的表现

· 双手将羊角球举过头顶，身体往后仰，脚前后站立，手臂往前挥的同时甩腕将球抛出。

· 有的幼儿双手抱篮球于胸前，手臂往前伸展的同时将篮球抛出；有的幼儿双手抱篮球于腰部，身体侧向投掷方向，身体转向投掷方向的同时将篮球投出；有的幼儿单手将篮球举过头顶，挥臂往前投。

· 单手将垒球或海绵球投出，具体动作为：手臂上举，后引到头后侧，

193

身体稍有侧向；有上步动作，但多是与投掷手同侧的脚迈出。

·出手角度偏低，导致把投掷物往地上砸。

支持性策略

·开展集体教学活动，通过集体教学方式来解决幼儿出手角度低、出手力度不够、投掷手与上步脚同侧的问题。

推进一　投弹小兵（集体教学活动）

目　标

·感知投掷时的出手角度、力度，初步掌握手脚协调用力的方法，提高投掷能力。

·在游戏情境中培养参加运动的兴趣，增强自信心。

准　备

·海绵球若干，长绳3条，球网1个，红、蓝球服各6件，动感音乐。

过　程

一、开始部分。

指导语：今天我们要来玩"投弹"游戏。玩游戏之前，我们先来活动一下我们的身体。

重点指导幼儿活动上肢、下肢的关节，并引导幼儿尽量把动作做到位。

二、基本部分。

（一）投掷"手榴弹"。

指导语：刚才我们活动了身体，现在要学习投掷手榴弹的本领。小兵们想一想、试一试，怎样能把手榴弹投得远？

1. 幼儿自由练习投掷"手榴弹"（海绵球），教师巡回指导。

2. 指导幼儿自己预设一个投掷目标，将头抬起，把注意力集中在投掷目标上；注意手臂动作和身体扭转动作。对于投掷时手臂呈现砍切状的幼儿，可提示他脚步前后站立，投掷手与后面的脚同侧，身体向投掷手一边旋转90°并随着投掷的动作将身体转向出手方向，投掷过程中重心要由后脚转移到前脚。

3. 幼儿再次投"弹"。

提醒幼儿可尝试不同的脚步动作，体验脚步动作对投掷的影响。

4. 交流分享。

指导语：你们觉得脚要怎么站会投得更远？

总结：脚的动作对了，可以帮助我们投得更远。哪只脚在后面，就用同一侧的手进行投掷。你们可以再去试一试。

5. 幼儿根据教师的指导进行手与脚异侧投"弹"练习。

（二）闯关游戏——投"弹"过高绳。

1. 在投掷线的前方设置一条高于大多数幼儿头部的绳子，绳子距离投掷线大概 3 m。幼儿投"手榴弹"过绳子。

2. 在投掷线的前方再设置两条绳子。一条等同于幼儿手臂上举后的高度，一条略高于幼儿手臂上举后的高度。

在幼儿自由投"弹"过绳时，教师要在一旁仔细观察，注意引导幼儿挥臂、异侧上步。如果发现有的幼儿一直不能投"弹"过更高的绳子，可提醒他调整投掷的距离，并根据投掷动作的几个关键点对其指导或让他选择相对低一点的绳子进行挑战；对于已经能够投过最低绳子的幼儿，可鼓励他去尝试更高的绳子和更远的距离。

（三）对抗赛。

将幼儿分成两组，每组六人。在场地中间拉一块网，高度与上述高度中等的绳一致。让幼儿在网的两侧进行对投活动。音乐响，开始投。音乐停，停止投。最后统计两边"手榴弹"的数量。"手榴弹"少的为胜利方。

三、结束部分。

（一）活动小结。

总结：小朋友们，今天我们在玩"投弹"游戏的时候，有的小朋友很棒，能用上我们说的好方法，挑战了不同高度的绳子，而且一次比一次投得远，不断地挑战自己。非常棒！给自己鼓鼓掌。有的小朋友虽然没有投过，但他们也不放弃，不断地练习，他们的坚持到底、永不言败的精神，也值得我们为他们鼓掌。

（二）带领幼儿放松身体。

（三）整理器械，提醒幼儿运动后盥洗、喝水、及时更换衣服。

（樊丽青执教、编写，张丽珠指导）

游戏十二　飞越障碍

动作发展水平	水平二
年龄段	4～5 岁
核心动作	双（单）手肩上向前投掷、双（单）手肩下向前投掷

目　　标

·上步蹬伸、身体带动手发力，将投掷物投过一定高度的障碍物。

准　　备

·材料：羊角球若干。

·环境：宽敞的场地中有一些高度为 1～2.5 m 的器械。

玩　　法

·两名幼儿分别站在器械两边，一名幼儿将羊角球投过器械，另一名幼儿将羊角球投回。

指导语

·小朋友，想一想、试一试，用什么办法可以让你的羊角球飞过这些障碍？

观察要点

·幼儿投掷手所采用的动作。

·幼儿投掷手与上步脚是同侧还是异侧。

幼儿可能出现的表现

·有的幼儿侧身，单手持球，与投掷手同侧的脚往后迈，转身挥臂将球投过器械；有的幼儿双手将球举过头顶，脚前后站立，身体稍微后仰，向前上方挥臂将球投过器械；有的幼儿侧身，单手持球，手臂朝下，转身挥臂的同时将球向上抛过器械；有的幼儿单手持球，脚前后站立，转身挥臂、甩腕向前上方投球。（参见图 4-12-1、图 4-12-2、图 4-12-3、图 4-12-4、图 4-12-5）

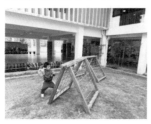

图 4-12-1

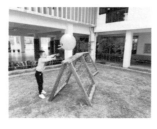

图 4-12-2

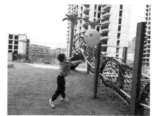

图 4-12-3

金教鞭

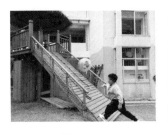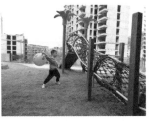

图 4-12-4　　　　　　　图 4-12-5

支持性策略

· 可引导幼儿在楼梯上将羊角球向上投到楼梯的平台上。

· 可立一个高于幼儿 20～30 cm 的网，网的两边各站 1～2 个幼儿，幼儿将羊角球投给对方，对方再将球投回去。

（严杰凤执教、编写，吴海云指导）

游戏十三　打仗

动作发展水平	水平二
年龄段	4～5 岁
核心动作	双（单）手肩上向前投掷、双（单）手肩下向前投掷
游戏总目标	· 上步蹬伸、身体带动手发力将投掷物投出一定的距离，发展上下肢力量及身体协调性。 · 遵守游戏规则，能与同伴合作与协商。 · 能注意躲避，懂得保护好自己。
观察要点	· 幼儿投掷手所采用的动作。 · 幼儿投掷手与上步脚是同侧还是异侧。 · 幼儿能否将投掷物投过网。

初始游戏　对抗赛

目　标

· 上步蹬伸、身体带动手发力将海绵球向前上方投出一定距离。

准　备

· 材料：直径为 10 cm 左右的海绵球若干，毛线绳 2 根，背景音乐。

•环境：在宽敞平坦的场地上摆放两根毛线绳，毛线绳间隔4～5 m。（参见图4-13-1）

玩　法

•音乐响起，相同数量的幼儿分别站在毛线绳两边向对方阵地投"炸弹"（海绵球）。如果"炸弹"落在两根毛线绳之间，则要将"炸弹"捡回重新投。音乐停止，游戏结束。（参见图4-13-2）

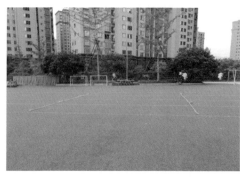
图 4-13-1

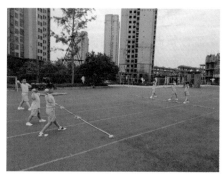
图 4-13-2

指导语

•今天我们来扮演小兵。两队小兵要进行投弹比赛。音乐响起，比赛开始。现在大家自由组队，开始比赛吧！

观察要点

•幼儿投掷时手臂的动作。

•幼儿投掷手与上步脚是同侧还是异侧。

•幼儿身体能否协调发力。

幼儿可能出现的表现

•单手肩上向前投掷：双脚前后站立，但迈开的步伐不大，有的还是同侧脚上步；投掷时手臂后引至头后侧，但整个身体重心没有后移，主要还是靠手臂的力量将球抛出，没有将下肢和躯干动作协调配合起来。

•双手肩上向前投掷：双脚前后站立，双手拿球举起，手臂后引到头后侧，身体后仰，球投出时身体往前，用上了腰腹的力量。

•单（双）手肩下向前投掷：手臂朝下，单手或双手拿球，脚前后站立；手臂往后拉到体后，再往前挥动，将球往前投。

支持性策略

•鼓励幼儿尝试用不同的动作投球，如从肩上投、从肩下投，用一只手投、用两只手投，让各种投掷动作都得到练习。

推进一　剪刀、石头、布

目　标

· 上步蹬伸、身体带动手发力将海绵球向远处投掷。

· 能根据不同颜色的脚印判断脚与投掷手的关系。

准　备

· 材料：直径为 10 cm 左右的海绵球若干，篮子若干，红色左脚印与黄色右脚印若干。

· 环境：在宽敞平坦的地面贴上迈开步伐的脚印，左右两只脚印之间的距离为 30～40 cm。（参见图 4-13-3、图 4-13-4）

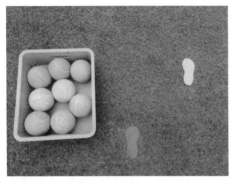

图 4-13-3

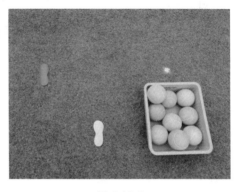

图 4-13-4

玩　法

· 幼儿玩"剪刀、石头、布"游戏。当念"剪刀"时，幼儿两脚踩在对应的脚印上。当念到"石头"时，幼儿拿球，用与后脚同侧的手拿球。当念到"布"时，幼儿挥臂将球往前上方投出。（参见图 4-13-5）

指导语

· 小朋友，今天我们要来玩"剪刀、石头、布"游戏。地上有贴红色和黄色的脚印，红色为左脚，黄色为

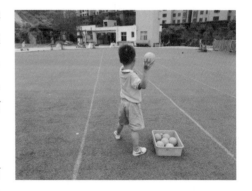

图 4-13-5

右脚。当说"剪刀"时，请把脚踩在对应的脚印上；当说"石头"时，与后面那只脚同侧的手拿球；当说"布"时，把球投出去。比赛谁的球投得远。

熟悉完场地就可以开始游戏了。

观察要点

· 幼儿投掷时的手臂动作。

· 幼儿投掷手与后脚是否同侧。

幼儿可能出现的表现

· 踩在脚印上，能根据投掷手与后脚同侧来判断用哪只手拿球。

· 投掷时由于没有以高一点的目标作为参照物，球出手时角度偏低，还有往下砸球的现象。

支持性策略

· 组织幼儿讨论如何解决投掷角度偏低、往地上砸的现象。

推进二　投弹过电网

目　标

· 上步蹬伸、身体带动手发力将海绵球投过一定高度的障碍物。

准　备

· 材料：直径为 10 cm 左右的海绵球若干，篮子、毛线绳、脚印、球门若干，背景音乐。

· 环境：在宽敞平坦的场地中间摆放高度为 1.4 m 的球门或其他障碍物，在球门前后不同远近处摆上毛线绳。在毛线绳一边贴上一只脚印（左脚或右脚），在另一边与脚印相对的位置摆放海绵球。（参见图 4-13-6）

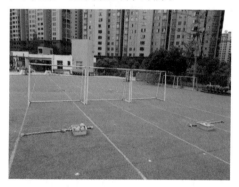

图 4-13-6

玩　法

· 相同数量的两队幼儿分别站在球门两边，一只脚跨过毛线绳，踩在对应的脚印上，手拿"炸弹"（海绵球）。音乐响起时，幼儿将"炸弹"投过球门，投向对方阵地。音乐停止后，幼儿停止投"炸弹"，阵地上"炸弹"少的一队获胜。（参见图 4-13-7）

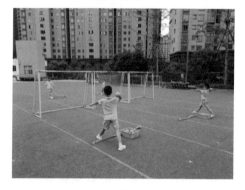

图 4-13-7

指导语

·小兵们，今天我们一起在场地中间摆好了电网，地面还铺上了电线。音乐响起后，你们要想办法将炸弹投过电网，投向对方阵地。一定要小心地上的电线，只要脚踩对了脚印就不会触电。小兵们，你们先仔细观察一下脚印是左脚还是右脚，踩对了脚印再去拿炸弹。开始吧！

观察要点

·幼儿游戏过程中的投掷动作。

·幼儿能否将"炸弹"投过"电网"。

·幼儿投掷手与前脚是否异侧。

幼儿可能出现的表现

·不论是肩上投掷还是肩下投掷，均能有意识地以"电网"边缘以上的位置为参照物，在投掷时做出挥臂动作，将"炸弹"投过"电网"。

·在环境（脚印与球篮位置）的干预下，能一只脚踩在相对应的脚印上并自然地用异侧手取"炸弹"投掷。

支持性策略

·游戏一段时间后，将脚印撤掉，让幼儿自然内化投掷手与上步脚的异侧关系。

·关注幼儿游戏中上下肢及整个身体的协调配合情况。

（樊丽青执教、编写，吴茜指导）

游戏十四　我是小投手

动作发展水平	水平三
年龄段	5～6岁
核心动作	双（单）手肩上向前投掷、双（单）手肩下向前投掷
游戏总目标	·异侧上步，身体侧向投掷方向，通过转体、收腹、展肩等动作将沙包向前投出，发展上下肢力量及身体协调性。 ·与同伴协商、配合，体验合作的乐趣。 ·遵守游戏规则，有一定的竞争意识。

观察要点	·幼儿投掷手所采用的动作。 ·幼儿出手前身体重心是否在后腿。 ·幼儿投掷时身体是否有转动。 ·幼儿能否投准。

初始游戏　投远

目　标

·异侧上步，身体侧向投掷方向，通过转体、收腹、展肩等动作将沙包投远。

准　备

·材料：大小、重量不等的沙包若干。

·环境：在宽敞的场地上设置投掷线。

玩　法

·几名幼儿手持沙包站在投掷线处，把沙包向前投掷，比比谁投得远。

指导语

·小朋友们，你们几个人一起比赛，想一想、试一试，怎样可以让你的沙包投得更远？

观察要点

·幼儿投掷手所采用的动作。

·幼儿出手前身体重心是否在后腿。

·幼儿投掷时身体是否有转动。

幼儿可能出现的表现

·投掷手与上步脚异侧，但迈出的步伐不大，单手持沙包，手臂上举，后引至头后侧，身体稍微倾斜，沙包出手时，手臂挥动有力，身体有小幅度转动。（参见图 4-14-1）

·双脚前后站立，单手持沙包，手臂朝下往后摆，沙包出手时手臂往前挥动，将沙包抛出。（参见图 4-14-2）

·双手各持一个沙包于肩上，手臂后引至头后侧，挥动手臂时身体自然向前倾，重心由后腿转移到前腿。（参见图 4-14-3）

·双脚前后站立，双手各持一个沙包，手臂朝下，往后引，往前挥动，将沙包投出。（参见图4-14-4）

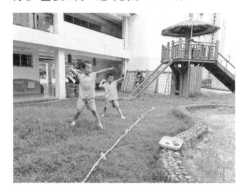

图 4-14-1

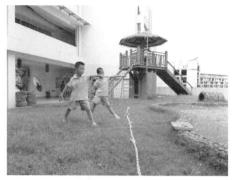

图 4-14-2

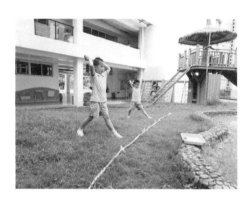

图 4-14-3

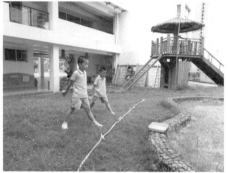

图 4-14-4

支持性策略

·组织幼儿讨论并创设新的游戏情境进行投掷游戏，激发幼儿游戏的积极性。

推进一　穿越圆圈

目　标

·懂得异侧上步，身体侧向投掷方向，通过转体、收腹、展肩等动作，将沙包投过一定距离外高度不同的圆圈。

准　备

·材料：圆圈架子（将直径为 25 cm 的两个圆圈一上一下地固定在一个

架子上，两个圆圈离地面的高度分别为 1 m 和 1.25 m 左右，参见图 4-14-5）若干，大小、重量不等的沙包若干，毛线绳 1 根。

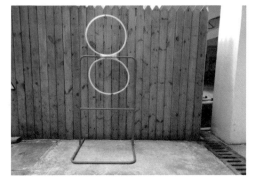

图 4-14-5

·环境：将圆圈架子摆放在场地中间；在场地外放置一根毛线绳作为投掷线，距离圆圈架子 3～5 m。

玩　法

·幼儿站在投掷线前，手持沙包，将沙包投过立在场地中间的圆圈。

指导语

·小朋友们，场地里有高低不同的圆圈。想一想怎样投可以让沙包投过高低不同的圆圈，比一比谁投过圆圈的沙包数量最多。

观察要点

·幼儿出手前身体重心是否在后腿。

·幼儿投掷时身体是否有转动。

·幼儿能否投准。

幼儿可能出现的表现

·目视架子下面的圆圈，单手持沙包，异侧上步，手臂自然朝下，往后引，通过挥臂、甩腕将沙包投出。

·目视架子下面的圆圈，脚前后站立，双手各持一个沙包，手臂朝下，往后引，往前挥动，将沙包投出。

·目视架子上面的圆圈，单手持沙包，手臂从下往上后引至头后侧，身体侧向投掷方向，挥臂将沙包投出，身体转向投掷方向，但动作不够连贯。

支持性策略

·游戏进行一段时间后，幼儿参与游戏的积极性可能会减弱。教师可以组织幼儿讨论新的游戏玩法，如在当前圆圈的基础上再增加一个或两个圆圈。

（裴琴秀执教、编写，樊丽青指导）

游戏十五　打怪兽

动作发展水平	水平三
年龄段	5～6岁
核心动作	双（单）手肩上向前投准、双（单）手肩下向前投准
游戏总目标	·异侧上步，身体侧向投掷方向，通过转体、收腹、展肩等动作进行投准游戏，发展上下肢力量及目测能力。 ·积极主动参与投掷游戏并能与同伴合作，养成坚持、克服困难的良好品质。 ·能注意躲避，懂得保护好自己。
观察要点	·幼儿投掷手与上步脚是否异侧。 ·幼儿出手前重心是否在后腿。 ·幼儿能否投准。

初始游戏　静止的怪兽

目　标

·懂得异侧上步，身体侧向投掷方向，通过转体、收腹、展肩等动作进行投准游戏。

准　备

·材料：粘靶球、靶心（在直径为1 m的呼啦圈上固定好可以绑的绳子，将魔术贴缝在呼啦圈上，再在魔术贴上画上一只大怪兽的图案，以此作为投掷靶心）、毛线绳若干。

·环境：选择宽敞的场地，利用周围铁网，将靶心挂在距离地面1 m或1.5 m的铁网上，在距离靶心3 m、4 m、5 m处分别设一条投掷线。

玩　法

·幼儿手持粘靶球自主选择一条投掷线，站在投掷线前，瞄准靶心进行投准游戏。（参见图4-15-1）

指导语

·小朋友们，今天我们要来玩"打怪兽"游戏。怪兽躲在这些靶心上。想一想、试一试，怎样才能打中怪兽？

观察要点

· 幼儿进行投准游戏时的不同动作表现。

幼儿可能出现的表现

· 瞄准靠近地面的靶心，脚前后站立，单手持球，手臂朝下、后引，瞄准目标后手臂由后向前将球投出。

· 瞄准靠近地面的靶心，单手持球，手臂后引，球从肩上投出，由于靶心的高度比幼儿矮，球出手的角度偏低，球往地上砸。

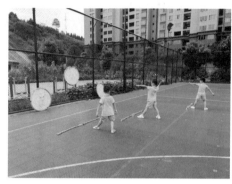

图 4-15-1

· 瞄准约 1.5 m 高的靶心，单手持球，往头后侧引，身体侧向投掷目标，脚前后站立，后腿微曲，由于靶心的高度比幼儿高，球出手时往地上砸的现象比较少。

支持性策略

· 引导幼儿根据靶心的高度调整"投弹"的动作：靶心比较矮的可以用肩下投的动作，靶心比较高的可以用肩上投的动作。

推进一　移动的怪兽

目　标

· 懂得异侧上步，身体侧向投掷方向，通过转体、收腹、展肩等动作投中移动的目标。

准　备

· 材料：长 3 m、宽 1.2 m 左右的网 1 张，毛线绳 1 根，海绵球若干。

· 环境：将网绑在场地周围的铁架上作为"怪兽的家"，在"怪兽的家"4～5 m 之外放置一根毛线绳作为投掷线。（参见图 4-15-2）

玩　法

· 将幼儿分成相同数量的两组。一组幼儿当怪兽躲在"家"里，另一

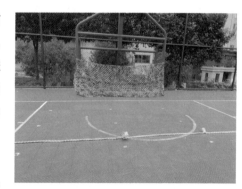

图 4-15-2

组幼儿站在投掷线前，用"炸弹"（海绵球）打"怪兽"。"怪兽"可以变换自己的位置躲避，同时要将投进"家"里的"炸弹"投出。（参见图4-15-3）

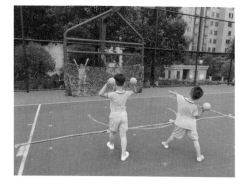

图 4-15-3

指导语

·小朋友们，今天我们来玩"打怪兽"游戏。大家自由组合，分为两组，现在你们先商量谁来当怪兽、谁来当小勇士，然后开始游戏吧。

观察要点

·幼儿投掷手与上步脚是否异侧。

·幼儿出手前重心是否在后腿。

·幼儿能否投中移动的目标。

幼儿可能出现的表现

·为了打中移动的"怪兽"，随"怪兽"位置的变换而移动身体，但"炸弹"经常打不中"怪兽"。

·瞄准"怪兽"，脚前后站立，单手持"炸弹"或双手各持一个"炸弹"，手臂朝下，后引。出手时，手臂往前挥动，身体重心由后腿转移到前腿。

·锁定一个目标后，身体并没有大幅度地移动，而是找一个合适的位置站好。投掷手弯曲于头后侧，脚自然前后开立，身体随目标的变化小幅度地转动，在目标停住的瞬间出手。投掷时身体小幅度扭转，挥臂动作有力，出现手臂鞭打动作，投中率比较高。

支持性策略

·在接下来的活动中，鼓励幼儿继续创设新的游戏环境，寻找多元的游戏材料进行游戏，让幼儿有更多的体验。

推进二　四散跑动的怪兽

目　标

·懂得异侧上步，身体侧向投掷方向，通过转体、收腹、展肩等动作投中移动的目标。

准 备

· 材料：带有魔术贴的背心 4 件，粘粘球若干，毛线绳 4 条。

· 环境：在宽敞平坦的场地用毛线绳围出一个大矩形。

玩 法

· 四名幼儿为"怪兽"，穿着带有魔术贴的背心在用毛线绳围好的场地内四散跑动，另外四名幼儿为"小勇士"，在场地外用粘粘球投里面的"怪兽"。（参见图 4-15-4）

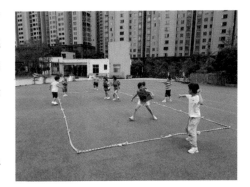

图 4-15-4

指导语

· 地上用毛线绳围的区域是怪兽的家。怪兽可以在自己家里随意跑动。小勇士不能跑进怪兽的家。小勇士们想一想，用什么办法能打中怪兽？怪兽也要想一想，怎样才能躲过炸弹？

观察要点

· 幼儿投掷手与上步脚是否异侧。

· 幼儿出手前重心是否在后腿。

· 幼儿能否投中移动的目标。

幼儿可能出现的表现

· 有的"小勇士"投掷时手臂后引，上步脚能与投掷手保持异侧，身体跟随着"怪兽"的移动进行调整，等待最佳出手时机。"炸弹"出手时，身体小幅度转动。

· 由于"怪兽"不停地变换位置，"小勇士"要将粘粘球投中"怪兽"有一定的难度。

支持性策略

· 引导场地外的幼儿互相配合，增加击中场地内幼儿的可能性。

（樊丽青执教、编写，全桂英指导）

金教鞭

游戏十六　弹弹乐

动作发展水平	水平三
年龄段	5～6 岁
核心动作	单手肩上向前投掷
游戏总目标	• 异侧上步，身体侧向投掷方向，通过转体、收腹、展肩等动作进行传接球游戏，发展腰腹、上下肢力量。 • 遵守游戏规则，能与同伴合作、协商。 • 能注意躲避来球，学习保护自己。
观察要点	• 幼儿投掷手与上步脚是否异侧。 • 幼儿出手前身体重心是否在后腿。 • 幼儿投掷时身体是否有转体。 • 幼儿能否接住反弹的球。

初始游戏　反弹球

目　标

·异侧上步，身体侧向投掷方向，通过转体、收腹、展肩等动作将手球投向障碍物让其反弹。

准　备

·材料：直径为 15 cm 左右的手球若干，毛线绳 1 条。

·环境：在距离障碍物 4～5 m 处摆放毛线绳作为投掷线。

玩　法

·幼儿站在投掷线前，用力将手中的手球投向障碍物让其反弹回来，并尝试接住球。（参见图 4-16-1）

指导语

·小朋友，想一想、试一试，用什么方法可以让你的手球投到铁网后又反弹回来？试一试，能不能接住反弹回来的球？

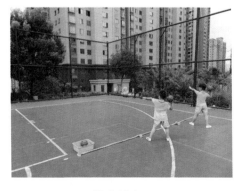

图 4-16-1

观察要点

· 幼儿投掷手与上步脚是否异侧。

· 幼儿出手前身体重心是否在后腿。

· 幼儿投掷时身体是否有转体。

· 幼儿能否接住反弹回来的球。

幼儿可能出现的表现

· 能做到投掷手与上步脚异侧，手臂后引。站在较远距离投掷时，身体自然侧向投掷方向并向后倾斜，重心转移到后腿，出手时做出一定幅度的转体动作，但协调性不够。

· 投球到铁网的力度不够，球反弹的距离不远，基本接不住球。

支持性策略

· 组织幼儿讨论如何才能接住反弹回来的球。

推进一　我会接住你的球

目　标

· 异侧上步，身体侧向投掷方向，通过击地传球的方式进行传接球游戏。

准　备

· 材料：直径为 15 cm 左右的手球若干，毛线绳 2 条。

· 环境：在场地上放两条毛线绳作为分界线，两条毛线绳之间距离为 6～8 m。（参见图 4-16-2）

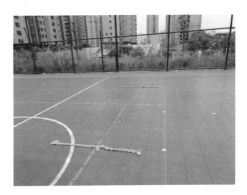

图 4-16-2

玩　法

· 两名幼儿分别站在毛线绳两边。一名幼儿用击地传球的方式将手球传给对面幼儿，对面幼儿接住球后再将球传给对方。（参见图 4-16-3）

指导语

· 小朋友们，今天我们玩两个人传接球游戏。待会儿你们可以找一个朋友去试一试，想想可以用什么方法

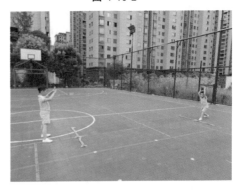

图 4-16-3

210

把球传给对面的小朋友，对面的小朋友也要想一想怎样才能接到球。

观察要点

- 幼儿投掷手与上步脚是否异侧。
- 幼儿出手前身体重心是否在后腿。
- 幼儿投掷时身体是否有转体。
- 幼儿能否接住反弹的球。

幼儿可能出现的表现

- 单手持球，手臂后引，身体侧向投掷方向，向后倾斜，与投掷手同侧的脚往后迈，手臂由后往前用力挥。由于投得比较远，球击地反弹时，对面幼儿接不到球。

- 脚前后站立，双手将球举过头顶，用力将球往地上击，让球弹起。对面幼儿为了能接住球，在球反弹的时候移动脚步去迎球。

支持性策略

- 能准确地接住击地反弹的球，对于大班幼儿来说具有一定的难度。因此，教师引导幼儿根据自己的能力来确定两条绳之间的距离。同时，游戏过程中，幼儿每接住一次球就可以向后退一步，逐渐增加两条绳之间的距离，从而在不断的挑战中获得成就感。

（黄雪靓执教、编写，翁仁媚指导）

游戏十七　小士兵炸城堡

动作发展水平	水平三
年龄段	5～6 岁
核心动作	肩上挥臂投准、肩下挥臂投准
游戏总目标	· 异侧上步，身体侧向投掷方向，通过转体、收腹、展肩等动作进行投准游戏，发展上下肢力量及目测能力。 · 能与同伴合作、协商。 · 能注意躲避来球，懂得保护好自己。
观察要点	· 幼儿出手前重心是否在后腿。 · 幼儿投掷时身体是否有转体。 · 幼儿能否投中目标。

初始游戏 固定不动的城堡

目　标

　　•尝试瞄准并懂得异侧上步，身体侧向投掷方向，通过转体、收腹、展肩等动作投中固定目标。

准　备

　　•材料：海绵球、毛线绳、直径为 1 m 的呼啦圈若干。

　　•环境：在宽敞平坦的场地上用毛线绳围出一个长 6 m、宽 4 m 的矩形。

玩　法

　　•一部分幼儿手拿呼啦圈站在用毛线绳围好的矩形内不动，充当城堡。另一部分幼儿当射手，将"炸弹"（海绵球）投进"城堡"里。（参见图 4-17-1）

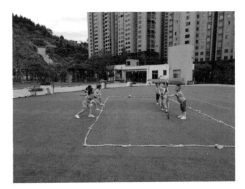

图 4-17-1

指导语

　　•今天我们要玩"攻击城堡"游戏。一部分人当射手，一部分人当城堡。射手要将炸弹投进城堡里。小朋友们，开始游戏吧！

观察要点

　　•幼儿出手前重心是否在后腿。

　　•幼儿投掷时身体是否有转体。

　　•幼儿能否投中目标。

幼儿可能出现的表现

　　•想投中比较高的呼啦圈时，选择肩上投的方式，双脚前后站立，后腿弯曲，身体侧向呼啦圈，重心在后腿，手臂上挥，后引至头后侧，瞄准并投掷，球出手时身体转向投掷方向。

　　•想投中比较矮的呼啦圈时，选择肩下投的方式，双脚前后站立，异侧上步，手臂下垂、后引，瞄准目标后手臂往前挥动，球出手时由于惯性后腿往前迈。

212

支持性策略

·由于投掷目标固定不动，幼儿容易投中，教师可组织幼儿讨论如何让游戏更有挑战性。例如，教师可鼓励幼儿收集大小不同的圆圈，在保证安全的前提下，拿圆圈的幼儿通过移动圆圈来增加游戏的难度，让游戏更具挑战性。

推进一　移动的城堡

目　标

·尝试瞄准并懂得异侧上步，身体侧向投掷方向，通过转体、收腹、展肩等动作投中移动的目标。

准　备

·材料：海绵球、毛线绳、直径为 0.3～1 m 的圆圈若干。

·环境：在宽敞平坦的场地上用毛线绳围出一个长 6 m、宽 4 m 的矩形。

玩　法

·一部分幼儿手拿呼啦圈站在用毛线绳围好的矩形内充当城堡，他们用不同的方法移动位置；另一部分幼儿站在线外当射手，将"炸弹"（海绵球）投进"城堡"里。（参见图 4-17-2）

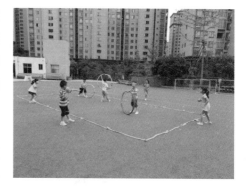

图 4-17-2

指导语

·小朋友们，请你们想一想，用什么办法可以让城堡移动起来？线外的小射手们，城堡的位置在不断变化，想一想、试一试，怎样才能投中？

观察要点

·幼儿出手前重心是否在后腿。

·幼儿投掷时身体是否有转体。

·幼儿能否投中目标。

幼儿可能出现的表现

·手臂后引，后腿与投掷手同侧并稍微弯曲，身体跟随目标的移动而不断地调整；确定目标后，挥臂将球投向目标，球出手时身体转向投掷方向。

支持性策略

·鼓励投掷的幼儿手臂尽量往后引、侧身、重心往后、瞄准，将投掷动作做到位。

·鼓励中间拿圈的幼儿继续想办法，用不同的方式移动圆圈，也可以多人合作。同时，圈内外的幼儿可以交换游戏，进行不同的尝试。

（裴琴秀执教、编写，樊丽青指导）

游戏十八　对抗赛

动作发展水平	水平三
年龄段	5～6 岁
核心动作	双（单）手肩上向前投掷、双（单）手肩下向前投掷
游戏总目标	·异侧上步，身体侧向投掷方向，通过转体、收腹、展肩等动作进行投远、投准游戏，发展上下肢力量、身体协调性及目测能力。 ·懂得遵守游戏规则，能与同伴合作与协商。 ·能注意躲避来球，懂得保护好自己。
观察要点	·幼儿投掷时的动作表现。 ·幼儿出手前重心是否在后腿。 ·幼儿能否投中目标。

初始游戏　投球过障碍物

目　标

·懂得异侧上步，身体侧向投掷方向，通过转体、收腹、展肩等动作将手球投过障碍物，发展上下肢力量与目测能力。

准　备

·材料：高度为 1.7 m 左右的障碍物 1 个，毛线绳 2 条，球衣、手球若干，背景音乐。

·环境：将高度为 1.7 m 左右的障碍物立在场地中间，在距离障碍物 4～5 m 处前面和后面的地面上摆放毛线绳作为投掷线。

214

玩 法

·数量相等的两组幼儿穿上不同的球衣分别站在障碍物两边的投掷线外，将手球投过障碍物，对面幼儿要把对方投过来的球重新投回去。（参见图 4-18-1）

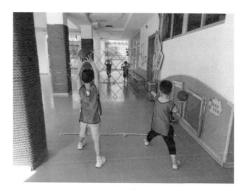

图 4-18-1

指导语

·小朋友们，待会儿我们要进行一场对抗赛。场地中间有一个障碍物。大家分为人数相等的两组，音乐响起后，两组的小朋友开始比赛，将球从障碍物的上方投向对方阵地。音乐结束后，统计球的数量，数量多的一方就输了。现在你们去组队，开始游戏吧。

观察要点

·幼儿投掷时的动作表现。

·幼儿出手前重心是否在后腿。

幼儿可能出现的表现

·双脚前后站立，手臂后引，身体向后倾斜，异侧脚上步，将手球从障碍物上方投过。

·双脚前后站立，手臂后引，试图将手球从障碍物中间的洞洞投过，球出手时，由于洞比较小、目测存在偏差，球砸在了障碍物上。

支持性策略

·幼儿试图将球从障碍物中间的洞洞投过，但由于洞洞太小，投中的难度比较大。于是，教师鼓励幼儿寻找大一些的洞洞，重新创设新的游戏情境。

推进一 投球过圈

目 标

·懂得异侧上步，身体侧向投掷方向，通过转体、收腹、展肩等动作将手球从直径为 35 cm 的圈中间投过。

准 备

·材料：直径为 35 cm 的圈 7 个，毛线绳 2 条，球衣、手球若干，背景音乐。

· 环境：将 7 个圈相互连接成一定形态，利用场地的柱子固定在空中，圈顶端距离地面 1.7 m，在距离圈 4~5 m 处前面和后面的地面上放置毛线绳作为投掷线。

玩 法

· 数量相等的两组幼儿穿上不同的球衣，分别站在投掷线外，用手中的手球投悬挂在中间的圈，球必须从圈中间投过，比比哪一队投过的球多。（参见图 4-18-2）

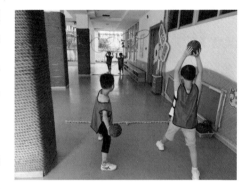

图 4-18-2

指导语

· 小朋友们，今天我们玩对抗赛游戏。待会儿请你们试一试，用什么好办法能将球从圈中间投过并投向对方阵地？音乐响起后，开始比赛。音乐停止后，比赛结束，统计投过圈的球的数量，球多的一方赢。现在你们去组队，开始游戏吧。

观察要点

· 幼儿投掷时的动作表现。
· 幼儿出手前重心是否在后腿。
· 幼儿能否将球投过圈。

幼儿可能出现的表现

· 手臂能自然后引，后腿弯曲，重心转移到后腿，瞄准目标，球出手时身体转向圈的方向，但动作不够连贯。

支持性策略

· 在游戏中，引导幼儿投掷时注意腿部动作，身体重心后移，并给幼儿以动作示范；同时，鼓励幼儿根据自己的能力调整投掷的距离，挑战远距离的投准游戏。

（黄雪靓执教、编写，吴蓉秀指导）

金教鞭

216

游戏十九　手球比赛

动作发展水平	水平三
年龄段	5～6 岁
核心动作	双（单）手肩上向前投掷、双（单）手肩下向前投掷、双手胸前投掷
游戏总目标	• 灵活运用多种投掷动作，进行传接球、射门、突破等，发展上下肢力量、身体协调性及目测能力。 • 积极参加手球比赛，遵守比赛规则，体验团队合作游戏的快乐。
观察要点	• 幼儿是否遵守游戏规则。 • 幼儿进球的方法。 • 幼儿传接球的方法与能力。

初始游戏　初次球赛

目　标

• 愿意参加手球比赛，有初步的比赛意识。

准　备

• 经验：（1）幼儿看过手球比赛或比赛录像，了解手球比赛的规则。（2）幼儿自主组建球队。（3）幼儿商定比赛规则，如进球规则（进一个球得一分）、惩罚规则（比赛中不能推、拉、抱、撞、打、绊人，不骂人，违反规则一次就黄牌警告，违反规则三次就不能再参加比赛）、礼仪规则（比赛前、比赛后握手）等。

• 材料：手球 1 个，蓝、红球衣各 4 件，贴有蓝、红标志的球门各 1 个，记分牌 1 个，口哨 1 个。

• 环境：选择小型篮球场，在球场两端各放一个球门。（参见图 4-19-1）

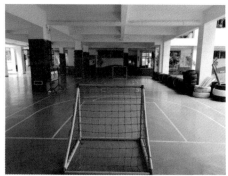

图 4-19-1

玩　法

• 两队各四名队员参加比赛，其中一人为守门员。教师当裁判。球射

进对方球门可得一分。得分多的一队
获胜。(参见图 4-19-2)

指导语

·小球员们，球赛的准备工作已
完成，今天要正式比赛。你们组队，
穿好球服，与比赛的对手相互握手后
就开始比赛。比赛中要遵守你们事先
商量好的规则，还要想办法进球，想
一想怎样能进更多的球。

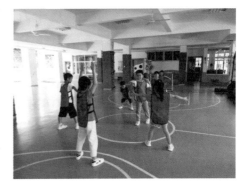

图 4-19-2

观察要点

·幼儿是否遵守游戏规则。

·幼儿进球的方法。

·幼儿传接球的方法与能力。

幼儿可能出现的表现

·能遵守游戏规则。

·拿到球后只是自己抱着球跑，不知遇到对手拦截时可以传球给自己同
队的队员。

·不知主动迎球、接球，或怕被砸到，不敢接同伴传过来的球。

·传球不到位，且接不住同伴传过来的球。

支持性策略

·将幼儿比赛的录像播放给幼儿看，让他们在观看录像中反思比赛中不
能进球的原因。

·针对幼儿不知传接球、不敢接球、传接球不到位的问题，开展传接球
的游戏，增加同伴间的默契。

推进一　谁的传接球办法多

目　标

·探索与同伴传接球的办法，提高与同伴合作游戏的能力。

·运用多种投掷动作传接球，发展投掷能力。

准　备

·材料：手球若干。

·环境：宽敞平坦的场地。

玩　法

·幼儿一对一组合，玩传接球游戏，在玩中探索传接球的方法。

指导语

·小朋友们，球赛中你们发现传接球的技术会影响比赛。今天你跟你的同伴一起玩传接球的游戏，想一想可以用什么办法传接球。

观察要点

·幼儿传接球的方法。

幼儿可能出现的表现

·出现多种传球方法，如肩上挥臂传球、击地传球、肩下挥臂传球、肩下侧向传球等。

·虽然有多种传球方法，但有时投得过远，有时投得过近，造成球不能投到接球者的面前。

·接球者的准确率不高，不会随着来球移动。

支持性策略

·引导幼儿探索近距离传接球和远距离传接球的办法。

·引导接球者学习根据来球的距离和方向移动。

推进二　再次球赛

目　标

·运用多种投掷动作传接球，发展投掷能力。

·在游戏中积极思考团结合作的办法。

准　备

·材料：手球1个，蓝、红球衣各4件，贴有蓝、红标志的球门各1个，记分牌1个，口哨1个。

·环境：选择小型篮球场，在球场两端各放一个球门。

玩　法

·两队各四名队员参加比赛，其中一人为守门员。教师或幼儿当裁判。球射进对方球门可得一分。得分多的一队获胜。

指导语

·小朋友们，你们学习了很多传接球的好办法，这些办法会帮助你们比赛。那球赛就开始吧，看看今天哪一队能获胜。

观察要点

- 幼儿遇到拦截时是否会传球。
- 幼儿传接球的能力。
- 幼儿能否遵守游戏的规则。

幼儿可能出现的表现

- 传接球的准确率不高。
- 跟着球跑，不知道要接球。
- 遇到拦截时不知怎样传球。

支持性策略

- 在游戏中提醒幼儿传接球。
- 针对幼儿在场上不知接球、遇到拦截时不知怎样传球的问题，在后续开展相关的游戏。
- 组织幼儿继续观看手球比赛录像，重点引导幼儿观看运动员灵活传接球的动作。

推进三　最佳搭档（一）

目　标

- 探索与同伴默契传接球的办法，提高与同伴合作游戏的能力。

准　备

- 材料：手球若干。
- 环境：在平坦的场地中间画一个直径为 5 m 的圆圈。

玩　法

- 全体幼儿站在圆圈上。一名幼儿一边呼叫队员的名字一边把球传给他，被呼叫到的幼儿迅速接球，接到球的幼儿再呼叫另一名幼儿的名字并将球传给他。游戏反复进行。（参见图 4-19-3）

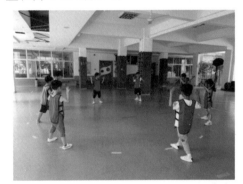

图 4-19-3

指导语

- 小朋友们，为了让同伴知道自己将要接球，可以喊他的名字，提醒他接球。今天就来玩这个游戏吧。传球的人一边呼叫队员的名字一边把球传给他，被呼叫到的队员要看来球的方向，迅速移动身体去接球。

观察要点

· 幼儿能否集中注意力游戏。

· 幼儿传接球的准确率。

幼儿可能出现的表现

· 会一边呼叫同伴的名字一边传球，但常常要停下来想一想再呼叫。

· 能集中注意力游戏。

· 会变化不同的方法传球。

支持性策略

· 幼儿熟悉游戏后，提醒幼儿加快传球的速度。

· 为培养幼儿抗干扰能力，可加大游戏的难度：两个队的幼儿都站在圈上，两队同时传接球，比一比哪一队的游戏持续的时间更久。

· 组织幼儿讨论还可以怎样升级游戏，比如一队队员在传接球过程中另一队队员可以伸出手来拦球。

推进四　最佳搭档（二）

目　标

· 继续探索与同伴默契传接球的办法，提高与同伴合作游戏的能力。

准　备

· 材料：手球若干。

· 环境：宽敞平坦的场地。

玩　法

· 幼儿分成两组，三人或四人一组，其中一个人是对方的队员，负责拦截球。幼儿与自己的队员面对面站立，拦截球的幼儿站在他们的中间。幼儿传球给自己的队员时，中间拦截球的幼儿努力拦截。（参见图 4-19-4）

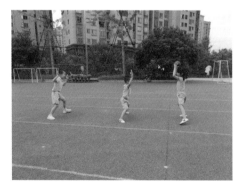

图 4-19-4

指导语

· 小朋友们，你们讨论将游戏升级——中间有一个对方的队员拦截球。开始游戏吧！游戏中要想办法让你的队员接到你的球，拦截的人也要想办法拦截球。游戏结束后分享，看看谁的办法多、谁的办法好。

观察要点

· 幼儿除了呼叫队员的名字，还会用什么办法暗示队员接球。

· 幼儿怎样拦截球。

幼儿可能出现的表现

· 除了用呼叫的办法暗示队员接球，还会用动作比画和眼神暗示，有时还会用假动作：先做肩上投球的动作，然后迅速改成肩下侧向传球等。

· 拦截球时注意力集中，不停变换方向并张开双臂拦截球。

支持性策略

· 游戏后组织幼儿交流传接球与拦截球的方法。

· 继续开展球赛，让幼儿在比赛中巩固经验，并在球赛中不断引导幼儿发现问题、分享问题、解决问题。

（樊丽青执教，吴海云编写，林张丹指导）

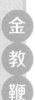

第五章 攀登

攀登是上下肢协同在攀登器械上上下、左右移位的一种运动方式。攀登的器械多样，有攀爬网、攀爬梯、攀爬杆、攀爬绳等等。幼儿多参与攀登活动，能增强四肢力量，提高手的抓握能力，促进身体的协调能力、平衡能力、灵敏性等的发展，促进前庭觉、空间意识的发展，培养勇敢、沉着、顽强、谨慎、自信、独立等品质。

第一节 概述

一、幼儿攀登动作发展特点

幼儿的攀登，从并手并脚移位到手脚交替移位，从不协调、不灵活地移位到能灵敏地上下、左右移位。

水平一（3~4岁）	水平二（4~5岁）	水平三（5~6岁）
并脚上下楼梯或交替脚上楼梯，并脚下楼梯；并手并脚在攀登器械上直线上下攀爬；向下攀爬时，有时脚踩不到攀爬的横杠，动作不够协调、灵活；手握横杠的姿势常常不正确，不是大拇指与其他四指分开握横杠。	能协调地交替脚上下楼梯；攀登时手脚动作比较协调，常常是手脚交替向上，并手并脚向下，向下攀登时能较准确地踩到横杠；会左右移位。	双手先后握住不同格的横杠，两脚先后踏上不同格的横杠，依次向上或下攀爬；能灵活、熟练地进行上下、左右移位，能在攀登器械上做跨越、钻、持物等动作。有的幼儿会进行爬杆、爬绳、攀岩等难度较大的攀登活动。

二、开展幼儿攀登活动的注意事项

（一）关注攀登器械的适宜性、稳定性和安全性

攀登器械有固定器械和移动器械两类。教师提供的攀登器械应考虑不同

水平幼儿的适宜性以及器械的稳定性和安全性。例如，提供的固定性攀登器械的高度要适合幼儿，提供的移动性攀登器械要考虑器械的稳定性与安全性。一般来说，教师应在器械地面铺设安全地垫。

（二）关注幼儿对攀登动作要领的掌握

在攀登活动中观察幼儿是否有足够的指力、腕力和臂力，能否根据不同的攀登材料（位置）采用适宜的用力方法（如抓、握、抠、拉、撑等），以正确的方式借助攀登支点进行攀登。

（三）关注幼儿身心健康

攀登活动时间不宜过长。活动过程中要注意提醒幼儿中途放松，谨防幼儿过度疲劳造成关节肌肉损伤或摔伤，提醒幼儿养成主动使用防护垫的习惯。有习惯性脱臼的幼儿不宜玩攀登游戏。尊重幼儿的意愿，关注攀登过程中幼儿的心理变化，不因盲目追求挑战而忽视幼儿的心理承受力，不进行攀登竞赛活动。

三、攀登的动作要领及锻炼价值

（一）直线上下攀登

动作要领：身体正面朝向攀登器械，双手正握横木或绳子，双脚踏上横木或绳子，并手并脚或交替手脚进行直线上下攀登；攀登时双脚及时跟随双手上下移动，保持身体平衡，必要时在攀登器械上驻足。

锻炼价值：锻炼上下肢力量及手的抓握力量，发展身体协调性、灵敏性。

（二）左右移位攀登（在攀登器械上向左或右攀登）

动作要领：身体正面朝向攀登器械，双手正握横木或绳子，双脚踏上横木或绳子，进行向左或向右的侧向移位攀登。攀登时，双脚与双手协同运动，自觉调整移动的距离，允许跨格攀登。

锻炼价值：锻炼上下肢力量，发展手脚协同能力、身体的灵敏性及平衡能力。

（三）攀登翻越（从攀登器械的一面攀上，攀登至顶部，翻越到另一面攀下）

动作要领：身体正面朝向攀登器械，双手正握横木或绳子，双脚踏上横木或绳子进行攀登，攀上攀登器械顶端并灵活翻越到攀登器械另一面。翻越时，保持身体平衡，调整身体姿势，由正向变为侧向，双手扶稳攀登器械，一脚跨过攀登器械顶端并踩稳横木或绳子，转身，另一脚紧跟跨越而过，踩稳横木或绳子，身体变为正向，顺势而下。

锻炼价值：锻炼上下肢力量，发展身体协调性、灵敏性及平衡能力，发展勇敢、沉着、谨慎、自信的心理品质。

（四）障碍攀登（在攀登器械上跨过不同宽度的障碍物或者钻过一定大小的圈）

动作要领：身体正面朝向攀登器械，双手正握横木或绳子，双脚踏上横木或绳子，灵活、熟练地进行上下、左右移位，并在攀登器械上做跨越、钻等动作。障碍攀登时，根据障碍物及时调整身体姿势和脚步，保持身体平衡。

锻炼价值：锻炼上下肢力量，发展身体协调性、灵敏性及平衡能力，发展勇敢、沉着、谨慎、自信的心理品质。

第二节　游戏活动实例

游戏一　我是森林小·警察

动作发展水平	水平一
年龄段	3～4 岁
核心动作	直线上下攀登（并手并脚或交替手脚）、攀登翻越
游戏总目标	• 能在不同的攀登器械上并手并脚上下攀爬，动作较灵敏、协调。 • 能在游戏情境中尝试交替手脚攀爬，发展动作的灵敏性、协调性和平衡能力。 • 增强四肢肌肉的力量，掌握基本的攀爬安全防护知识，懂得保护自己。 • 喜欢攀爬活动，并能遵守游戏规则。
观察要点	• 幼儿攀爬时的腿部力量及攀爬时的表情、心理状态。 • 幼儿双手是否正握横木或绳子，手脚配合是否协调。

初始游戏　拉响警报

目　标

·能直线上下攀爬攀登器械，发展动作的灵活性、协调性。

准　备

·材料：斜度60°、高2 m的攀爬架，铃铛若干。

·环境：在塑胶地面上放置攀爬架，并在攀爬架顶端挂一排铃铛。

玩　法

·幼儿有序且手脚协调地攀爬攀爬架，攀至攀爬架的顶端碰响铃铛后爬下；攀爬过程中不能与同伴发生碰撞（或者强调前面一个幼儿下来后，后面的幼儿再上去）。（参见图5-1-1）

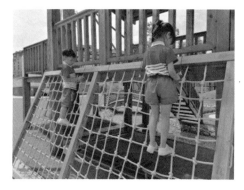

图 5-1-1

指导语

·森林小警察们，前方出现一群凶猛的野兽，赶紧爬上瞭望台拍响铃铛，向小动物们发出警报。

观察要点

·幼儿双手是否正握绳子，攀登时双脚是并步还是交替行进，异侧手脚配合是否协调。

·幼儿双手、双脚是否有力。

·幼儿攀爬时的表情、心理状态。

幼儿可能出现的表现

·并手并脚上攀下爬。

·交替手脚上攀，并步下爬。

·只求快不求稳，尝试跨越几格网格上下攀爬，下爬时从高处跳下。

支持性策略

·针对幼儿并手并脚下爬的情况，运用不同的器械和标志的隐性提示，设计不同的游戏，引导幼儿探索交替手脚攀爬的方式。

注意事项

·提醒幼儿有序攀爬，攀爬时手要握紧抓牢、脚要踩稳。

· 提醒幼儿往下爬时要踩稳每一格，不能从高处跳下。

推进一　红绿标志

目　标

· 根据标志手脚交替地直线上下攀爬，发展动作的协调性及灵活性。

准　备

· 材料：斜度 60°、高 2 m 的攀爬架，红、绿即时贴若干。

· 环境：在塑胶地面上放置攀爬架，在攀爬网格上贴上红、绿即时贴。（参见图 5-1-2）

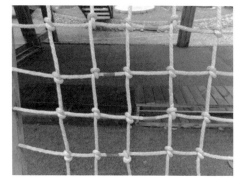

图 5-1-2

玩　法

· 根据攀爬架的宽度，将幼儿分成若干组，每组幼儿依次站在攀爬架前。游戏开始后，每组第一个幼儿走到攀爬架前，根据左脚踩红色、右脚踩绿色的方式，在攀爬架上上攀下爬。爬下攀爬架后站到小组队伍最后，后面的小组成员依次游戏。（参见图 5-1-3）

指导语

· 森林小警察们要进行攀墙训练，教官要求你们一只脚踩一种颜色，交替攀爬，你们能做到吗？

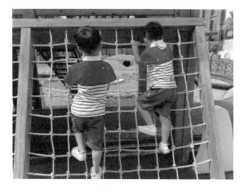

图 5-1-3

观察要点

· 幼儿双脚能否按要求踩标志，交替手脚上下攀爬。

· 幼儿手能否跟随脚灵活上下移动，配合是否协调。

幼儿可能出现的表现

· 上攀时，交替脚速度较快；下爬时，手不会跟随脚下移，造成整个人悬挂于攀爬网上。

· 较快交替脚上攀，下爬时因寻找标志而速度较慢。

· 按要求踩标志，较快交替手脚上下攀爬。

支持性策略

·与幼儿共同梳理交替手脚攀爬的动作要点，特别强调下爬时手要跟着脚往下移动。

·强调攀爬时手要抓得紧，脚要踩得稳，眼睛仔细看，注意力集中。

·增加游戏情节：在攀爬架顶上放置一些小物品，鼓励幼儿攀登到顶，取下物品再爬下。

·运用不同材料，创设不同攀登环境，鼓励幼儿继续进行交替手脚攀爬的锻炼。在斜坡上架设竹梯，引导幼儿利用竹梯在斜坡上攀爬。往上攀时，幼儿往往能灵活地交替手脚攀爬；而下爬时，多数幼儿会选择背对竹梯、交替手脚的方式爬下，还有的幼儿会直接从竹梯上滑下。教师可鼓励幼儿尝试反身面向竹梯、交替手脚爬下，

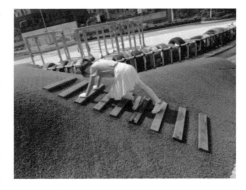

图 5-1-4

采用循序渐进的方式引导幼儿从并步爬下慢慢过渡到交替手脚爬下。（参见图5-1-4）

注意事项

·下爬时强调手要跟着脚一起往下移动。

·告诉幼儿在攀爬时遇到困难可及时求助教师。

（程显兰执教、编写，吴艳青指导）

游戏二　快乐的一天

动作发展水平	水平二
年龄段	4～5岁
核心动作	左右移位攀登
游戏总目标	·尝试在不同的攀登器械上左右移位攀登，动作较灵敏、协调。 ·增强四肢肌肉的力量，掌握攀爬安全防护知识，懂得保护自己。 ·能在游戏中遵守游戏规则，感受游戏的乐趣。

续表

观察要点	·幼儿攀爬时手脚配合是否协调。 ·幼儿如何跨步移动。

初始游戏 丰收的果园

目 标

·能在攀登器械上尝试左右移位攀登，增强上下肢力量，提高身体灵敏性。

·能在攀爬中保持身体平衡，知道在攀登器械下铺软垫保护自己。

准 备

·材料：高 2.2 m、长 10 m 的攀
爬墙（参见图 5-2-1），起点、终点标
志、手套、软垫、水果模型、小背篓
若干。

·环境：在场地上放置攀爬墙，
在攀爬墙上方区域挂上不同的水果模
型，在攀爬墙前放置软垫。

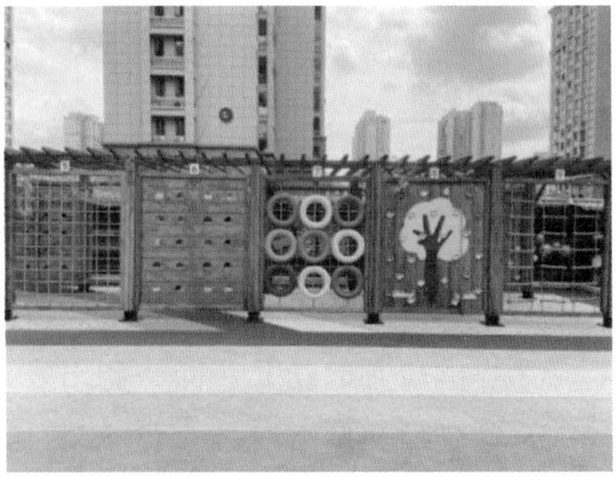

玩 法

·幼儿戴好手套，取一个小背篓

图 5-2-1

背在后背上或斜挎在腰间，站在攀爬墙旁的起点处。游戏开始，幼儿手脚交替
地攀上攀爬墙，采取左右移位的方式逐一摘取攀爬墙上方区域的水果模型放进背
篓，采摘完毕后爬下攀爬墙到达终点。后面一个幼儿接着游戏时，将水果模型装
进自己的背篓，斜挎背篓，攀上攀爬墙逐一将水果挂在攀爬墙上方区域后爬下。
游戏可反复进行。（参见图 5-2-2、图 5-2-3）

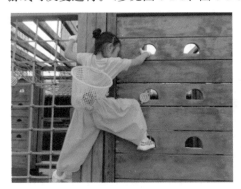

图 5-2-2

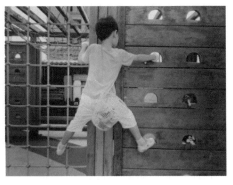

图 5-2-3

指导语

· 秋天到了，果园丰收啦，果农们请小朋友们帮忙摘果子啦。

观察要点

· 幼儿左右移位时手脚配合是否协调，手如何抓握，脚如何跨步移动。

· 幼儿摘果子时脚如何站位，身体姿势是否稳定。

· 幼儿能否勇敢地攀登到顶端，坚持游戏。

· 幼儿是否有安全防护行为。

幼儿可能出现的表现

· 一格一格慢慢地左右移动。

· 大步跨越多格网格快速地左右移动。

支持性策略

· 鼓励幼儿根据自己的能力尝试跨越单格或多格网格左右移位。

· 鼓励幼儿自己设计攀爬的路线，自由地在攀爬墙上移位攀爬。

注意事项

· 提醒所有的幼儿从同一侧出发，攀爬完的幼儿接在队伍后面。

· 鼓励幼儿攀爬时按自己的能力进行左右移位，不盲目挑战一次性跨越多格的方式。

· 提供手套，保护幼儿的手，以免被网绳勒疼。

推进一 美丽的星空

目 标

· 能按预设的线路在攀爬墙上灵活进行上下、左右移位攀登，发展动作协调性、灵敏性和平衡能力。

准 备

· 材料：高 2.2 m、长 10 m 的攀爬墙，带有挂钩的小星星玩具 10 个（小星星上分别标上数字 1～10），小背篓若干，手套若干，软垫若干。

· 环境：在地板上放置攀爬墙，在攀爬墙前放置软垫。

玩 法

· 幼儿两人为一组，戴上手套。一个幼儿攀上攀爬墙将标有数字的星星随意挂在攀爬墙的不同位置后爬下；另一个幼儿背上小背篓攀上攀爬墙，以上下、左右移动攀爬的方式，分别按顺序将 1～10 号星星逐一摘下。两个幼儿可互换角色重复游戏。（参见图 5-2-4、图 5-2-5）

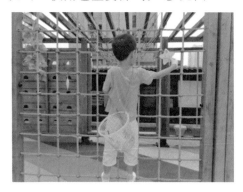

图 5-2-4

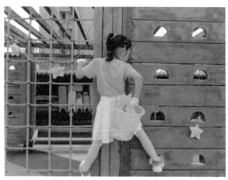

图 5-2-5

指导语

· 一个小朋友将 1～10 号的小星星挂上去，另一个小朋友按 1～10 的数字顺序将小星星摘下来。挂小星星的小朋友要动脑筋想一想，怎样挂才会让摘小星星的小朋友感到有难度。

观察要点

· 摘星星的幼儿能否灵活在攀爬墙上自由上下、左右移动，脚步的跨度如何，手脚配合是否协调。

· 挂星星的幼儿能否自主、灵活地设计攀爬路线。

幼儿可能出现的表现

· 只在单一的攀爬墙上进行移位，不会尝试跨越不同类型的攀爬墙面进行移位。

· 能跟随星星数字的顺序路线进行移位攀登，但只能摘下部分星星，或者中途驻足休息后继续摘。

· 能自主选择不同的路线进行移位攀登，较快从攀爬墙一侧爬至另一侧。

支持性策略

· 不进行竞赛，鼓励幼儿达到自己的目标即可。

· 星星的数量可以先从五颗开始，随幼儿臂力的增强而逐步增加。

注意事项

· 提醒幼儿戴上防护手套，以免被网绳勒疼。

· 提醒幼儿攀爬时手抓紧、脚踩稳。

（程显兰执教、编写，吴艳青指导）

游戏三　小小消防员

动作发展水平	水平三
年龄段	5～6岁
核心动作	左右移位攀登、障碍攀登
游戏总目标	· 尝试在攀登器械上进行障碍攀登，发展动作的灵敏性、协调性和平衡能力。 · 掌握基本的攀爬安全防护知识，懂得保护自己。 · 能勇敢、沉着地面对挑战。 · 能有序游戏，不推挤同伴。
观察要点	· 幼儿能否较熟练、灵活地在攀爬墙上做移位、跨障碍、钻圈等动作，动作是否灵敏、协调。

初始游戏　跨越管道

目　标

· 尝试在攀爬墙上左右攀爬、跨过纸盒障碍，增强手的抓握力，发展动作的协调性、灵活性及平衡性。

准　备

· 材料：高2.2 m、长10 m的攀爬墙，起点、终点标志，纸盒若干，铃铛1个，软垫若干。

· 环境：在场地上放置攀爬墙，贴上起点、终点标志，在攀爬墙前放置软垫。在终点处的攀爬墙顶端悬挂一个铃铛，在攀爬墙中间贴上三列纸盒障碍。（参见图5-3-1）

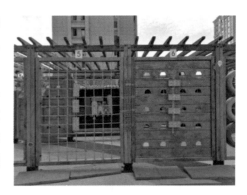

图5-3-1

玩　法

· 幼儿扮演消防员，从红色起点处出发，左右移位攀登，想办法跨过纸盒障碍，不把纸盒碰掉，到另一边蓝色终点处"拉响警报"（拍响铃铛）后爬

金教鞭

下。(参见图 5-3-2、图 5-3-3)

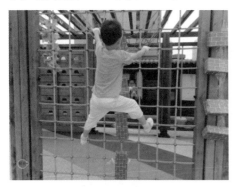 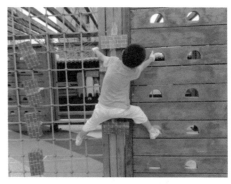

图 5-3-2   图 5-3-3

指导语

·小小消防员们要爬上攀爬墙拉响警报,可是攀爬墙上出现了三条粗粗的管道,消防员可以怎样安全地跨过?

观察要点

·幼儿能否顺利跨过障碍并坚持从起点移位至终点。

·幼儿跨越障碍时脚步及身体姿势如何。

幼儿可能出现的表现

·手抓紧,身体稍向后靠,一脚小心地跨过纸盒,踩稳后另一脚再紧跟跨过。

·加大跨越的步伐,小心跨过纸盒。

支持性策略

·将竖放的纸盒横放,改变障碍物的宽度,增加攀爬中跨越的难度。

·在攀爬墙上增设呼啦圈,引导幼儿在攀爬时钻过呼啦圈。

注意事项

·提醒幼儿有序跨过障碍,不推不挤。

·提醒幼儿跨过障碍时要抓紧、踩稳。

推进一　穿越火圈

目　标

·挑战在攀爬墙上左右攀爬并钻过呼啦圈,进一步发展动作的协调性、灵活性及平衡性。

准 备

·材料：高 2.2 m、长 10 m 的攀爬墙，直径为 55 cm 的呼啦圈若干，起点、终点标志，铃铛 1 个，软垫若干。

·环境：在场地上放置攀爬墙，贴上起点、终点标志，在攀爬墙前放置软垫。在终点处的攀爬墙顶端悬挂一个铃铛，在攀爬墙上每隔 1 m 固定一个呼啦圈。（参见图 5-3-4、图 5-3-5）

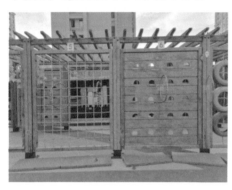 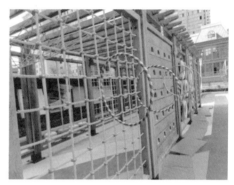

图 5-3-4　　　　　　　　　　　　　　图 5-3-5

玩 法

·幼儿扮演消防员，从红色起点处出发，钻过呼啦圈，再攀到蓝色终点处，"拉响警报"（拍响铃铛）后爬下。（参见图 5-3-6、图 5-3-7）

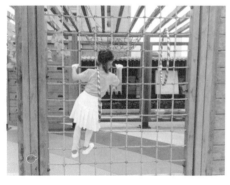 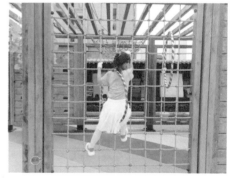

图 5-3-6　　　　　　　　　　　　　　图 5-3-7

指导语

·小小消防员们，在拉响警报的过程中，墙上出现了火圈，试试看怎样安全地钻过。

观察要点

- 幼儿钻呼啦圈时身体姿势如何，是头先钻过还是脚先钻过。
- 呼啦圈大小是否影响幼儿顺利钻圈。
- 不同身形及臂力水平的幼儿是否都能完成。

幼儿可能出现的表现

- 头先钻过，身体直立，直接将圈蹲掉挂在身上，挑战失败。
- 侧身蹲下，以"头—肩—身体—脚"的顺序依次钻过圈，会时刻关注身体与圈的距离，挑战成功。
- 脚钻过圈，蹲下身体，头钻过圈，身体斜着钻过圈，带动另一只脚钻过圈，挑战成功。

支持性策略

- 适时调整呼啦圈的大小，逐步将圈缩小，增大挑战的难度。
- 结合钻的游戏提高幼儿动作的灵活性、协调性。

注意事项

- 幼儿钻圈时注意提醒幼儿抓紧、踩稳，避免踏空。
- 提醒幼儿保持适当的距离，有秩序地依次通过。

（程显兰执教、编写，吴艳青指导）

游戏四 好玩的绳索

动作发展水平	水平三
年龄段	5～6 岁
核心动作	斜坡攀绳、垂直攀绳、攀登翻越
游戏总目标	• 借助绳索的力量，手脚交替地进行斜坡及垂直墙面的上下攀爬。 • 增强四肢的肌肉力量，尤其是手的握力和手臂的肌肉力量，发展平衡能力、灵敏性、协调能力。 • 培养勇敢、沉着、顽强、谨慎、自信的品质。
观察要点	• 幼儿攀绳的动作是否规范。

初始游戏 森林救援队

目 标

· 尝试双手抓握绳索交替发力，手脚协调地攀上 30°～40°的斜坡。

准 备

· 材料：30°～40°的斜坡、2～4 m 长的绳索。

· 环境：将绳索一头固定在斜坡上方。

玩 法

· 幼儿站在斜坡前。游戏开始，幼儿双手抓握绳索，脚蹬在斜坡面上，双手交替向上拉紧绳索，双脚交替蹬坡面，借助绳索发力向上攀爬，攀上斜坡后从斜坡另一侧返回。（参见图5-4-1）

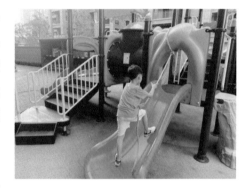

图 5-4-1

指导语

· 小朋友，请双手拉着绳索顺着滑梯的斜坡往上攀爬。

观察要点

· 幼儿是否大拇指与四指分开握绳。

· 幼儿在握绳攀爬过程中四肢协调性如何、身体是否后仰。

幼儿可能出现的表现

· 双手抓握绳索向上交替用力，脚步动作未跟上，手脚协调性不够，无法攀上斜坡。

· 一只手拽着绳索，另一只手扶着斜坡向上爬，无法攀上斜坡。

· 双脚交替向上蹬，而双手握绳停留在原处，身体无法保持平衡，无法攀上斜坡。

· 双手交替握住绳索，每向上握一段，双脚就并步向上移动一步，较为吃力地攀上斜坡，且速度较慢。

· 双手抓握绳索交替发力，身体后仰，手脚协调，快速地攀上斜坡。

支持性策略

· 组织幼儿观察和讨论怎样握绳攀爬斜坡才能成功。

· 幼儿四肢力量较弱，手脚协调性不足，可开展相应游戏进行练习，如提物行走、骑行、推小车等游戏。

· 引导幼儿在掌握借用绳索攀爬斜坡的基础上尝试进行 40°～60°斜坡的上下攀爬及翻越练习（参见图 5-4-2），还可尝试 2～3 个连续三角形木质斜坡的攀爬及翻越（参见图 5-4-3、图 5-4-4）。

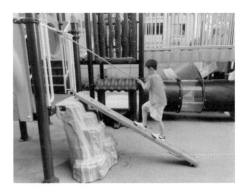

图 5-4-2

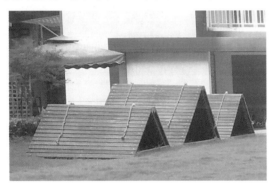

图 5-4-3

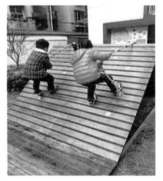

图 5-4-4

注意事项

· 在场地周围铺上软垫，做好安全工作。

· 在幼儿攀爬的过程中，既要注意保护幼儿，又要让幼儿懂得有秩序地攀爬。

推进一　勇攀高峰

目　标

· 尝试垂直上下攀爬，增加四肢力量，发展动作的灵活性、协调性和平衡性。

准　备

· 材料：脚踏若干，3～5 m 长的绳子（在绳索上打上若干绳结）若干，软垫若干，毛绒动物若干。

·环境：将打好绳结的绳索垂直悬挂在攀爬墙上，在攀爬墙顶端粘贴若干毛绒动物，在攀爬墙附近的地面上铺上软垫。

玩　法

·幼儿双手抓握绳索垂直向上攀爬，双脚可适当踏在脚踏上助力，爬到顶端后取下上面的毛绒动物，再攀绳向下返回，到地面后将毛绒动物放到指定地点即完成任务。（参见图 5-4-5、图 5-4-6）

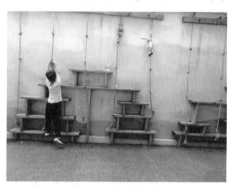

图 5-4-5

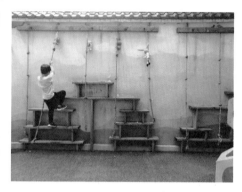

图 5-4-6

指导语

·小朋友们，今天我们要勇攀高峰，攀绳解救山峰上的小动物，能完成任务吗？

观察要点

·幼儿双手力量能否完成垂直攀绳的动作。

·幼儿能否手脚协调配合，能否适当通过脚踏助力，能否保持身体平衡。

幼儿可能出现的表现

·两手握绳，正面朝向攀爬墙，不会屈膝、蹬脚，双手不会交替向上握绳，攀绳失败。

·两手握绳，正面朝向攀爬墙，会屈膝、蹬脚，但上攀较短的距离后身体就无法保持平衡，打转下滑。

·两手握绳，正面朝向攀爬墙，会屈膝、蹬脚，双手交替上攀至一定的距离后，依附墙面脚踏休息片刻，继续上攀。

·侧面朝向攀爬墙，依靠墙面脚踏向上攀爬。

支持性策略

·组织幼儿分享交流攀绳的经验，梳理和总结垂直攀登的方法。

·在幼儿垂直攀登的臂力与抓握力不足的情况下，开展增强上肢力量的区域游戏，如攀爬垂直软梯、提水桶、拉小车等。

·针对幼儿手脚不协调的情况，多开展斜坡攀登游戏，如"小猴爬坡""勇攀轮胎山""攀登架"等游戏。

·在幼儿掌握垂直上下攀爬的动作后，鼓励幼儿尝试垂直向左、向右攀绳取物及多方位结合的曲线攀爬。

注意事项

·强调安全，提醒幼儿排队游戏。

·在场地周围铺上软垫，做好安全防护工作。

·有习惯性脱臼的幼儿不得参加该游戏。

推进二　摘星星

目　标

·在能垂直上下攀绳的基础上，尝试进行垂直墙面的曲线攀爬。

·掌握单手握绳的动作，发展动作的灵活性、协调性。

准　备

·材料：任务卡（参见下表）1张，3～5 m的绳索（在绳索上打上若干绳结）若干，各种颜色的星星若干，软垫若干。

序号	任　务	兑换礼物	图　例
任务1	从墙上取2个粉色、1个绿色、1个黄色、2个紫色的星星	小蓝鲸	
任务2	从墙上取3个绿色、3个红色、2个蓝色的星星	小狮子	
任务3	从墙上取2个紫色、3个黄色、4个粉色的星星	小羊、小象	
任务4	从墙上取4个蓝色、2个紫色、4个绿色、2个黄色、2个粉色的星星	小猴、小鹿	

·环境：在攀爬墙上垂直悬挂3～5 m长的绳索若干，在攀爬墙不同高

度、不同位置粘贴颜色不同的星星，在攀爬墙附近的地面上铺上软垫。

玩　法

·幼儿从任务卡自主选择一项任务后，攀绳而上，在攀爬墙上寻找任务卡中要求的相应颜色和数量的星星，在寻找星星的过程中，完成上下、左右移位及曲线攀绳，完成任务后攀绳而下。（参见图5-4-7、图5-4-8）

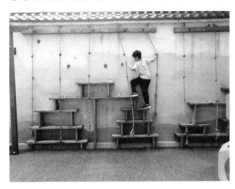
图 5-4-7

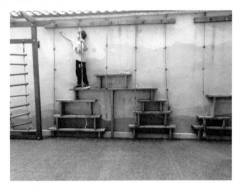
图 5-4-8

指导语

·今天小朋友们完成挑战任务就可以成为"攀登高手"，看看谁能勇敢完成任务。

观察要点

·幼儿能否交替双手抓握绳索，进行上下、左右移位。

·幼儿能否借助双手抓握绳索的拉力让双脚进行攀登。

·幼儿寻找星星的持续时间多长，任务难度是否适宜。

幼儿可能出现的表现

·不懂得抓握在绳结上方，从侧面攀上第一层脚踏后，直接忽视绳索，侧移下爬。

·努力尝试用绳索拉力支撑身体攀爬，但往往因手抓握不住绳索而攀绳失败。

·懂得抓握在绳结上方，努力从侧面攀上脚踏，并尝试通过换手抓握不同的绳索进行左右移位。

支持性策略

·增加游戏的趣味性。根据幼儿游戏的情况，为幼儿提供背篓、沙袋等

金教鞭

开展"运送物资"游戏，让幼儿进行负重攀爬练习。

注意事项

·应在攀绳场地下设置软垫等，以保护幼儿安全。

·要注意观察幼儿的情绪状态，掌握活动量，注意动静交替，不要使幼儿过于疲劳。

（周文君、陆继淑、吴建洁执教和编写，吴艳青指导）

第六章　钻

钻是将身体紧缩从狭窄的空间穿过的一种动作，是生活中常见的一种动作技能。幼儿多参与钻的运动，可以锻炼下肢肌肉力量、腰背部肌肉力量，发展柔韧性、灵敏性及协调性。

第一节　概述

一、幼儿钻的动作发展特点

幼儿很小的时候就在一定的情境中喜欢钻的活动。3 岁的幼儿还不能掌握低头、弯腰、屈膝、紧缩等钻的正确动作，空间感知能力欠缺。随着平衡能力、协调性、灵敏性、柔韧性等身体素质的发展，幼儿逐渐能有意识地控制自己的身体，平衡、准确地钻过各种障碍物。

水平一（3～4 岁）	水平二（4～5 岁）	水平三（5～6 岁）
钻的过程缺乏低头、弯腰、屈膝、紧缩身体的意识，缺乏对空间的判断，平衡能力、协调性、灵敏性比较弱，常常碰触障碍物。	正面钻的动作要优于侧面钻的动作，两腿屈与伸的交替动作不够灵活，对空间的判断不够准确。	能掌握低头、弯腰、屈膝、紧缩等钻的基本动作要领，身体比较灵活、协调，基本能准确地钻过各种障碍物。

二、开展幼儿钻的活动的注意事项

幼儿由于对空间判断不够准确，钻时常常背弓得太高或顾头不顾身，在钻的活动中常常会出现碰撞障碍物的情况，年龄越小越容易碰撞，因此提供的器械应具有活动性且不宜过硬，还要确保器械稳固，不会因碰撞而倒塌。

金教鞭

三、钻的动作要领及锻炼价值

(一) 正面钻

动作要领：身体正面朝向障碍物，低头、弯腰、屈膝，一腿支撑，另一腿和头钻过障碍物，积极向前，使身体整体钻过。

锻炼价值：发展平衡能力、柔韧性，增强腿部肌肉力量。

(二) 侧面钻

动作要领：身体侧向站于障碍物前，前脚穿过障碍物，同时低头、弯腰、屈膝，使身体重心从一侧移向另一侧，躯体整体钻过障碍物后，收回后脚。

锻炼价值：发展动作的灵活性和协调性。

第二节　游戏活动实例

游戏一　机灵的小猴

动作发展水平	水平一
年龄段	3~4 岁
核心动作	正面钻
游戏总目标	• 学习正面钻，发展平衡能力、柔韧性，增强腿部肌肉力量。 • 愿意参与钻的游戏，体验游戏的快乐。
观察要点	• 幼儿是否身体正面朝向障碍物，低头、弯腰、屈膝钻过障碍物。

初始游戏　小猴探路

目　标

· 尝试正面钻，发展平衡能力、柔韧性，增强腿部肌肉力量。

准　备

· 材料：边长为 65 cm 的方框若干。

·环境：将方框连接成长约 5 m 的折线形路线，方框之间夹角约为 100°。（参见图 6-1-1）

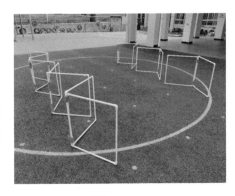

玩　法

·幼儿从起点出发，保持适当的距离，一个接一个低头、弯腰、屈膝、紧缩身体钻过方框形成的"山洞"，到达终点。（参见图 6-1-2、图 6-1-3、图 6-1-4）

图 6-1-1

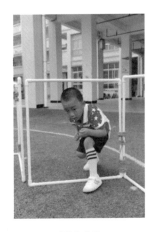

图 6-1-2

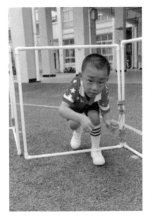

图 6-1-3

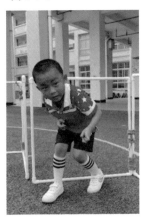

图 6-1-4

指导语

·秋天到了，树上的果子都成熟了，小猴子们用自己的方式钻过山洞到树林里摘果子吧！钻山洞时要注意跟前面的小朋友保持距离。手、膝盖不能碰地面，身体不能碰山洞边缘。试一试有没有办法钻过山洞。

观察要点

·幼儿身体能否正面朝向方框，低头、弯腰、屈膝钻过方框。

幼儿可能出现的表现

·正面朝向方框，眼睛看着方框，弯着腰先把头伸出去，两手扶着方框，再把一只脚迈出方框外，最后迈出另一只脚。

·用爬的方式过方框。

·能积极主动参与，但有时会有拥挤现象。

·钻的动作不规范，会过早低头、弯腰，钻过后又过早直立，容易碰到方框。

支持性策略

· 针对幼儿会下意识地手膝着地爬的情况，提醒幼儿用钻的方式过"山洞"。

· 教师示范或个别幼儿示范：低头、弯腰、屈膝过"山洞"，手、膝盖不着地，不触碰方框的边缘。也可以用简单的口令"一弯，二跨，三起，钻过小山洞"，引导幼儿掌握动作要领。

· 改变方框边长及排列路线，缩小方框连接的角度，增加方框密度，提高难度，进一步锻炼幼儿的空间判断能力及动作的协调性。

注意事项

· 关注方框材料的安全问题。

· 关注幼儿的运动强度和情绪。

推进一　爱动脑筋的小猴

目　标

· 用正面钻的方式过"山洞"，发展平衡能力和协调能力，增强腿部肌肉力量。

准　备

· 材料：边长为 65 cm 的方框若干。

· 环境：将方框连接成 U 形路线，方框之间的夹角可自主调整。（参见图 6-1-5）

玩　法

· 幼儿从起点出发，正面钻过一个个方框形成的"山洞"，到达终点。

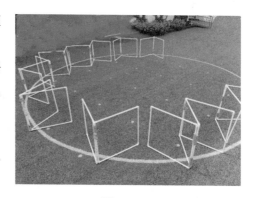

图 6-1-5

指导语

· 今天我们要当小猴子，勇敢地钻过长长的山洞。钻的时候要低头、弯腰、屈膝，眼睛看前面，身体不要碰到山洞边缘。

观察要点

· 幼儿身体能否正面朝向方框，低头、弯腰、屈膝钻过，头和身体不触碰方框的边缘。

· 幼儿能否勇往直前，坚持从起点钻到终点。

幼儿可能出现的表现

· 能观察和判断方框的空间位置，低头、弯腰、屈膝，正面钻的动作比较到位；但有时会手扶方框钻过去。

· 小心翼翼地钻，不能大胆、灵活、迅速地钻过方框。

· 能自主做出侧面钻的动作。

支持性策略

· 引导幼儿持物钻，减少身体触碰方框的机会。

· 改变方框夹角，调整"山洞"的高度，引导幼儿根据"山洞"的高度，变化重心钻过。（参见图 6-1-6）

· 继续引导幼儿观察方框后再钻，培养幼儿的空间知觉。

· 鼓励幼儿在钻过方框时加快速度。

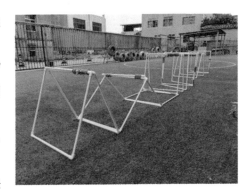

图 6-1-6

注意事项

· 关注方框连接的牢固性，提醒幼儿不破坏方框。

· 提醒幼儿从起点开始游戏。

（林凤娇执教、编写，朱益谦指导）

游戏二 小企鹅冒险记

动作发展水平	水平一
年龄段	3～4 岁
核心动作	正面钻
游戏总目标	· 继续学习正面钻，发展腿部力量及平衡能力、柔韧性。 · 遵守游戏规则，懂得保护自己，注意安全。
观察要点	· 幼儿能否身体正面朝向障碍物，低头、弯腰、屈膝钻过障碍物。

初始游戏 小企鹅过冰洞

目　标

·尝试用自己喜欢的方式过障碍物。

准　备

·材料：直径为 50 cm 的动物钻圈若干，大小不同的彩色圈、固定架若干。

·环境：将圈摆放成直线路径，圈与圈间隔 3 m 左右，创设成"冰洞"场景。（参见图 6-2-1）

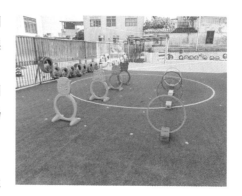

图 6-2-1

玩　法

·幼儿扮小企鹅，自主选择"冰洞"，一个接一个钻过"冰洞"，到达"大海"。（参见图 6-2-2、图 6-2-3）

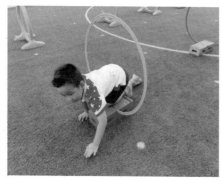

图 6-2-2

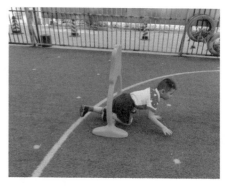

图 6-2-3

指导语

·小企鹅们，你们能想办法钻过冰洞吗？钻过冰洞时要注意跟前面的小朋友保持距离，身体不能碰圈。

观察要点

·幼儿过圈的动作方式。

幼儿可能出现的表现

·用手膝爬、正面钻的方式过圈。

·正面钻的动作不规范，会撞到圈，例如：低头、弯腰、屈膝不够；过早低头、弯腰，钻过后又过早直立；速度过快；等等。

·喜欢参与钻的游戏，乐此不疲地重复游戏。

支持性策略

·组织幼儿交流讨论：你是用什么方式钻过"冰洞"的？引导幼儿感知过"冰洞"的多种方式，并请会正面钻的幼儿示范钻的动作。

·用语言暗示、指导幼儿钻，如"试一试弯腰、下蹲、低头过冰洞"，也可用简单的口令"一蹲，二跨，三起，钻过小冰洞"引导幼儿钻。

·提醒幼儿钻的时候与同伴保持一定的距离。

推进一　小企鹅探险

目　标

·尝试用正面钻的方式钻过障碍物。

准　备

·材料：动物钻圈若干，平衡木1架、体操垫1块，企鹅头饰若干。

·环境：在起点位置投放3 m长的平衡木和体操垫，在其后分别放置三个动物钻圈，每个钻圈间隔1 m左右，在最后一个钻圈后面1 m处设置终点。（参见图6-2-4）

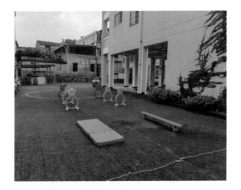

图 6-2-4

玩　法

·幼儿扮小企鹅，自由选择路径，一个接一个地走过平衡木或爬过体操垫，然后正面钻过动物钻圈，到达终点。（参见图6-2-5、图6-2-6、图6-2-7）

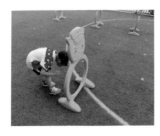

图 6-2-5

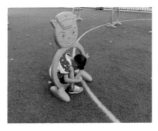

图 6-2-6

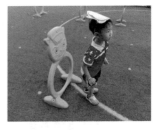

图 6-2-7

指导语

· 小企鹅们，我们要想办法钻过冰洞，还不能碰倒冰洞。钻冰洞时手、膝盖不能碰到地面，要低头、弯腰、膝盖弯曲，身体不碰冰洞。大家试一试吧！

观察要点

· 幼儿是否会正面钻圈。

· 幼儿能否保持一定的距离游戏，不推挤同伴。

幼儿可能出现的表现

· 能有序、依次游戏，并保持一定的距离。

· 能正面朝向圈，眼睛看着圈，弯着腰先把头伸出去，接着把两只手伸出去，然后一只脚迈出圈外，最后迈出另一只脚。

· 两手扶着圈钻过去。

· 双腿直立、弯腰、低头钻过圈。

· 腿部力量不足，出现摔倒的现象。

· 出现侧面钻。

支持性策略

· 提醒幼儿用规范的动作正面钻圈。

· 引导幼儿持物钻，减少幼儿手部触碰圈的机会。

（唐尾治执教、编写，朱益谦指导）

游戏三　钻红墙（集体教学活动）

动作发展水平	水平二
年龄段	4～5岁
核心动作	正面钻、侧面钻
观察要点	· 幼儿是否身体正面朝向或侧面朝向障碍物。 · 幼儿是否前脚穿过障碍物，同时低头、弯腰、屈膝，使身体重心从一侧移向另一侧，躯体整体钻过障碍物后，收回后脚。

目　标

· 尝试用正面钻、侧面钻的方式钻过"红墙"，发展柔韧性、灵敏性和协调性。

· 能一个一个有序地参与活动，遵守游戏规则。

准 备

· 材料：70 cm 高的"红墙"4
面，平衡木 2 架，体操垫 2 块，老鼠
头饰若干，粮食玩具若干，背景音乐。

· 环境：在起点位置先后投放 3 m
长的体操垫和平衡木，在其后 1 m 处
放置两面"红墙"，"红墙"之间间隔
1 m 左右，在距离第二面"红墙"1 m
处设置终点。（参见图 6-3-1）

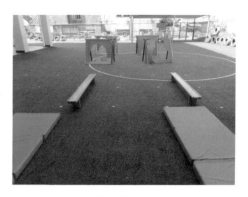

图 6-3-1

过 程

一、开始部分：师幼做热身运动，激发幼儿兴趣。

教师扮演"鼠老大"，幼儿扮演"小老鼠"，教师带领幼儿活动头部、腰
部、上肢和下肢。

二、基本部分：创设游戏情境，引导幼儿钻过"红墙"。

指导语：小老鼠们，大脸猫在草地上建了一个仓库，里面储存了好多粮
食，可是在路上有几个高高的红墙。我们去粮食仓库偷粮食得想办法钻过红
墙，还不能碰到红墙惊动大脸猫，我们一起先来探探路。

（一）鼠小弟探路：初次尝试钻过"红墙"，探索钻洞的方法。

1. 指导语：看，红墙在那儿，小老鼠们要小心钻过去，注意手和膝盖不
能碰地，身体不能碰到红墙。

2. 玩法："小老鼠"们分成两组，一个接一个爬过体操垫，再走过平衡
木，然后钻过不同镂空图形的"红墙"，如果碰到了"红墙"，惊动了"大脸
猫"，则被"大脸猫"抓住。（参见图 6-3-2、图 6-3-3、图 6-3-4）

3. 幼儿尝试钻过"红墙"，自主探索钻洞的方法。

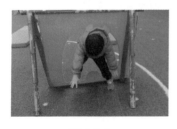
图 6-3-2

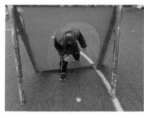
图 6-3-3

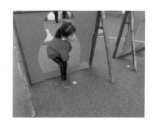
图 6-3-4

4. 集中讨论：红墙上有各种形状的洞，你们刚才钻过红墙的时候有没有被大脸猫发现？用了什么办法钻过去？洞比较小、矮的时候怎么办？

5. 请个别幼儿示范并共同梳理、小结钻过"红墙"的方法：一是身体正面朝向"红墙"，低头、弯腰、屈膝、紧缩身体，正面钻过"红墙"；二是身体侧向"红墙"，前脚穿过"红墙"，同时低头、弯腰、屈膝，使身体重心从一侧移向另一侧，钻过"红墙"。

（二）鼠小弟运粮：运用正面钻、侧面钻的方式再次钻过"红墙"，提高动作的协调性与灵敏性。

1. 指导语：小老鼠们，我们用刚才大家一起想的好办法钻过红墙到仓库运粮食吧，记住手和膝盖不能碰地，身体不能碰到红墙引出大脸猫哦。

2. 玩法：用正面钻、侧面钻的方式钻过"红墙"，同时要注意手和膝盖不能碰地，身体不能碰到"红墙"。

3. 幼儿游戏：教师观察幼儿钻洞的方式，提升幼儿动作的规范性。

（三）学做运粮小能手：增加速度，较规范地过"红墙"，体验游戏的趣味性。

1. 指导语：小老鼠们，仓库里还有粮食，我们这回用更快的速度去取粮食，让大脸猫见识我们的厉害，好吗？我们分成两组来比赛，看看哪一组最先取完粮食。还是要记住手和膝盖不能碰地，身体不能碰到红墙引出大脸猫哦。

2. 玩法：幼儿分成两组，一个接一个爬过体操垫，再走过平衡木，然后钻过不同镂空图形的"红墙"，到达终点拿取一样"粮食"，从两侧返回起点。哪组较快取完"粮食"，哪组即获胜。如果把"红墙"碰倒了，要迅速扶起再游戏。

三、结束部分。

（一）组织幼儿跟随音乐做放松活动。

（二）组织幼儿收拾整理器械。

延　伸

·鼓励幼儿设置不同的游戏情境进行游戏。

·增加竞赛性的情境，提高幼儿钻的速度，锻炼幼儿动作的灵活性和平衡能力。

（陈翰斌执教、编写，林凤娇指导）

游戏四　小猴探险记

动作发展水平	水平二
年龄段	4～5 岁
核心动作	正面钻、侧面钻
游戏总目标	• 能判断钻的空间，进行正面钻或侧面钻，提高动作的协调性和灵敏性，增强下肢力量。 • 不怕困难，勇于挑战自我，体验钻的游戏的快乐。
观察要点	• 幼儿是否身体正面朝向或侧面朝向障碍物。 • 幼儿是否前脚穿过障碍物，同时低头、弯腰、屈膝，使身体重心从一侧移向另一侧，躯体整体钻过障碍物后，收回后脚。

初始游戏　小猴钻山洞

目　标

• 能身体面向竹马，低头、弯腰、屈膝钻过。

准　备

• 材料：60 cm 和 70 cm 高的竹马若干。

• 环境：在场地上纵向摆放若干个高低不同的竹马。（参见图 6-4-1）

玩　法

• 幼儿自由选择路线，依次、有序地钻过"山洞"到达终点。其间与同伴保持适当的距离，注意安全。

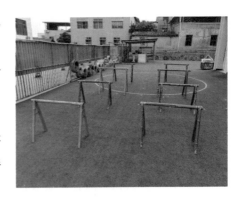

图 6-4-1

指导语

• 小猴子们，今天的天气真好，看山的那边有许多桃子，我们去摘一些吃吧！在去摘桃子的路上会遇到高高低低的山洞，记住身体不能触碰山洞边缘，手和膝盖不能触碰地面。

观察要点

• 幼儿钻过竹马时是否低头、弯腰、屈膝。

- 幼儿能否有序、依次游戏，并与同伴保持一定的距离。
- 幼儿是否勇往直前、不怕困难。

幼儿可能出现的表现

- 多数幼儿用正面钻的方式，钻过竹马的过程中能较好地低头、弯腰、屈膝。
- 个别幼儿钻过竹马时会下意识地手膝着地爬。
- 个别幼儿会小心翼翼地钻，不够大胆。

支持性策略

- 用语言提醒幼儿用钻的方式过竹马。
- 创设情境，添加辅助材料，可在竹马上方悬挂小铃铛，玩"小猴别碰铃铛"游戏，要求幼儿通过时不触碰小铃铛，增加钻的难度。（参见图6-4-2、图6-4-3）

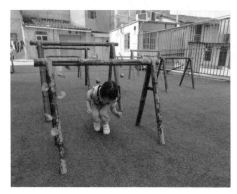 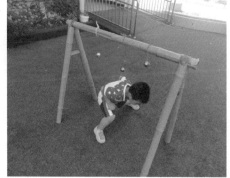

图 6-4-2　　　　　　　　　　　　　　　图 6-4-3

注意事项

- 活动中关注幼儿的运动强度和情感需要。
- 活动后组织幼儿放松肌肉。

推进一　小猴大比拼

目　标

- 尝试用侧面钻的方式钻过障碍物，提高身体协调性和灵敏性。

准　备

- 材料：60 cm 和 70 cm 高的竹马（上方悬挂小铃铛；底部绑皮筋，有的绑一根皮筋，有的绑两根皮筋）若干。

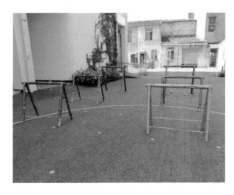

· 环境：在场地上设置直线形的竹马"山洞"，将绑一根皮筋的"山洞"和绑两根皮筋的"山洞"前后交替摆放。（参见图6-4-4）

玩　法

· 幼儿扮小猴，自由分组，选择路径，依次钻过高低不同的竹马到达终点，从两侧返回起点，再开始游戏。若在路上碰到竹马、绳子或铃铛，则返回起点重新游戏。（参见图6-4-5、图6-4-6、图6-4-7）

图 6-4-4

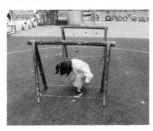

图 6-4-5

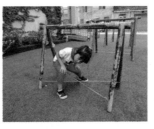

图 6-4-6

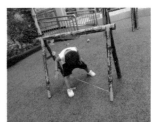

图 6-4-7

指导语

· 小猴子们，狡猾的大灰狼为了防止小猴子们去摘好吃的桃子，不仅在山洞上方挂了铃铛，还在山洞底部安装了绳子。想一想怎样钻才能既跨过绳子又不碰到铃铛。

观察要点

· 幼儿用什么方法钻。

· 幼儿钻的过程中动作的灵活性、协调性如何。

幼儿可能出现的表现

· 大部分幼儿能自主尝试用侧面钻的方式过"山洞"。

· 侧面钻时两腿在屈与伸的交替动作方面有时还不够灵活。

· 双脚交替跨过皮筋时由于平衡能力弱、重心不稳，会手扶竹马或撑地面。

· 容易钻过绑一根皮筋的竹马，不容易钻过绑两根皮筋的竹马。

· 钻时背弓得太高，触碰到铃铛。

支持性策略

· 鼓励大胆尝试侧面钻的幼儿，游戏后请幼儿分享经验。

· 引导能力强的幼儿钻绑两根皮筋的竹马。

注意事项

· 注意竹马的稳固性。

（黄韵芳执教、编写，林凤娇指导）

游戏五　我是小·侦探

动作发展水平	水平二
年龄段	4～5 岁
核心动作	正面钻、侧面钻
游戏总目标	· 尝试用正面钻或侧面钻的方式过障碍物，发展柔韧性、灵敏性及平衡能力。 · 勇于尝试有难度的运动。
观察要点	· 幼儿是否身体正面朝向或侧面朝向障碍物。 · 幼儿是否前脚穿过障碍物，同时低头、弯腰、屈膝，使身体重心从一侧移向另一侧，躯体整体钻过障碍物后，收回后脚。

初始游戏　危险的红外线

目　标

· 能自主选择空间，用正面钻、侧面钻的方式穿越"红外线"之间的空间，增强空间概念。

准　备

· 材料：高 1.2 m 的攀登架 4 个，皮筋 1 条。

· 环境：将攀登架排成"口"字形，将皮筋上下绕在攀登架上，当作红外线。（参见图 6-5-1）

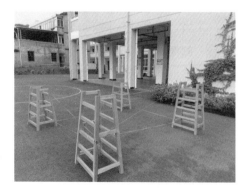

图 6-5-1

玩　法

· 幼儿尝试在不触碰"红外线"的前提下，从"红外线"之间的空间中钻过。为了避免拥挤，前面的幼儿钻过了，后面的幼儿再钻。（参见图 6-5-2、图 6-5-3）

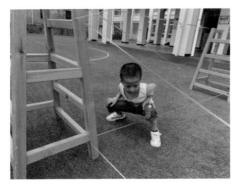 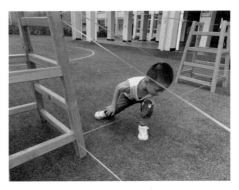

图 6-5-2 　　　　　　　　　　　　　图 6-5-3

指导语

· 小侦探们，今天要练一项本领——穿越红外线。钻的时候注意安全，手和膝盖不能碰到地面，身体不能碰到红外线。

观察要点

· 幼儿是否能用比较规范的正面钻、侧面钻的动作钻过。

幼儿可能出现的表现

· 能灵活自如地用侧面钻的方式通过"红外线"之间的空间，对空间方位的判断较好。

· 当"红外线"底下的空间较为窄小时，会用蹲走的姿势钻过。

· 侧面钻时身体蜷缩不够，触碰了"红外线"；或脚移动的时候重心不稳，双手摁到了地面上。

· 不断挑战，探索多种的方法。

支持性策略

· 活动结束后，借助照片与录像，与幼儿共同讨论钻过"红外线"之间的空间的好办法。

· 与幼儿共同商讨如何增加活动的挑战性，如缩小钻的空间、加快钻的速度等。

注意事项

· 及时发现幼儿的情绪，鼓励并尊重幼儿在游戏中的想法与意愿。

推进一　穿越红外线隧道

目　标

· 能从较小的空间中钻过，善于挑战，体验挑战成功的乐趣。

准　备

· 材料：椅背高 50 cm 的椅子若干，皮筋 1 条。

· 环境：将椅子背对背、插空排成两列，两列椅子间的距离为 1.5 m，将皮筋以折线的形式绑在椅子的最顶端。（参见图 6-5-4）

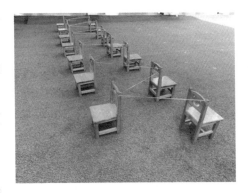

图 6-5-4

玩　法

· 幼儿从起点出发，在手和膝盖不碰到地面、身体不碰到皮筋的前提下，侧面钻过长长的"隧道"，到达终点。（参见图 6-5-5）

指导语

· 小侦探们，今天的任务有变化了——穿越红外线隧道。钻的时候手和膝盖不能碰到地面、身体不能碰到红外线。有信心吗？可以先蹲下来，一只脚先伸出去，低头、弯腰，身体钻过红外线，再收起另一只脚。试一试吧，祝你们成功。

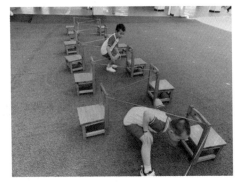

图 6-5-5

观察要点

· 幼儿是否会受环境的干预用侧面钻的方式钻过"隧道"。

· 幼儿钻的时候是否低头、弯腰、屈膝、重心前移。

- 幼儿动作是否连贯。

幼儿可能出现的表现

- 侧面钻时会先伸一只脚，再移动重心通过身体，最后收起另一只脚。
- 侧面下蹲、紧缩身体，慢慢挪过"隧道"。
- 能快速移动重心钻过"隧道"，动作灵敏。

支持性策略

- 多数幼儿掌握了侧面钻的动作要领，能坚持游戏，有较好的耐力和平衡能力。在随后的活动中，教师将继续对游戏的辅助材料和幼儿钻的路线做出调整，提高难度，进一步锻炼幼儿动作的协调性和平衡能力。

（郭雅丽执教、编写，林凤娇指导）

游戏六　各种各样的洞

动作发展水平	水平三
年龄段	5～6 岁
核心动作	正面钻、侧面钻
游戏总目标	• 针对不同的环境灵活选择正面钻或侧面钻的方式，发展动作的灵活性与协调性。 • 能与同伴自主创设游戏环境。
观察要点	• 幼儿能否根据不同的障碍物，灵活地选择钻的方式。

初始游戏　钻山洞

目　标

- 能用正面钻、侧面钻的方式，自然、协调地钻过障碍物。

准　备

- 材料：高 55 cm、长 1 m 的长凳若干。

- 环境：引导幼儿利用长凳自主设置钻"山洞"的路线。（参见图 6-6-1）

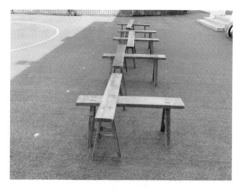

图 6-6-1

玩　法

·幼儿从起点出发，连续从凳子底下钻过，到达终点。（参见图 6-6-2、图 6-6-3）

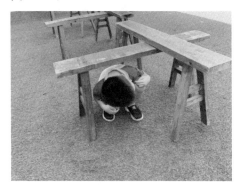
图 6-6-2

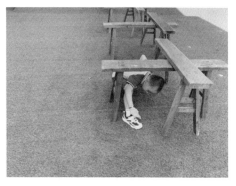
图 6-6-3

指导语

·小朋友，今天你们用长凳摆成山洞，玩钻山洞游戏。请你们边钻边想一想怎样钻比较安全。

观察要点

·幼儿能否合作协商，创设"山洞"。

·幼儿侧面钻时能否侧面朝向"山洞"，前脚穿过"山洞"，同时低头、弯腰、屈膝、前移重心，身体钻过"山洞"后，收回后脚。

幼儿可能出现的表现

·合作设置了一条直线形的钻"山洞"路线。

·用侧面钻的方式通过"山洞"，但有时头会磕到凳子。

·用正面钻的方式通过"山洞"。

支持性策略

·借助照片和录像与幼儿一起回顾游戏情况，提出要求：手和膝盖不能碰到地面，身体不能碰到凳子。

推进一　山洞里有独木桥

目　标

·能根据不同的障碍物选择钻的方式，发展平衡能力及柔韧性、灵敏性。

·能根据自己的设计图，自主选择材料搭"山洞"。

准 备

·材料：高 70 cm、宽 10 cm 的长凳，高 20 cm 的轮胎，宽 20 cm 的平衡木，高 1.2 m 的竹马，大小不同的拱形门若干。

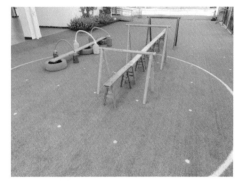

图 6-6-4

·环境：引导幼儿将长凳纵向排成一列，在长凳上方放置竹马，竹马间的距离约为 3 m；将平衡木架在轮胎上，在平衡木上放置大小不同的拱形门。（参见图 6-6-4）

玩 法

·幼儿尝试在高度、宽窄不同的"独木桥"（长凳、平衡木）上钻过"山洞"（竹马、拱形门）。（参见图 6-6-5、图 6-6-6、图 6-6-7、图 6-6-8）

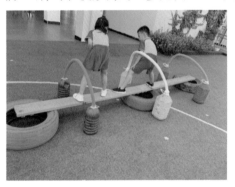

图 6-6-5

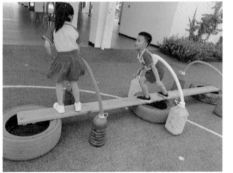

图 6-6-7

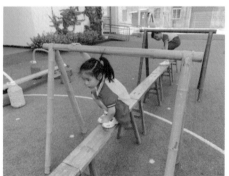

图 6-6-6

图 6-6-8

指导语

· 这次大家一起创设的山洞有高有低，有的山洞还比较小。难度变大了，小朋友们想一想，用什么办法才能钻过去呢？一起来试一试，看看谁能挑战成功。

观察要点

· 幼儿能否根据空间的大小选择钻的方式。

幼儿可能出现的表现

· 多数幼儿采用侧面钻的方式，能下蹲、降低重心钻过"山洞"。

· 钻的时候手扶"山洞"边缘。

· 个别幼儿在"独木桥"上不敢站起来，紧缩身体、侧向往前慢慢挪。

支持性策略

· 组织幼儿分享钻的经验。

· 启发幼儿思考还可以搭什么样的洞，如弧形、S 形、圆形、方形的洞，引导幼儿自己画设计图，思考搭洞用的材料。

（郭雅丽执教、编写，林凤娇指导）

游戏七　拯救动物们

动作发展水平	水平三
年龄段	5～6 岁
核心动作	正面钻、侧面钻

目　标

· 能选用不同的钻法钻过一定的空间，提高身体灵活性、平衡性、柔韧性。

· 喜欢参与钻的游戏，情绪愉悦。

准　备

· 材料：麻绳 1 卷。

· 环境：用麻绳在柱子上缠绕出"火线网"。（参见图 6-7-1）

玩　法

· 幼儿扮演救援小兵，从起点开始，钻过"火线网"，到达终点。（参见图 6-7-2、图 6-7-3）

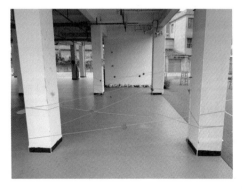

图 6-7-1

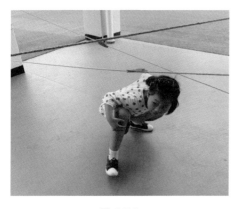 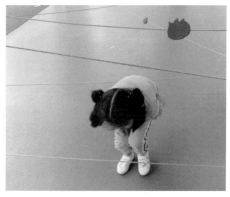

图 6-7-2   图 6-7-3

指导语

·森林里的动物们给我们发出了求援信号，让我们变成救援小兵，去拯救动物们！一起出发吧！

观察要点

·幼儿能否在"火线网"中灵活地钻。

·幼儿能否遵守游戏规则，与同伴保持适当的距离。

幼儿可能出现的表现

·积极主动参与游戏，尝试用多种方式钻过"火线网"。

·洞口小的，采用侧面钻的方式；洞口大的，采用正面钻的方式。

·钻的时候偶尔会碰触"火线"。

·能依次、有序参与游戏，并与同伴保持适当的距离。

支持性策略

·以救援的口吻鼓励幼儿观察"火线网"，共同讨论穿越"火线网"且不碰触"火线"的方法，共同梳理正面钻、侧面钻的动作要领。

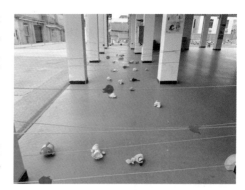

·引导幼儿持物穿越"火线网"，减小手部触碰"火线"的概率。

·在"火线"下或"火线"对面放动物玩偶若干，引导幼儿穿越"火线网"营救"小动物"。（参见图 6-7-4）

图 6-7-4

注意事项

·关注幼儿的游戏速度，提醒幼儿小心，不要被绳绊倒。

（郑伟斌执教，林凤娇编写，朱益谦指导）

第七章　爬

爬是上下肢交替移位使身体产生移动的一种运动方式。爬需要上下肢及躯干的协调配合。幼儿多参与爬行活动，不仅能发展平衡能力，还能锻炼四肢、背肌及腹背力量，提高动作的灵敏性和协调性。

第一节　概述

一、幼儿爬的动作发展特点

婴儿在七八个月就能用前臂支撑拖着身体前进，大约在 8 个半月就能用手和膝盖爬行前进，开始手臂和腿同时活动。3 岁幼儿通常能协调地手膝着地爬，愿意尝试各种各样的爬行方式，但此时的幼儿运动能力较弱，基本以手膝着地爬为主。随着运动能力的提高，全身肌肉力量、协调性、灵敏性等身体素质的发展，6 岁幼儿已能进行匍匐爬、仰身爬、多人协同爬等爬行方式。

水平一（3~4 岁）	水平二（4~5 岁）	水平三（5~6 岁）
能比较熟练地手膝着地爬行、并手并膝爬行，还能变换不同方向爬行；会躺着爬，但动作不够协调。	能进行手脚着地爬行，匍匐爬受肌肉耐力的影响，爬行的时间不长、速度不快。	能进行仰身爬、爬越等动作较难的爬行方式，还能进行多人协同爬行，动作协调、灵活。

二、开展幼儿爬的活动的注意事项

开展爬行活动应关注爬行环境的干净、卫生。

绝大多数的幼儿在自然生长中会自然习得爬的动作。教师在开展爬行活动中除了关注幼儿爬行动作的发展，还要注意通过创设富有干预的环境提高幼儿爬行的速度、灵敏性及挑战性。

三、爬的动作要领及锻炼价值

（一）手膝着地爬

动作要领：手膝着地，左（右）手和右（左）膝及小腿协调配合用力向前爬行，头稍抬起，目视前方，强调异侧手膝的同步向前及动作的协调性。

锻炼价值：增强四肢的肌肉力量以及背肌力，提高动作的协调性。

（二）并手并膝爬

动作要领：身体呈跪姿，两手相并于体前，双膝相并。爬行时，双手同时向前支撑，收腹，双膝同时向双手并拢，再次同时把双手向前支撑。

锻炼价值：增强上肢及腹背部的力量。

（三）肘膝着地爬

动作要领：身体呈跪姿，双臂屈肘，双肘着地，双臂放于头两侧。爬行时，肘膝异侧同步向前移动。

锻炼价值：增强肩部力量。

（四）手脚着地爬（猴子爬）

动作要领：手脚撑地，膝盖稍弯曲，头抬起。一般采用异侧手脚同步动作，也可采用同侧手脚同步动作来提高难度。爬行时，可采用向前、向后、侧向、转圈等方式爬。侧向爬可分为并脚侧向爬及交叉脚侧向爬。为增加难度，亦可直腿爬。

锻炼价值：锻炼四肢及躯干部位的肌肉力量和肌肉耐力。

（五）匍匐爬

动作要领：身体正面匍匐于地面，双臂屈于胸前，前臂支撑起上体，抬头。爬行时，运用两前臂依次向前扒地，结合异侧膝及小腿的屈蹬向前爬行。行进过程中臀部始终不抬起。

锻炼价值：提高上下肢协调能力，增强肩、背、腰部力量。

（六）仰身爬（螃蟹爬）

动作要领：头朝向终点，仰面朝上，双手及双脚着地，指尖朝侧前方，双膝弯曲，仰撑于地面，臀部不着地。一般采用同侧手脚同步配合行进。仰身爬也可采用双肩着地，结合双脚进行爬行。

锻炼价值：提高腹背部力量及协调能力、平衡能力。

（七）多人协同爬

动作要领：前面的幼儿跪于地面，双手支撑于体前，两踝关节绷直，后面的幼儿两手分别握于前面幼儿的踝关节处，协同向前。

锻炼价值：提高合作能力及动作的协调性。

第二节　游戏活动实例

游戏一　我是快乐小乌龟

动作发展水平	水平一
年龄段	3～4 岁
核心动作	手膝着地爬
游戏总目标	• 能手膝着地爬行，发展上下肢协调能力。 • 积极参与爬行活动，情绪愉悦，不怕累。
观察要点	• 幼儿是否头稍抬起，目视前方，手膝着地协调爬行。

初始游戏　我是小乌龟

目　标

• 能手膝着地模仿乌龟爬行，发展上下肢协调能力。

• 学习有序爬行，遵守游戏规则。

准　备

• 经验：幼儿观察过乌龟爬行。

• 材料：宽 70 cm、厚 8 cm、长 2 m 的体操垫 4 块。

• 环境：将四块体操垫分成两组，将两块体操垫连接组合成 4 m 长的"草地"。（参见图 7-1-1）

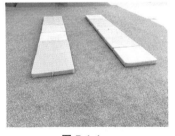

图 7-1-1

玩　法

• 幼儿一个接一个排队，自由在体操垫上爬行。

指导语

• 小朋友，我们来学小乌龟爬。小乌龟从垫子的这一头爬到那一头，爬完垫子站起来走回起点继续爬。

观察要点

·幼儿能否自然、协调地爬行。

幼儿可能出现的表现

·能手膝着地向前爬行。

·手膝着地爬的动作不够规范：有的幼儿手和膝盖着地，双脚高高跷起，脚背远离体操垫；有的幼儿爬的过程中总是低头看体操垫；有的幼儿手半握拳或紧握拳；有的幼儿手腕向外撑地。

支持性策略

·请动作比较规范的幼儿示范爬行，引导其他幼儿感知手膝着地爬的正确动作。

注意事项

·活动前关注场地和体操垫是否安全、卫生。

推进一　小乌龟去旅行

目　标

·能动作协调、有序地进行手膝着地爬行。

准　备

·材料：体操垫若干，宽 10 cm、长 15 cm 的积木若干，直径为 40 cm 或 50 cm 的圆圈、钻圈若干，瓶子若干。

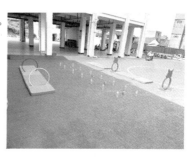

图 7-1-2

·环境：创设三条不同的道路，用圆圈、钻圈、积木或瓶子在道路上设置障碍。（参见图 7-1-2）

玩　法

·幼儿自选不同的道路，扮演乌龟进行手膝着地爬。（参见图 7-1-3）

指导语

·小乌龟们，咱们今天去旅行，数一数有几条道路（三条），选择喜欢的道路去旅

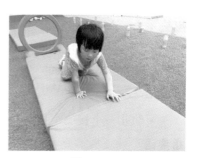

图 7-1-3

行吧。

观察要点

· 幼儿动作是否协调、灵活，是否有序地进行手膝着地爬行。

幼儿可能出现的表现

· 能灵活地在障碍物间爬行。

· 有的幼儿爬行的速度比较快，有的幼儿爬行的速度比较慢。

· 有的幼儿爬行动作不够协调。

· 由于积木比较矮，有的幼儿从积木上爬过。

支持性策略

· 大部分幼儿掌握了手膝着地爬的基本要领。在后续的活动中可以对游戏的辅助材料和幼儿的爬行路线做出调整，提高难度，进一步锻炼幼儿动作的协调性和平衡能力，具体为：（1）在爬行路线中设置高低不同的障碍物。（2）设置曲线爬行路线。（3）引导幼儿在高低、宽窄不同的平衡木上爬行。（4）引导幼儿倒着爬、快速爬等。

注意事项

· 提醒幼儿爬行时应注意与同伴保持一定的距离。

（郭雅丽执教、编写，林凤娇指导）

游戏二　毛毛虫

动作发展水平	水平一
年龄段	3～4 岁
核心动作	并手并膝爬
游戏总目标	· 能并手并膝自然、协调地向前爬，发展上肢及腹背部力量。 · 愿意参加爬行活动，体验集体运动的快乐。
观察要点	· 幼儿是否头稍抬起，目视前方，并手并膝爬行。

初始游戏　我是毛毛虫

目　标

- 尝试模仿毛毛虫爬，发展上肢及腹背部力量。
- 愿意参加爬行活动，体验游戏的乐趣。

准　备

- 经验：幼儿看过毛毛虫爬行的录像或亲眼看过毛毛虫爬行。

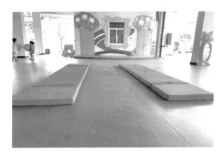

图 7-2-1

- 材料：长 1.5 m、高 5 cm 的体操垫 4 块。
- 环境：在宽敞平坦的场地上用四块体操垫摆设两条"小路"。（参见图 7-2-1）

玩　法

- 幼儿扮演虫宝宝，以"小路"的一头为起点，另一头为终点，依次、有序地爬过"小路"，如此循环游戏。（参见图 7-2-2）

指导语

- 小朋友知道了毛毛虫是怎么爬的，今天你们也来当虫宝宝，比比谁爬得最像虫宝宝。

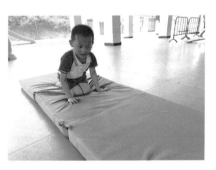

图 7-2-2

观察要点

- 幼儿是否用并手并膝爬的方式模仿毛毛虫一伸一曲地爬行。
- 幼儿能否遵守游戏规则，与同伴保持一定的距离游戏。

幼儿可能出现的表现

- 在模仿毛毛虫爬行时，表现出多种形态：有的幼儿双臂贴垫蠕动爬，有的幼儿手膝着地爬，有的幼儿并手并膝爬，等等。
- 能排队依次爬过体操垫，但不懂得与同伴保持一定的距离。

支持性策略

- 游戏后组织幼儿交流分享模仿毛毛虫爬行的方式，鼓励幼儿用并手并膝的方式爬行；请个别幼儿示范并手并膝爬行的动作。

· 创设户外运动区游戏环境，引导幼儿在游戏情境中学习并手并膝爬行的动作。

注意事项

· 游戏前检查体操垫的安全性。

· 游戏中提醒幼儿与同伴保持距离，不要用脚蹬同伴。

推进一　毛毛虫运果子

目　标

· 能膝盖夹物并手并膝自然、协调地向前爬。

准　备

· 材料：长 1.2 m、宽 60 cm 的桌子 8 张，遮布 2 块，棉球若干，篮子 2 个。

· 环境：将八张桌子分两组，将每组四张桌子横向连接起来，并用遮布覆盖桌面，创设"阳光隧道"。

玩　法

· 幼儿扮演虫宝宝，从"阳光隧道"的起点出发，双膝跪地，将"果子"（棉球）夹在双膝之间，并手并膝地爬过"阳光隧道"，最后将"果子"送到规定的篮子中。"果子"要夹在两膝之间，不能掉下来；如果掉下来，要重新捡起夹住后往前爬行。（参见图 7-2-3、图 7-2-4）

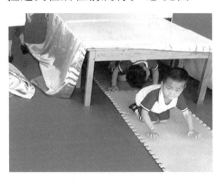
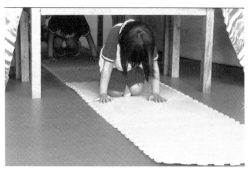

图 7-2-3　　　　　　　　　　　　　　　　图 7-2-4

指导语

·虫宝宝们，今天我们要用膝盖运送果子。果子要夹在两个膝盖之间。记住手指张开、双手撑地并膝爬，夹紧果子爬。如果果子中途掉下来，要把它捡起来重新夹好再向前爬。

观察要点

·幼儿是否会用膝盖夹住"果子"并手并膝地爬过"阳光隧道"。

·幼儿遇到拥挤时是否会等待。

幼儿可能出现的表现

·能积极地参与游戏，基本能做到并手并膝往前爬，有的幼儿还会抬头认真观察"隧道"，小心翼翼地往前爬行。

·个别幼儿会出现手拿"果子"爬行的情况。

·出现肘膝着地、并肘并膝爬行的情况。

·规则意识较薄弱，存在拥挤的现象。

支持性策略

·针对部分幼儿并手并膝动作不规范的情况，引导幼儿练习并手并膝爬行的动作。

·通过创设不同路径、提升坡度等，提高幼儿游戏的难度，满足幼儿不同动作发展水平的需要。

注意事项

·提醒幼儿小心，不要碰到"阳光隧道"的边缘。

推进二 毛毛虫本领大

目 标

·能在一定高度和坡度的器械上并手并膝爬，发展上肢及腹背部力量。

准 备

·材料：长 2 m、宽 20 cm 的木板若干，轮胎若干。

·环境：将四块木板两两并在一起，其中一端对接搭在一个轮胎上。（参见图 7-2-5）

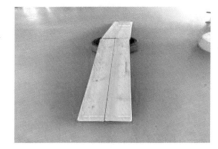

图 7-2-5

玩　法

•幼儿扮演虫宝宝，朝同一方向用并手并膝爬的方式从一头爬到另一头，从两侧返回重新游戏。（参见图7-2-6）

指导语

•虫宝宝们，你们要用并手并膝的本领爬过去。路上一定要小心，不要掉下去。要学会排队，不能靠得太近哦！

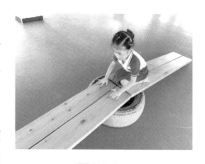

图 7-2-6

观察要点

•幼儿能否并手并膝在设置的路线上爬行。

•幼儿是否懂得与同伴保持一定的距离。

幼儿可能出现的表现

•基本上可以做到并手并膝爬，但动作比较慢，腹部力量比较弱。

•开始有较好的规则意识，懂得与同伴保持一定的距离，有序排队游戏。

支持性策略

•提醒幼儿向上爬时加快速度，向下爬时把握好重心。

•可创设高低不同的斜坡，让幼儿选择不同的斜坡爬行。

（谢奇萍执教、编写，朱益谦指导）

游戏三　勤劳的小蚂蚁

动作发展水平	水平二
年龄段	4～5岁
核心动作	肘膝着地爬
游戏总目标	•能肘膝着地爬行，发展腰部、背部力量及手脚协调能力。
观察要点	•幼儿是否肘膝着地，控制好身体姿势爬行。

初始游戏　小蚂蚁搬豆豆

目　标

•能控制脚的高度，手脚协调地运用肘膝着地爬的方式前进。

准　备

·材料：软垫、棉球若干，篮子 2 个。

·环境：将软垫铺成"路"，在"路"的一端放一个装有棉球的篮子，另一端放一个空篮子。

玩　法

·幼儿双手各拿一个棉球，两膝跪在垫子上肘膝着地爬行，爬到对面后将棉球放到篮子里，再重新返回，继续游戏。

指导语

·今天，我们要来玩"小蚂蚁搬豆豆"游戏，小蚂蚁手拿豆豆，怎么爬行呢？大家一起来试试，把豆豆搬到对面的篮子里，再回到队伍后面继续搬。

观察要点

·幼儿能否肘膝着地、手臂位于头的两侧、异侧肘膝同步向前爬。

·幼儿前进时重心是否保持平稳，上身是否会向前倾倒。

·幼儿在肘膝着地爬行过程中是否勾脚。

幼儿可能出现的表现

·多数幼儿会肘膝着地爬行，但有的幼儿控制身体的能力较弱，上身会不时左右歪斜或者向前倾倒。

·个别幼儿腰腹部没有拱起，仅用上肢拖爬。

·有的幼儿在前进时会向上勾脚肘膝爬。

·少数幼儿能拱起背腹部、脚背贴地、异侧肘膝同步向前爬。

支持性策略

·提醒幼儿将背腹部拱起爬行。

·组织幼儿分组比赛，评比搬运棉球的数量，以此提高幼儿爬行的速度。

·调整游戏玩法，提供杯子装棉球，借助材料引导幼儿尝试用肘着地向前爬。

注意事项

·提醒幼儿尽量着运动服及运动鞋。

·在幼儿动作不够规范的情况下，鼓励幼儿放慢速度来体验动作。

推进一　小蚂蚁拾豆豆

目　标

·能用肘膝着地爬的动作参与"拾豆豆"比赛，发展身体动作的灵敏性、协调性，锻炼身体的平衡能力。

准　备

・材料：软垫、棉球若干，篮子2个。

・环境：将软垫铺成方形平面，将棉球随意撒在软垫上，两名幼儿站在软垫一端，篮子放在软垫另一端。（参见图7-3-1）

玩　法

・幼儿分成男女生两组，站在软

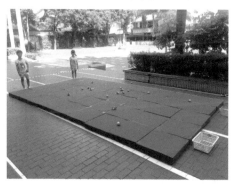

图 7-3-1

垫边，听口令以肘膝着地爬的动作爬软垫，途中捡起软垫上的"豆豆"（棉球），放在软垫另一端的篮子里。游戏结束后，幼儿一起数"豆豆"，多的组获胜。（参见图7-3-2、图7-3-3）

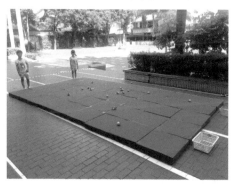

图 7-3-2

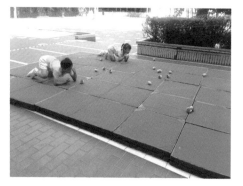

图 7-3-3

指导语

・今天，我们来玩"小蚂蚁拾豆豆"游戏。软垫上有许多小豆豆，比赛的小蚂蚁要用肘膝着地爬的动作去捡豆豆，等软垫上的豆豆全部捡完，再数数哪个组捡的豆豆多。想一想，怎样才能又快又稳地捡到豆豆呢？大家试一试吧。

观察要点

・幼儿能否肘膝着地爬，敏锐观察，就近捡"豆豆"。

・幼儿在肘膝着地爬的过程中是否勾脚。

幼儿可能出现的表现

・只捡前面的"豆豆"，旁边的"豆豆"几乎没有去捡。

- 竞争意识逐步增强，能快速爬去捡"豆豆"。
- 多数幼儿在前进过程中能肘膝着地爬，偶尔出现手背支撑爬行。

支持性策略

- 提醒幼儿观察左右两边的"豆豆"，用侧向爬行的方法去捡"豆豆"。

注意事项

- 在撒"豆豆"时要注意疏密，不能太过密集，以免幼儿爬行空间不够。

（蚁树英执教、编写，林秀花指导）

游戏四 闯西游

动作发展水平	水平二
年龄段	4～5 岁
核心动作	手脚着地爬（猴子爬）
游戏总目标	• 能双手、双脚着地，异侧手脚同步前进，锻炼四肢及躯干部位的肌肉力量。 • 能与同伴合作挑战爬行游戏，体验成功的快乐。
观察要点	• 幼儿能否手脚着地，头抬起，屈膝自然爬行。 • 幼儿能否向前、向后、侧向爬行。

初始游戏 猴山戏耍

目　标

- 尝试用手脚着地向上爬的方式爬上斜坡，发展肩背力量及手脚协调能力。

准　备

- 环境：有一定坡度的斜坡。

玩　法

- 幼儿听指令站在斜坡低处，用手脚着地爬的方式向高处爬，比比谁最先到达高处。

指导语

- 今天，我们要来学小猴爬山，猴子是怎么爬的呢？小猴是用四条腿爬，我们用上手和脚，学小猴爬山吧。手脚着地爬怎样才能又稳又快呢？大家边爬边想一想。

观察要点

· 幼儿能否异侧手脚同步前进。

· 幼儿爬行时头是否抬起，手臂和膝盖是否自然屈伸。

幼儿可能出现的表现

· 能异侧手脚同步向前爬，身体保持一定的平衡。

· 多数幼儿能手脚协调地向上爬，但速度加快后，上身重心有些不稳。

· 极少数幼儿能后腿蹬直爬，多数幼儿是屈膝手脚爬。

· 个别幼儿脚尖点地，双脚之间距离超过腰宽两倍以上。

支持性策略

· 请个别幼儿进行动作示范，鼓励幼儿放慢速度，后腿蹬直，尽量用前脚掌着地，不用脚尖点地。

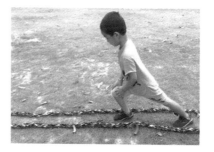

· 和幼儿一起开展模仿动物弓步走动作，提醒幼儿后腿蹬直。（参见 7-4-1）

注意事项

· 在幼儿动作不够规范的情况下，鼓励幼儿慢慢体验，先不要以比赛的形式刺激幼儿快速爬。

图 7-4-1

推进一　火焰山

目　标

· 能自主选择适宜的手脚着地爬的动作通过"火焰山"。

· 能抬高腹背部，蹬直膝盖通过不同高度的"火焰"，体验挑战成功的乐趣。

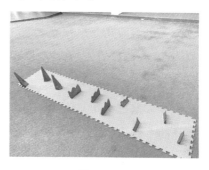

准　备

· 材料：高低不一的纸质"火焰"若干，30～50 cm 宽的地垫若干。

· 环境：将地垫排成一条"路"，放上高低不一的"火焰"。（参见图 7-4-2）

图 7-4-2

玩　法

·幼儿挑战不同高度的"火焰"，可以自
主选择以正向或侧向手脚着地爬的动作通过。
在前进中，身体任何部分都不能触碰到"火
焰"。（参见图 7-4-3）

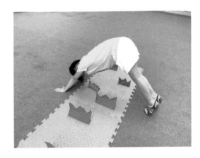

图 7-4-3

指导语

·铁扇公主住在哪里？火焰山。今天，
唐僧和他的三个徒弟正好要经过火焰山。你们瞧！火焰山上到处都是火苗，
请你们小心翻过去，不能让火苗碰到身体。

观察要点

·幼儿能否自主思考，选择适宜的手脚着地爬的动作通过"火焰山"。

·幼儿在手脚着地爬行过程中是异侧手脚同步移动、同侧手脚同步移动，
还是手脚分开逐一移动。

·幼儿能否通过抬高腹背部、蹬直腿的方式，挑战较高的"火焰"。

幼儿可能出现的表现

·能自主运用多种手脚着地爬行的方式翻过"火焰山"，如正向手脚着地
爬、侧向手脚着地爬，个别幼儿能反转身体，手脚着地仰身爬。

·在侧向爬中，由于四肢力量发展水平不相同，个别幼儿能异侧手脚同
步移动，多数幼儿只能同侧手脚同步移动，还有少数幼儿只能手脚分开逐一
移动。

支持性策略

·提供"火焰山挑战卡"，鼓励幼儿挑战不同宽度、不同高度的"火焰"。

·组织幼儿分组比赛，自主商量和制定小组游戏比赛规则，挑战过"火
焰山"，以提高幼儿的爬行速度。

注意事项

·依据班级幼儿的实际身高，提供不同高度和宽度的"火焰"，满足不同
幼儿的个性需要。

·活动过程中，女孩应团好头发。

（蚁树英执教、编写，林秀花指导）

游戏五　贪吃蛇

动作发展水平	水平二
年龄段	4～5 岁
核心动作	匍匐爬
游戏总目标	• 逐步掌握匍匐爬的动作，发展上下肢协调能力及肩、背、腰部力量。 • 能与同伴合作游戏，体验匍匐爬的快乐。
观察要点	• 幼儿能否身体匍匐于地面，双臂屈于胸前，前臂支撑起上体；爬行时是否抬头起，运用两前臂依次向前扒地，结合异侧膝及小腿的屈蹬向前爬行。

初始游戏　蛇出洞

目　标

• 能有意识地腹部贴地，下肢屈蹬，匍匐前进。

准　备

• 材料：软垫、椅子、锥形筒、铃铛若干，迷彩网 1 张。

• 环境：将软垫铺开，并列铺成两排，在软垫两侧摆放椅子，将迷彩网固定在椅子上面，离软垫 45～50 cm 高（以幼儿头抬起不会碰到迷彩网为宜），并在软垫中线上距离平均地摆放锥形筒，形成"蛇洞"，在"蛇洞"口悬挂若干铃铛。

玩　法

• 幼儿扮演小蛇，在"蛇洞"起点处用匍匐爬的动作穿过"蛇洞"，出"蛇洞"时要控制头部、上下肢高度，不能触到"蛇洞"上的网。出"蛇洞"后从两侧返回起点再次游戏。（参见图 7-5-1）

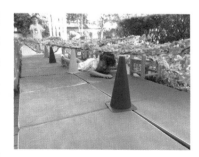

图 7-5-1

指导语

• 今天，小蛇们准备偷偷出洞去玩。你们瞧，洞口有点小，还有很多的警报器。小蛇们出洞时可得小心，身体的任何部位都不能碰到洞壁，刺猬一听到警报器响，就会来吃蛇。所以，小蛇们出洞要动脑筋，边爬边思考怎样爬不会碰到铃铛。

观察要点

· 幼儿能否身体贴地，双臂屈于胸前，抬头，小腿屈蹬，匍匐爬行。

· 幼儿能否有意识地控制脚的高度，防止后勾脚。

幼儿可能出现的表现

· 为了避免碰到锥形筒，肢体动作僵硬，有的幼儿用手臂划动前进，下肢仅是拖行。

· 个别能屈臂于胸前，屈腿蹬地，贴地前进。

支持性策略

· 鼓励幼儿大胆伸展四肢，抬头，面朝前方，动作协调地匍匐前进。

· 设置难易不同的"蛇洞"，适当增减铃铛数量，满足不同幼儿的挑战需求。

注意事项

· 固定迷彩网的物体要有一定的重量，以免幼儿钩到迷彩网后物体倒下。

· 要求幼儿身着运动装，女生要把头发团起。

推进一　蛇投食

目　标

· 能有意识地压低上身，上下肢异侧协调轮换，屈腿蹬地，匍匐前进。

· 能手眼协调地将物品投进指定范围内。

· 掌握游戏规则，体验合作游戏的乐趣。

准　备

· 材料：积塑方块若干，10 m 长的绳子1条。

· 环境：在宽敞平坦的场地上，幼儿六人一组，站成一排，手脚着地、弓身搭成"山洞"，在距离"山洞"一侧5 m处平行拉一条绳子。（参见图7-5-2）

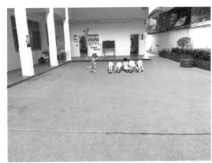

图 7-5-2

玩 法

·幼儿六人一组，站成一排，手脚着地、弓身搭"山洞"。第一个幼儿扮演贪吃蛇，手持"食物"（一颗积塑方块），从"山洞"口匍匐爬入，从"山洞"另一端爬出后，站着将"食物"投到与山洞平行的绳子的另一边，投完后就地搭"山洞"。第二个幼儿出发，依次游戏。六名幼儿全部投完后，比比看谁投的"食物"更远。（参见图7-5-3、图7-5-4）

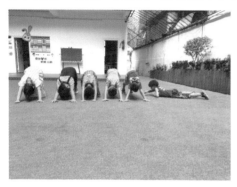

图 7-5-3

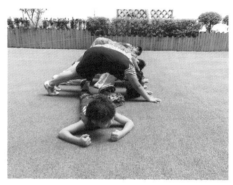

图 7-5-4

指导语

·今天，我们要来玩"蛇投食"游戏。你们能不能用身体搭出一条长长的山洞？第一只贪吃蛇手拿一个食物，从山洞里匍匐爬出，站在洞口把手上的食物投到绳子的另一边，再继续搭山洞。我们来比比看，哪一只贪吃蛇投食投得最远。

观察要点

·扮演贪吃蛇的幼儿能否身体贴地，双臂屈于胸前，抬头，小腿屈蹬，向前爬行。

·搭"山洞"的幼儿能否坚持抬高腹部，踮起脚搭"山洞"。

幼儿可能出现的表现

·搭"山洞"的幼儿四肢力量还比较弱，在搭"山洞"的过程中，支撑"山洞"的高度和时长有限，使得在下面匍匐前进的"贪吃蛇"需要压低身体，控制下肢左右摆动和屈膝蹬地的幅度。

·扮演贪吃蛇的幼儿在"山洞"中不敢左右手交替前行，双脚不敢蹬地，只是拖行或者单臂支撑前进。

支持性策略

·开展增强幼儿四肢力量的游戏。

·鼓励幼儿搭"山洞"时踮起脚、拱起腰，提醒扮演贪吃蛇的幼儿快速匍匐爬出"山洞"。

·丰富游戏材料，提供沙包，帮助幼儿在匍匐爬时控制上身，保持上身平稳，不大幅度左右晃动。

注意事项

·投掷材料不宜太大，以免影响幼儿匍匐爬的动作。

·要求幼儿身着运动装，女生要把头发团起。

推进二　蛇搬家

目　标

·能有意识控制肩、背部，保持背部平稳，匍匐前进，发展四肢协调能力及肩、背部力量。

·体验合作游戏的乐趣。

准　备

·材料：沙包若干，空篮子 3 个，起点线 1 条，终点线 1 条。

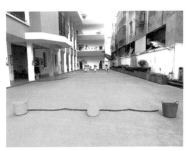

·环境：在宽敞平坦的场地上，用线标出起点和终点，将空篮子摆放在终点处。（参见图 7-5-5）

图 7-5-5

玩　法

·幼儿背上驮沙包，用匍匐爬的动作通过场地，到达终点后将沙包放入篮子中。背上的沙包中途不能落下，如果落下，则要从起点重新出发。（参见图 7-5-6、图 7-5-7、图 7-5-8）

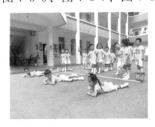
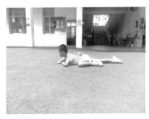
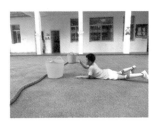

图 7-5-6　　　　　　图 7-5-7　　　　　　图 7-5-8

金教鞭

指导语

·最近一直下雨，蛇妈妈想带着小蛇们搬家。我们洞里面有很多蛇蛋需要我们运送到对面去。请你们每次背一个蛋宝宝，运送时身体可以趴低一些，不要左右晃动，用脚尖蹬地，手臂弯曲向前爬，这样蛋宝宝就不会掉落。

观察要点

·幼儿能否腹部贴地，双臂屈于胸前，抬头，小腿屈蹬，匍匐爬行。

·幼儿能否有意识地控制肩、背部，在匍匐前进中保持背部平稳。

幼儿可能出现的表现

·沙包重量及形状不一，影响幼儿前进时的动作和速度，幼儿不断停下来调整背部的沙包。

·个别幼儿为防止沙包掉落，上肢僵直，不敢移动。

·运动能力较强的幼儿能屈臂、弯腿蹬地前进，有意识地控制上身部分，以保持沙包不滑落。

支持性策略

·可引导幼儿自己设置场地的距离，试一试自己爬多远沙包不会掉下来，想一想怎样爬沙包不容易掉下来，比一比谁爬得远。

注意事项

·提供的沙包要有一定重量，否则容易滑落，影响幼儿爬行。

·提醒幼儿将沙包放在背部中央，不要放在腰间。

推进三　蛇觅食

目　标

·能用匍匐爬的方式游戏，发展上下肢协调能力及肩、背、腰部力量。

·能够遵守游戏规则，用弹拨动作推动积塑颗粒。

准　备

·材料：积塑颗粒若干。

·环境：在宽敞、光滑的木地板上，撒上不同颜色的积塑颗粒。（参见图7-5-9）

玩　法

·幼儿以匍匐爬的方式向前移动，弹拨面前的积塑颗粒，两个积塑颗粒碰在一起，就可以拼接在一起。要求只能用弹拨的动作推动积塑颗粒。（参见图7-5-10、图7-5-11）

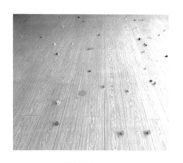

图 7-5-9

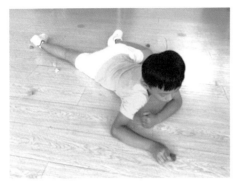 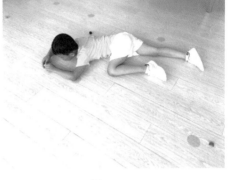

图 7-5-10   图 7-5-11

指导语

·小朋友，你们玩过贪吃蛇的游戏吗？今天贪吃蛇要出门找食物（积塑颗粒）啦！贪吃蛇在吃食物时要求用匍匐爬的动作前进，身体趴在地面，前臂贴地，用大拇指和食指弹拨食物，两个食物碰在一起就算捕食成功，可以把它们拼接在一起。

观察要点

·幼儿能否腹部贴地，屈臂交替，动作协调地匍匐前进。

·幼儿能否遵守游戏规则，用大拇指、食指弹拨积塑颗粒。

幼儿可能出现的表现

·能用匍匐爬的方式前进，大多数幼儿匍匐爬的动作规范，做到腰腹与四肢协调，屈蹬前进。

·能手眼协调地瞄准、弹拨积塑颗粒。

·弹拨积塑颗粒时方向及路线模糊，任务不清晰。

·个别幼儿会坐起来弹拨积塑颗粒。

支持性策略

·引导幼儿思考如何才能瞄准积塑颗粒。首先，将身体趴低一些，保持视线水平，然后瞄准，用大拇指和食指弹拨。

·请匍匐爬动作规范的幼儿进行动作示范，引导其他幼儿观察并模仿。

·引导幼儿根据自己面前的积塑颗粒颜色，捕捉颜色一样的积塑颗粒，增加路线的复杂性，发展幼儿的空间距离感。

·提醒个别幼儿保持匍匐爬的姿势弹拨积塑颗粒。

注意事项

· 匍匐爬活动之前，提醒幼儿穿好衣服，尤其要将腰部衣服塞进裤子中。

· 要求幼儿在匍匐爬时，尽量绕开积塑颗粒，小腿摆动不要太高，以免踢到周围的其他幼儿。

· 积塑颗粒撒的面要广，保证幼儿有前进和转方向爬的空间。

· 建议在较为光滑的木质地板上开展此活动。

（蚁树英执教、编写，林秀花指导）

游戏六　勇敢的小壁虎

动作发展水平	水平二
年龄段	4～5 岁
核心动作	匍匐爬
游戏总目标	· 能进行匍匐爬，双臂屈于胸前交替前进。 · 发展上下肢协调能力，锻炼肩、背、腰部力量。 · 积极参与游戏，体验匍匐爬的快乐。
观察要点	· 幼儿能否身体匍匐于地面，双臂屈于胸前，前臂支撑起上体；爬行时是否抬头起，运用两前臂依次向前扒地，结合异侧膝及小腿的屈蹬向前爬行。

初始游戏　小壁虎捉害虫

目　标

· 能正面匍匐于地面，双臂屈于胸前交替前进，并有意识地控制下肢屈蹬动作。

准　备

· 材料：锥形筒、跨越杆若干，各种昆虫图片若干。

· 环境：利用锥形筒、跨越杆等材料创设一条长 20 m、宽 3 m、高 1 m 的"隧道"，在"隧道"上方悬挂各种昆虫图片。（参见图 7-6-1）

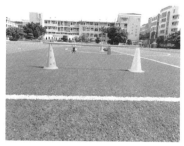

图 7-6-1

玩 法

·幼儿扮成小壁虎站在起点等待，第一只"小壁虎"进入"隧道"后，后面的"小壁虎"要侧身移动到起点。每只"小壁虎"爬进"隧道"后只能捕捉一只"昆虫"，完成后从旁边绕回起点，排在队伍后面等待下一次游戏。（参见图7-6-2）

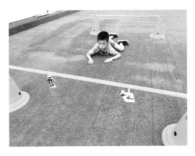

图 7-6-2

指导语

·小壁虎们听说隧道上有很多昆虫停在上面休息，它们觉得这是吃饱肚子的好机会。小壁虎们，出发吧！

观察要点

·幼儿是否四肢着地，匍匐于地面。

·幼儿能否用前臂支撑上身，双臂屈于胸前交替前进。

幼儿可能出现的表现

·在通过"隧道"时，怕身体的某个部位碰掉跨越杆，出现低头、单臂支撑前行、将双臂屈于胸前拖动身体前行等情况。

·匍匐前进时脚抬得过高，没有蹬地，左右摆动幅度过大，以致将跨越杆踢掉。

支持性策略

·针对匍匐爬时有的幼儿出现的双臂于胸前拖动身体前行、单臂支撑前行等不规范动作，开展踩脚踏车、攀爬等锻炼手脚协调能力的游戏。

注意事项

·活动前组织幼儿将腰部衣服塞进裤子里。

·"隧道"的高低可能会对幼儿动作产生影响，应根据实际情况及时调整。

推进一　小壁虎去旅行

目 标

·进一步学习匍匐爬，在行进过程中保持臀部不抬起，锻炼肩、背、腰部力量。

金教鞭

284

准　备

· 材料：塑料"小山"1座，小靠垫若干。

· 环境：将塑料"小山"放置在草地上，设置白色起点线，起点线到"小山"之间的距离为10 m。（参见图7-6-3）

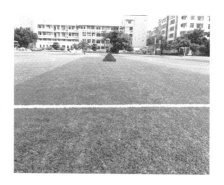

图 7-6-3

玩　法

· 幼儿扮演小壁虎，背上"背包"（小靠垫）匍匐爬。从白色起点线出发，绕过"小山"爬回起点，将"背包"交给下一个幼儿。下一个幼儿背好"背包"继续出发，依次游戏。（参见图7-6-4）

指导语

· 小壁虎准备出去旅行喽！你们知道壁虎爬的时候肚子要紧贴地面，今天去旅行的时候一定要做到。

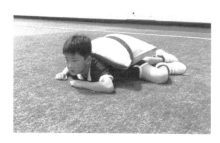

图 7-6-4

观察要点

· 幼儿能否身体紧贴地面，前臂和腿交替向前爬。

· 幼儿行进过程中臀部是否有抬起。

幼儿可能出现的表现

· 大部分幼儿能掌握匍匐爬的动作，个别幼儿在匍匐爬过程中需要教师的提醒才能坚持做到前臂和腿交替向前爬。

支持性策略

· 增加爬行路线的长度或改变爬行的路线，提高游戏难度和趣味性，让幼儿在不断爬行中巩固匍匐爬的动作，并锻炼坚持的品质。

注意事项

· 把握游戏时间，避免幼儿出现运动疲劳。

推进二　小壁虎找尾巴

目　标

· 能熟练地利用匍匐爬的方式游戏，发展上下肢的协调能力。

准　备

· 材料：各种小动物图片。

· 环境：在空旷的场地上沿斜线摆放小动物图片，每两只"小动物"间隔约为 1 m。（参见图 7-6-5）

玩　法

· 幼儿扮演小壁虎，在场地上自由地匍匐爬，寻找"尾巴"。"小壁虎"爬的时候身体任何部位都不能碰到场地上的"小动物"。（参见图 7-6-6）

指导语

· 小壁虎的尾巴丢了，它想出去找尾巴。场地上有很多正在休息的小动物。小壁虎爬着到处找尾巴的时候注意不要碰到它们。

观察要点

· 幼儿是否已掌握匍匐爬的动作要领。

幼儿可能出现的表现

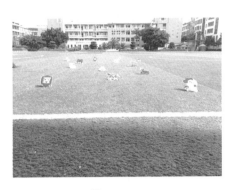

图 7-6-5

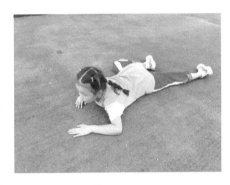

图 7-6-6

· 能身体正面匍匐于地面，整个身体躯干和四肢紧贴于草坪，双臂屈于胸前并交替向前扒地，结合异侧膝及小腿的屈蹬向前爬行。

支持性策略

· 组织幼儿讨论怎样爬不会碰到"小动物"。

· 在场地上放置"小壁虎的尾巴"，几个幼儿比赛爬，看看谁先夺到"尾巴"。

注意事项

· "小动物"分布在场地上的面要广，以保证幼儿有前进和转方向爬的空间。

（王丽君执教、编写，张静指导）

游戏七　蜘蛛搬家

动作发展水平	水平三
年龄段	5～6 岁
核心动作	仰身爬（螃蟹爬）

续表

游戏总目标	·大胆尝试仰身爬，发展上下肢的协调能力以及肩部和腰腹部力量。 ·培养合作、等待的良好行为品质。
观察要点	·幼儿是否双手及双脚着地，双膝弯曲，仰撑于地面。 ·幼儿爬行中是否臀部不着地。

初始游戏　我是小蜘蛛

目　标

·能仰面朝上、头朝向终点、臀部不着地爬行，发展平衡能力及腹背部力量。

准　备

·经验：幼儿已观察过蜘蛛爬行。

·环境：空旷的草地。

玩　法

·幼儿在草地上扮蜘蛛仰身爬。（参见图 7-7-1）

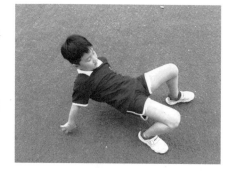

图 7-7-1

指导语

·小朋友，今天我们在草地上学蜘蛛爬，比一比谁最像蜘蛛。

观察要点

·幼儿是否四肢着地、仰撑于地面、臀部不着地爬行。

·幼儿爬行的方向与时长如何。

幼儿可能出现的表现

·能腹部撑起、臀部不着地仰身爬，但速度加快后重心有些不稳。

·屁股着地爬。

·头朝着终点方向爬。

支持性策略

·组织幼儿分享、交流仰身爬行的方法。

·重点引导幼儿探索怎样让自己的臀部不着地爬行、如何在爬行中保持身体平稳。

·开展集体教学活动，梳理仰身爬的经验。

注意事项

·活动前热身，重点引导幼儿活动手部的肌肉和关节。

推进一　蜘蛛大搬家（集体教学活动）

目　标

·学习仰身爬，发展平衡能力及腹背部力量。

·体验合作游戏的快乐。

准　备

·材料：沙包若干，蟋蟀、蟑螂图片若干，拱门、锥形筒、跨越杆若干，背景音乐，用作标记线的纸胶带、篮子若干。

·环境：用拱门、锥形筒、跨越杆等设置"山洞"情境。（参见图 7-7-2、图 7-7-3）

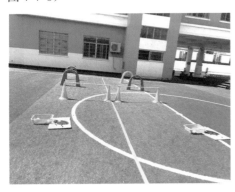 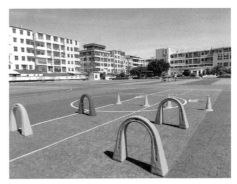

图 7-7-2　　　　　　　　　　　　　　图 7-7-3

过　程

一、开始部分。

（一）带领幼儿绕场跑步热身。

（二）带领幼儿跟着音乐做热身练习，分别为头部运动、扩胸运动、甩臂运动、体侧运动、体转运动、腹背运动、跳跃运动、弓步压腿、放松舒展。每个动作做两个八拍。

二、基本部分。

（一）探索仰身爬。

引导幼儿自由探索臀部不着地、保持身体平稳的仰身爬的方法。

指导语：我们的小蜘蛛长大了，怎样稳稳地爬行呢？大家找个宽敞的地方试一试。

分析动作要领：双腿分开，双手支撑在身体两侧，使臀部离开地面，四肢带动身体向前移动。

（二）探索向不同方向仰身爬。

指导语：小蜘蛛能向不同的方向爬行吗？大家试一试。

幼儿尝试后，组织幼儿分享交流向不同方向仰身爬的经验。

（三）游戏"蜘蛛大搬家"。

1. 游戏一"运粮食"。

玩法：全体幼儿分为两组，扮蜘蛛站在"山洞"起点处。第一名幼儿出发，用仰身爬的方式穿过"山洞"运送"食物"（沙包），到终点处把"食物"放到篮子里，从两侧跑回起点。第二名幼儿出发，依次游戏。（参见图 7-7-4、图 7-7-5）

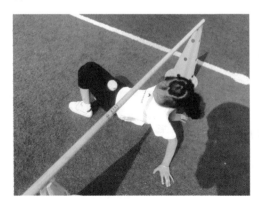

图 7-7-4

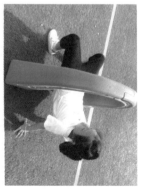

图 7-7-5

指导语：这里有两组山洞，我们一起来过山洞。过山洞时，双腿分开，双手支撑在身体两侧，使臀部离开地面，四肢带动身体向前移动。小蜘蛛们，准备运粮食了。

2. 游戏二"合作搬粮食"。

玩法：幼儿两两组合，从起点出发用仰身爬的方式共同将蟋蟀、蟑螂图片搬过"山洞"，到达终点处把图片放到篮子里。可以开展合作比赛活动，比比看哪个组合更快完成任务。（参见图 7-7-6、图 7-7-7）

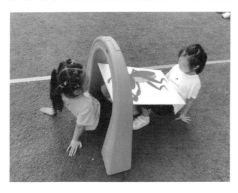 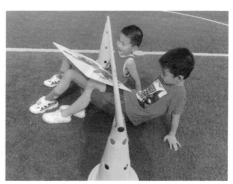

图 7-7-6   图 7-7-7

指导语：小蜘蛛们，我们的小食物已经搬回洞里了，现在还有大的食物——蟋蟀和蟑螂，那我们要怎样搬呢？

三、结束部分。

引导幼儿做侧身翻滚、踢腿、伸胳膊等动作，放松身体。

指导语：小蜘蛛们运了这么多东西，累不累？让我们放松一下吧！

延　伸

· 在活动区游戏中继续引导幼儿玩"蜘蛛进洞"游戏。

（陈海霞执教、编写，张静指导）

游戏八　快乐的毛毛虫

动作发展水平	水平三
年龄段	5～6 岁
核心动作	多人协同爬

目　标

· 尝试与同伴协同爬，发展身体的协调性和合作能力。

· 探索与同伴协同爬的方法，体验多人合作的快乐。

290

准 备

· 材料：儿童练功垫（130 cm×60 cm×2 cm）若干。

· 环境：将垫子铺在跑道上，垫子铺好的长度约 8 m。

玩 法

· 幼儿两人或多人自由组合。最前面的幼儿跪地，双手支撑于体前，两踝关节绷直；后面的幼儿也跪地，两手抓住前面幼儿的踝关节。两人或多人变成一条"毛毛虫"，尝试协同向前。（参见图 7-8-1、图 7-8-2）

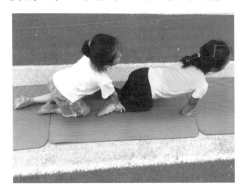
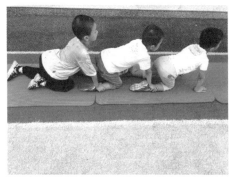

图 7-8-1　　　　　　　　　　　　　　　图 7-8-2

指导语

· 小朋友们，今天我们玩毛毛虫爬的游戏，几个小朋友变成的毛毛虫怎么爬行呢？一会儿大家试一试，把你们的好办法跟大家分享。

观察要点

· 幼儿能否协同向前爬。

· 幼儿协同向前爬的方法。

幼儿可能出现的表现

· 协同爬的动作不统一，有的幼儿前行时没朝前看，有的幼儿双脚跷起或双脚分开太多使得协同前行困难。

· 协同爬的步伐、节奏不一致，前后距离差太多，"毛毛虫"容易断掉。

· 两人容易协同，人越多越不容易协同。

支持性策略

· 组织幼儿交流分享协同前进的经验，如前面的幼儿不能爬得太快，要顾及后面的同伴，步伐要小一些，节奏要一致，控制好速度，不能盲目求快。

·组织幼儿讨论协同爬时步伐更一致的方法，如配上"一二、一二""嘿哟、嘿哟"的口令。

·创设弯曲或高低不平的路线，鼓励幼儿在不同的路线上协同爬。

（刘丽英执教、编写，林凤娇指导）

游戏九　勇敢的士兵

动作发展水平	水平三
年龄段	5～6 岁
核心动作	爬越
游戏总目标	·以爬的方式越过障碍物，提高身体协调性、灵敏性，增强上下肢力量。 ·学会简单的爬越技能，并能在日常生活中灵活应用。 ·培养克服困难的信心及勇敢、顽强的品质。
观察要点	·幼儿用什么身体活动方式爬越。 ·幼儿动作是否协调、灵活。

初始游戏　小小战士

目　标

·学习爬越一定高度的障碍物。

·发展爬越的能力，提高身体协调性、灵敏性，增强上下肢力量。

准　备

·材料：轮胎、拱门若干。

·环境：引导幼儿将轮胎和拱门垒高。（参见图 7-9-1）

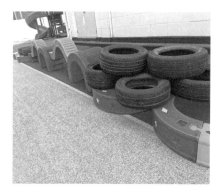

图 7-9-1

玩　法

·幼儿在垒高的轮胎和拱门上爬越。

（参见图 7-9-2、图 7-9-3）

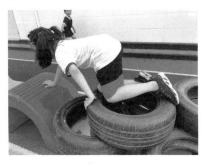 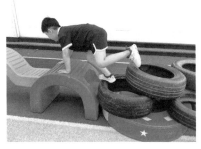

图 7-9-2 图 7-9-3

指导语

· 小朋友们，你们想挑战在轮胎和拱门上爬越吗？

观察要点

· 幼儿用什么身体活动方式爬越。

· 幼儿动作是否协调、灵活。

幼儿可能出现的表现

· 有的幼儿用手膝着地爬，有的幼儿用手脚着地爬。

· 会踩稳后翻越。

· 会自主选择不同高度、不同路线翻越。

支持性策略

· 鼓励幼儿用不同的方式爬越。

· 根据幼儿的动作发展水平，引导幼儿选择不同的材料创设游戏情境，继续玩爬越游戏，如仰身爬越、倒退爬越等。

推进一 小勇士捡果子

目 标

· 尝试在楼梯上爬越，发展身体协调能力及四肢力量。

· 遵守游戏规则，培养耐力和挑战精神。

准 备

· 材料：粘粘球若干，带有魔术贴的红、绿队服若干，绳子、铃铛若干。

· 环境：引导幼儿在楼道用绳子拉设网格，网格线距离楼梯台阶高度为 40～50 cm，并在绳子上均匀地

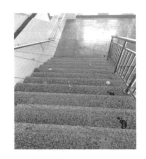

图 7-9-4

悬挂铃铛，将粘粘球四散撒落在各层楼梯上。（参见图 7-9-4）

玩　法

·幼儿扮演小勇士，分成红队和绿队，在楼梯上向上爬越或倒着向下爬越，边爬边捡掉落在地上的"果子"（粘粘球），粘在自己的队服上；上下爬越时不能触碰铃铛，触碰一次扣掉一个"果子"。游戏结束后比一比哪队捡的"果子"多。（参见图 7-9-5、图 7-9-6）

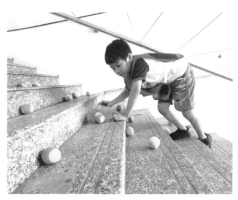 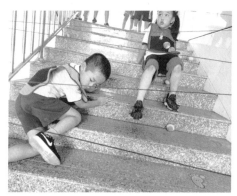

图 7-9-5　　　　　　　　　　　　　　图 7-9-6

指导语

·小朋友们，我们今天挑战在楼梯爬越。记住上下爬越时不能触碰铃铛，触碰一次扣掉一个果子。游戏结束后比一比哪队捡的果子多。

观察要点

·幼儿能否控制好自己的身体，不触碰铃铛。

·幼儿动作是否协调、快速。

幼儿可能出现的表现

·开始时没有空间意识，不能很好地控制自己的身体，屁股常触碰铃铛；多玩几次后，慢慢能关注与判断绳子的高度，用手膝着地爬、蹲坐爬等方式爬越。

·个别幼儿有恐惧心理，一开始不敢尝试。

·倒退半蹲走容易触碰铃铛。

·人数多，出现拥挤的情况。

支持性策略

· 提醒幼儿不要拥挤，注意安全。

· 鼓励幼儿用多种方式爬越，想一想哪种方式比较快速、哪种方式难度大等。

注意事项

· 关注个别差异，拉设的网格线可以一边高、一边低，高度控制在 40～50 cm。

· 活动场地要干净、安全。

（张静执教、编写，林秀花指导）

第八章　翻滚

翻滚是指以身体的某一部分作为中轴，身体其余部位围绕其滚动的动作。翻滚是一种平衡性技能（身体姿势控制），一般有侧滚翻、前滚翻、后滚翻等。幼儿进行翻滚活动有助于提高身体的平衡能力，促进前庭器官的发育，发展前庭觉，还能增强腰腹肌肉的力量和上下肢的协调性。

第一节　概述

一、幼儿翻滚动作发展特点

翻滚动作大约发生在出生后的两三个月，婴儿由侧卧位可翻滚为仰卧位。大约 4 个月的时候，婴儿可由仰卧位翻滚为侧卧位。到 5 个半月左右，婴儿可由仰卧位翻滚为俯卧位（不伴随躯干的旋转）。通常到了 7 个月，婴儿就有比较成熟的翻滚模式，能伴随躯干的旋转由仰卧位翻滚为俯卧位。幼儿期已逐步掌握仰卧抱腿、团身前后翻滚的技能。

水平一（3～4 岁）	水平二（4～5 岁）	水平三（5～6 岁）
以腰和腿翻转的力量带动身体侧向翻滚，身体挺直时滚翻比较费力。	两臂胸前交叉或放于体侧或伸展过头颅，伸展全身，依靠腰和腿翻转的力量使身体滚动，滚动中身体挺直的时间较短。	两臂胸前交叉或放于体侧或伸展过头颅，身体挺直，依靠腰和腿翻转的力量使身体以较快速度直体滚动，会比较灵活地向双侧连续来回滚动。

二、开展幼儿翻滚活动的注意事项

（一）确保场地和设备的安全

翻滚活动要在垫子或柔软的地面上进行。要保持垫子、地面的干净。翻滚场地的周围要宽敞，确保幼儿翻滚中不会碰到物体。

（二）做好运动中的安全防护

教师应在活动前针对翻滚动作引导幼儿做关键部位的准备活动，并在活动后引导幼儿做重点部位的放松活动。幼儿学习前滚翻与后滚翻时，教师可自己示范，让幼儿直观感知动作的技巧，再组织幼儿开展相应的游戏；游戏中要根据不同的翻滚动作做好相应的保护和帮助。例如，幼儿侧滚翻后可能会由于头晕而站立不稳，教师需站在幼儿翻滚的终点，及时保护幼儿。

三、翻滚的动作要领及锻炼价值

（一）侧滚翻

动作要领：身体平卧在垫子上，两臂胸前交叉或放于体侧或伸展过头颅，身体挺直，依靠肩、腰和腿的转动使身体滚动。

锻炼价值：发展身体的平衡能力、协调性，促进前庭器官的发育。

（二）团身前后翻滚

动作要领：坐在垫子上，两手抱小腿，胸部贴大腿，前额尽量碰膝盖，尽量团身，以臀或腰为支点进行前后翻滚，身体像跷跷板一样滚动。

锻炼价值：发展腰腹部肌肉力量及平衡能力。

（三）团身左右翻滚

动作要领：坐在垫子上，两手抱小腿，胸部贴大腿，前额尽量碰膝盖，尽量团身，以肩、腰、髋部为支点向身体两侧进行一定角度的翻滚。

锻炼价值：发展腰腹部肌肉力量及平衡能力。

第二节　游戏活动实例

游戏一　小刺猬打滚

动作发展水平	水平一
年龄段	3～4 岁
核心动作	自然翻滚

目　标

·能向一个方向连续翻滚，发展腰腹部肌肉的力量及肢体的协调性。

准　备

·材料：粘粘球和带有魔术贴的背心若干。

·环境：在人工草坪上散放若干粘粘球。

玩　法

·幼儿穿上背心，自主躺在人工草坪上自由翻滚，将粘粘球粘在身上。（参见图8-1-1）

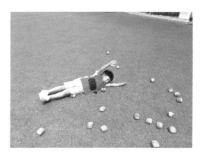

图 8-1-1

指导语

·小朋友们，地上有许多的果子，我们来当小刺猬捡果子。小刺猬躺在地上，滚动身体就可以把地上的果子粘在身上。

观察要点

·幼儿滚动时的肢体状态。

幼儿可能出现的表现

·身体蜷缩起来翻滚。

·会借助腰和腿翻转或通过脚蹬带动身体滚动。

·连续滚动有困难。

支持性策略

·将手放在幼儿腰、背部，辅助滚动有困难的幼儿滚动。

·指导幼儿尝试身体挺直翻滚。

金教鞭

注意事项

· 提醒幼儿与同伴保持一定的距离，避免拥挤、碰撞。

· 游戏场地应干净整洁、无杂物。

（樊丽青执教，黄小平编写，徐晶指导）

游戏二　骨碌骨碌滚下来

动作发展水平	水平一
年龄段	3～4 岁
核心动作	被动侧翻滚

目　标

· 尝试在斜坡上侧身翻滚，提高平衡能力。

· 体验在斜坡上玩翻滚游戏的乐趣。

准　备

· 材料：体操垫若干。

· 环境：在有斜坡的场地上铺上体操垫，或在室内空旷的地方铺上体操垫，中间用物体垫高，改变体操垫的倾斜度，形成斜坡。

玩　法

· 幼儿躺在斜坡上侧身翻滚到斜坡下。（参见图 8-2-1）

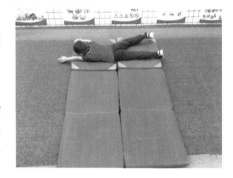

指导语

· 试一试，能不能用滚的方法下坡？滚的时候注意保护好自己，不让头和身体受伤，还要想办法滚直。来挑战一下自己吧！

图 8-2-1

观察要点

· 幼儿是否有胆怯情绪。

· 幼儿滚动时的肢体状态。

幼儿可能出现的表现

· 大部分幼儿积极参与，个别幼儿不敢参与。

· 滚动中无法挺直身体滚动。

支持性策略

·对于胆小不敢滚的幼儿，教师要多给予鼓励，或者让他站在旁边先看其他幼儿玩。

·请挑战成功的幼儿分享经验，表演动作给大家看。

·在体操垫旁边做好安全保护工作。

·提醒幼儿躺好后再滚。

·提醒幼儿等前面的幼儿滚下坡后再滚，避免拥挤、碰撞。

注意事项

·体操垫的宽度最好大于幼儿的身高。

·游戏场地应干净整洁、无杂物。

（樊丽青执教，黄小平编写，袁茶英指导）

游戏三　包一包

动作发展水平	水平二
年龄段	4～5 岁
核心动作	侧滚翻
游戏总目标	·学习被动翻滚和主动翻滚，发展平衡能力。 ·主动参与翻滚游戏，体验游戏的乐趣。
观察要点	·幼儿是否身体挺直地侧身翻滚。

初始游戏　帮我包一包

目　标

·被动侧身翻滚，发展身体平衡能力和协调性。

准　备

·材料：儿童草席、体操垫若干。

·环境：将两张儿童草席缝合，铺在体操垫上。

玩　法

·幼儿 A 躺在草席一端，幼儿 B 用草席包幼儿 A，一边包一边推着幼儿 A 滚动，直至草席包完。幼儿 B 反向推幼儿 A，幼儿 A 反向翻滚，直至包着的草席完全展开。（参见图 8-3-1、图 8-3-2、图 8-3-3、图 8-3-4）

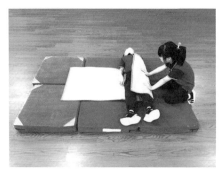

图 8-3-1

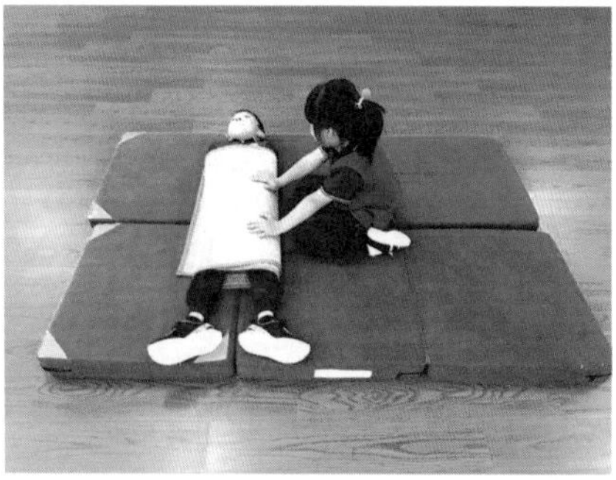

图 8-3-2

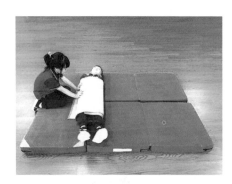

图 8-3-3

图 8-3-4

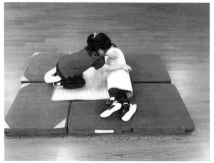

指导语

· 小朋友们，今天我们用草席包着身体玩翻滚的游戏。一个人躺在草席的一端，另一个人用草席包住躺在草席上的小朋友，边包边推着他翻滚；包好后，反向推被草席包住的小朋友，被包的小朋友快速翻滚，直到包着的草席完全展开。两个人要想一想怎样包才能包得平整。

观察要点

· 翻滚的幼儿身体是否挺直。

· 包的幼儿能否迅速地一边包一边推。

幼儿可能出现的表现

· 翻滚的幼儿躺下时身体挺直，在翻滚中也能保持身体挺直。

· 翻滚的幼儿躺下时身体没有挺直，在翻滚中滚歪。

· 包的幼儿有的能放平草席，边包边推；有的不能放平草席，导致里面的幼儿斜着翻滚。

支持性策略

· 游戏后组织幼儿分享包的经验和滚的经验，请完成得好的幼儿边玩边分享。

· 游戏中提醒身体蜷缩的幼儿挺直身体，提醒没有放平草席的幼儿放平草席。

推进一　自己包一包

目　标

· 主动翻滚，发展身体平衡能力和协调性。

准　备

· 材料：儿童草席、体操垫若干。

· 环境：将儿童草席铺在体操垫上。

玩　法

· 幼儿躺在草席一端，自己包着草席翻滚，草席包完后，向反方向翻滚，直至包着的草席完全展开。（参见图 8-3-5、图 8-3-6、图 8-3-7）

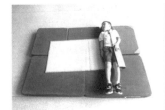 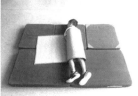 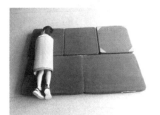

图 8-3-5　　　　　　　　图 8-3-6　　　　　　　　图 8-3-7

指导语

· 小朋友们想自己包自己，今天我们来试一试，边玩边想怎样包、怎样滚才会成功。

观察要点

· 幼儿能否自己包着草席侧身翻滚。

幼儿可能出现的表现

· 躺下时身体与草席垂直，翻滚过程中包得比较平整，且翻滚得比较直。

· 多翻滚几次后，滚翻的速度明显加快。

支持性策略

· 提醒幼儿垂直躺在草席上，然后再翻滚。

· 为增加游戏的趣味性，可将两张草席缝合，请两个幼儿分别躺在草席的两端，一起向内翻滚，再一起向外翻滚。

（黄小平执教，兰宇清编写，徐晶指导）

302

游戏四　我真棒

动作发展水平	水平二
年龄段	4～5 岁
核心动作	侧滚翻
游戏总目标	• 探索两手抱物或两腿夹物直体翻滚，发展腰腹肌肉力量和肢体协调性。 • 积极参与游戏，体验与同伴玩翻滚游戏的快乐。
观察要点	• 幼儿是否直体翻滚。 • 幼儿身体挺直的时长。

初始游戏　帮小动物搬家

目　标

• 两手抱或两腿夹玩具直体翻滚，提高身体的控制能力。

准　备

• 材料：体操垫、布绒动物玩具若干。

• 环境：将体操铺在平坦的场地上，铺好的体操垫大约 2 m 长。在垫子一侧放布绒动物玩具，另一侧放空篮子。

玩　法

• 幼儿在起点取一个布绒动物玩具，两手抱在胸前或夹在两腿之间，从体操垫起点直体侧身翻滚到体操垫终点，站起来把玩具放进篮子里，从旁边走回起点。（参见图 8-4-1、图 8-4-2）

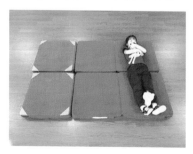 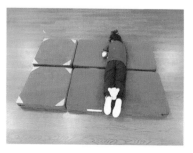

图 8-4-1　　　　　　　　　　　　　图 8-4-2

指导语

·小朋友们，小动物要搬家了，我们来帮忙吧。躺在垫子上，两手抱紧小动物或两腿夹紧小动物，身体挺直，像滚筒一样，骨碌碌滚到小动物的新家，站起来把小动物放进它的新家里。

观察要点

·幼儿是否直体翻滚。

·幼儿身体挺直的时长。

幼儿可能出现的表现

·能控制身体，直体翻滚。

·身体挺直后滚动的速度较慢。

·控制身体的能力较差，翻滚一两次后两腿弯曲翻滚。

支持性策略

·提醒幼儿两腿伸直翻滚。

·引导身体控制能力比较好的幼儿双手上举贴耳朵或下垂贴大腿，用腿夹住布绒玩具动物侧身翻滚。

注意事项

·有的幼儿起身站立时，可能会由于头晕而站立不稳，教师要站在体操垫终点保护幼儿。

推进一　大灰狼来了

目　标

·能快速侧滚翻，发展腰腹部肌肉力量和肢体协调性。

准　备

·材料：体操垫若干。

·环境：将体操垫铺在场地上，在离体操垫 1 m 远的地方画一条线。

玩　法

·幼儿 A 平躺在体操垫起点，双手上举伸直，身体挺直，幼儿 B 手脚撑地在线的后面扮演大灰狼。当幼儿 B 喊"我来了"，幼儿 A 向终点快速侧身翻滚，幼儿 B 手脚着地爬着追赶。第二次游戏时，两名幼儿互换角色。（参见图 8-4-3、图 8-4-4）

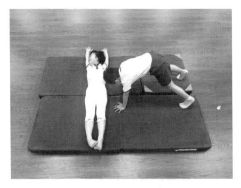 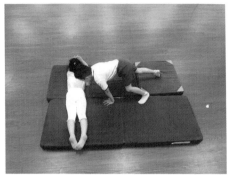

图 8-4-3　　　　　　　　　　　　　图 8-4-4

指导语

·小朋友们，小动物搬家时被大灰狼看到了。今天的游戏，一个人滚翻扮演小动物，一个人两手两脚撑地扮演大灰狼，站在线的后面。当大灰狼喊"我来了"，小动物要想办法迅速翻滚逃走，滚到垫子的终点就逃脱成功了。

观察要点

·幼儿能否在游戏的情境中快速翻滚。

幼儿可能出现的表现

·能明显加快翻滚的速度。

·为了追求速度，会屈腿快速翻滚。

支持性策略

·为支持幼儿保持直体翻滚，垫子不宜长，以 1.5 m 左右为宜。

·引导扮演大灰狼的幼儿观察翻滚的幼儿，如果翻滚的幼儿没有保持直体，就视为违反游戏规则。

注意事项

·有的幼儿起身站立时，可能会由于头晕而站立不稳，教师要站在体操垫终点保护幼儿。

推进二　摇摇小动物

目　标

·两手抱或两腿夹玩具直体左右来回翻滚，发展身体的控制能力和肢体的协调性。

准　备

· 材料：体操垫、布绒动物玩具若干。

· 环境：将体操垫铺在场地上，铺好后的体操垫长 2 m。

玩　法

· 幼儿两手在胸前抱住布绒动物玩具或两腿夹着布绒动物玩具，从体操垫的一端直体翻滚到体操垫的另一端，再从另一端翻滚回来，如此左右来回翻滚。（参见图 8-4-5、图 8-4-6）

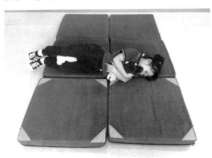　　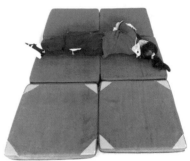

图 8-4-5　　　　　　　　　　　　图 8-4-6

指导语

· 小朋友们，小动物被大灰狼吓着了，我们摇摇它。怎么摇？两手抱紧小动物或两腿夹紧小动物，身体滚过来滚过去。

观察要点

· 幼儿是否直体翻滚。

· 幼儿换方向翻滚时动作是否灵活。

幼儿可能出现的表现

· 能保持直体左右翻滚，但一两个来回后就要休息。

· 个别幼儿在翻滚时腿没有伸直。

支持性策略

· 可以让一个幼儿翻滚，另一个幼儿在旁边帮忙数数，看看能来回翻滚几次；第二次游戏时交换角色，比一比谁滚得更快。

注意事项

· 有的幼儿起身站立时，可能会由于头晕而站立不稳，教师要站在体操垫终点保护幼儿。

（毛一冉执教，兰宇清编写，郑金龙指导）

游戏五　不倒翁

动作发展水平	水平二
年龄段	4～5 岁
核心动作	团身前后翻滚

目　标

· 尝试前后翻滚，发展腰腹部肌肉力量及平衡能力。

准　备

· 材料：体操垫若干。

· 环境：将体操垫铺在平坦的场地上。

玩　法

· 幼儿两手抱小腿，胸部贴大腿，前额尽量碰膝盖，尽量团身，以臀或腰为支点进行前后翻滚。（参见图 8-5-1、图 8-5-2）

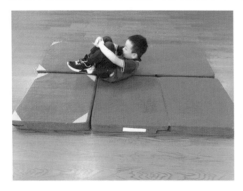 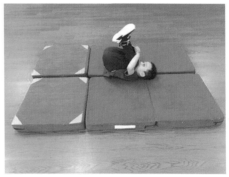

图 8-5-1　　　　　　　　　　　图 8-5-2

指导语

· 小朋友们，用我们的身体来玩跷跷板游戏吧。怎么玩呢？两手抱住小腿，胸部贴着大腿，额头尽量碰膝盖，然后把脚抬起来，就变成跷跷板了。大家试一试吧。

观察要点

· 幼儿是否团身。

· 幼儿前后翻滚的速度如何。

幼儿可能出现的表现

· 能团身前后翻滚，速度较快。

· 团身几次后，两手就抱不住小腿。

· 团身后比较难启动翻滚。

· 无法团身。

支持性策略

· 对难以完成团身动作的幼儿，可以引导他们尝试两手撑地，两腿蜷缩，两脚抬起，身体后仰，再两脚踩地，反复游戏。

注意事项

· 体操垫应尽量厚些，以避免幼儿团身时背贴地产生疼痛感。

（毛一冉执教，袁茶英编写，黄小平指导）

游戏六　翻滚吧，身体

动作发展水平	水平三
年龄段	5～6岁
核心动作	身体挺直侧滚翻
游戏总目标	· 能依靠肩、腰和腿的力量带动身体向左或向右连续侧滚翻，锻炼背部、腰腹部力量，发展前庭功能和平衡能力。
观察要点	· 幼儿能否同时运用肩部、腰部和腿部力量带动身体，直体快速侧滚翻。 · 幼儿是否积极探索身体挺直滚动的办法。

初始游戏　小型压路机

目　标

· 能挺直身体，以腰和腿的力量带动身体向同一方向连续侧滚翻。

· 对翻滚活动感兴趣，乐意参与活动。

准　备

· 材料：体操垫若干。

金教鞭

·环境：将体操垫连接起来铺在操场或室内平坦的场地上，长度为 3~ 4 m。

玩　法

·幼儿躺在体操垫上，或双手抱头，或双手抱胸，或双手放身体两侧，或双手伸直上举，让身体朝同一方向连续侧滚翻。（参见图 8-6-1、图 8-6-2、图 8-6-3、图 8-6-4）

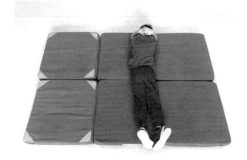

图 8-6-1

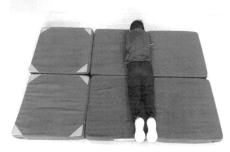

图 8-6-2

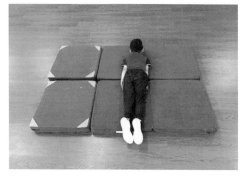

图 8-6-3

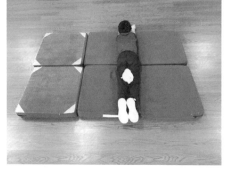

图 8-6-4

指导语

·小朋友们，今天我们扮演小型压路机，整个身体躺在垫子上，让身体朝同一方向侧身滚动起来。

观察要点

·幼儿滚动时身体是否挺直。

·幼儿如何让身体连续直线滚动。

·幼儿滚动时手放置的位置不同是否对滚动方向产生影响。

幼儿可能出现的表现

· 身体会轻微弓起，滚动中双腿无法一直保持并拢的状态。

· 连续滚动起来有困难，会借助脚蹬地或手肘支撑等方法让身体滚动起来。

· 无法始终朝同一方向直线滚动，容易滚歪。

支持性策略

· 鼓励顺利滚动起来的幼儿展示动作。

· 提供正确的示范动作，通过"双手伸直上举""双腿并拢绷直"等简短、准确的语言，提示幼儿身体挺直侧滚翻。

· 提示幼儿腰、腹、背同时发力，带动身体滚动起来。

注意事项

· 提醒幼儿在翻滚过程中身体始终保持在体操垫上，特别要保护好头部。

· 提醒幼儿在滚动过程中与同伴保持一定的距离，避免拥挤、碰撞。

推进一　大型压路机

目　标

· 两人合作同时运用力量带动身体同向侧滚翻，控制好滚动的方向，增强手脚、腰背部力量，发展身体的平衡能力及控制能力。

· 能与同伴协商合作游戏，并尝试解决游戏中的问题，体验合作游戏的乐趣。

准　备

· 材料：体操垫若干。

· 环境：将体操垫连接起来，铺在操场或室内平坦的场地上，长度为 3～4 m。

玩　法

· 两人一组，躺在体操垫上，面对面抱在一起，两人均两腿伸直、并拢，同时发力朝同一个方向滚动。（参见图 8-6-5、图 8-6-6）

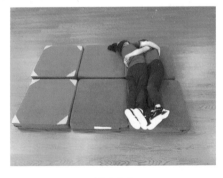 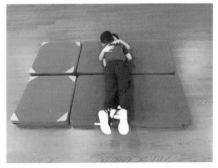

图 8-6-5　　　　　　　　　　　图 8-6-6

指导语

· 小朋友们，今天两人合作扮演大型压路机，两人抱在一起怎样才能顺利地滚动起来呢？在滚动时注意控制好方向，滚直线，还要和前面的大型压路机保持安全的距离。

观察要点

· 幼儿能否同时运用腰腹部和背部力量带动身体一起同向侧滚翻。

· 幼儿在滚动中能否保持身体挺直。

· 幼儿能否控制好滚动的方向。

幼儿可能出现的表现

· 两人身体没抱紧，在滚动中易散开。

· 两人无法同时发力向前滚动。

支持性策略

· 请成功滚动的幼儿组合示范并分享成功经验。

· 建议两人商讨出保持身体抱紧状态和共同发力的方法。

注意事项

· 游戏必须在体操垫上进行，若在游戏中发现幼儿身体即将滚出体操垫，要停止幼儿游戏，待幼儿调整好位置后再继续游戏。

· 提醒幼儿互相抱住对方的肩部，手臂和手指尽量贴紧对方身体，避免游戏中手臂和手指扭伤。

· 提醒幼儿在游戏过程中与其他组合保持一定的距离，避免拥挤、碰撞。

推进二　技术高超的司机

目　标

· 尝试在凹凸不平的场地上滚翻，提高腰腹部肌肉的力量和身体的协调性。

准　备

· 材料：体操垫、竹筒（或木棍、矿泉水瓶）若干。

· 环境：将竹筒（或木棍、矿泉水瓶）放在体操垫下，使体操垫表面凹凸不平。（参见图 8-6-7）

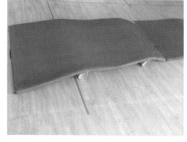

图 8-6-7

玩　法

· 幼儿在凹凸不平的体操垫上直体侧滚翻。（参见图 8-6-8、图 8-6-9）

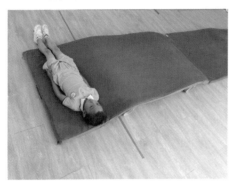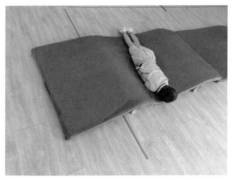

图 8-6-8　　　　　　　　　　　　　　图 8-6-9

指导语

· 小朋友们，今天压路机要在凹凸不平的道路上行驶。在凹凸不平的场地上能滚翻吗？大家去试一试吧，记得挺直身体。

观察要点

· 幼儿能否比较灵活地滚过凹凸不平的体操垫。

幼儿可能出现的表现

· 遇到凸面时比较吃力，要用腿带动身体翻滚。

· 翻滚速度快，带有惯性，容易翻滚。

支持性策略

· 组织幼儿讨论怎样顺利翻过凸面。

· 提供大小不同的竹筒，引导幼儿自主创设环境，想一想竹筒怎样摆放能提高难度和挑战性。

（兰宇清执教、编写，吴海云指导）

游戏七　挖土机

动作发展水平	水平三
年龄段	5～6 岁
核心动作	仰卧双腿后举

目　标

·探索双脚夹物向后举，锻炼腰腹部及腿部肌肉力量。

准　备

·材料：体操垫、泡沫积木若干，篮子 1 个。

·环境：将体操垫铺在平坦的场地上，将泡沫积木摆在体操垫的一端，将篮子摆在体操垫的另一端。（参见图 8-7-1）

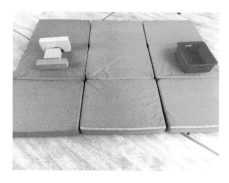

图 8-7-1

玩　法

·幼儿平躺在体操垫上，脚靠近放泡沫积木的一端，头靠近放篮子的一端。幼儿双脚夹住一块泡沫积木，抬腿向后举将泡沫积木放进篮子里。游戏反复进行。（参见图 8-7-2、图 8-7-3）

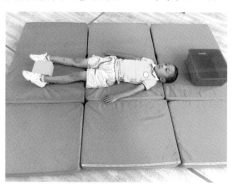

图 8-7-2

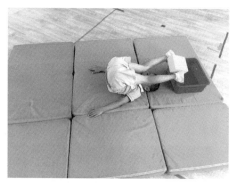

图 8-7-3

指导语

·小朋友们，今天我们玩"挖土机"游戏。请你扮演挖土机躺在垫子上，双脚夹住土块（泡沫积木），然后双脚抬起，放到头后面的篮子里。开始游戏吧！

观察要点

·幼儿能否夹物后滚翻。

幼儿可能出现的表现

·能夹物，并抬起双脚向后翻滚，将物体放到篮子里。

·动作完成得很吃力。

·引导幼儿迅速抬腿，加快翻滚的速度。

（毛一舟执教，兰宇清编写，郑金龙指导）

游戏八　小·球滚起来

动作发展水平	水平三
年龄段	5～6岁
核心动作	团身左右翻滚

目　标

·尝试双手抱双腿将身体团在一起并左右滚动起来，发展身体力量、柔韧性及协调性。

准　备

·材料：体操垫若干。

·环境：将体操垫铺在平坦的场地上。

玩　法

·幼儿想象自己是个小球，仰面躺在体操垫上，双手抱起蜷着的双腿，团身左右翻滚，翻滚到体操垫的另一端后起身站立，摆个自己喜欢的姿势。
（参见图 8-8-1、图 8-8-2）

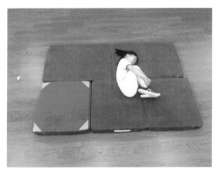 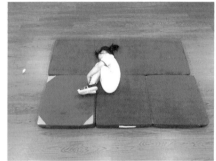

图 8-8-1　　　　　　　　　　　　　　图 8-8-2

指导语

·小朋友们会双手抱着双腿把自己变成一个小球吗？太厉害了！试一试，让小球滚起来吧！

观察要点

· 幼儿能否团紧身体。

· 幼儿滚到终点时能否顺势起立。

幼儿可能出现的表现

· 能团身，但不能顺势连续翻滚。

· 翻滚时团不紧身体。

· 能从体操垫一端滚到另一端，并顺势起立。

支持性策略

· 指导幼儿团紧身体翻滚。

· 用手推动滚不起来的幼儿，帮忙启动。

（毛一舟执教，樊丽青编写，郑金龙指导）

第九章 悬垂

悬垂指人体肩轴低于器械轴并对握点产生拉力的一种动作。悬垂是日常生活中实用性较强的一种动作技能。它的熟练程度和发展水平会随着年龄和运动经验的增长而提高。幼儿多参与悬垂活动能锻炼上肢及肩、背等部位的肌肉和韧带，提高手部的抓握能力，增强上肢关节的牢固性和上下肢、腰腹部、背部肌肉的力量，也能发展空间知觉、体位知觉能力以及灵敏、协调、平衡等身体素质，促进身体两侧肌肉与大脑两半球的协调发展。幼儿参与悬垂活动，可以培养幼儿勇敢、顽强的良好品质。

第一节 概述

一、幼儿悬垂动作发展特点

幼儿的抓握能力随着年龄、抓握经验的丰富及上肢力量的发展而不断提高。幼儿的悬垂动作一般从混合悬垂开始。例如，当幼儿在攀登架上玩时，常常两手握横杠，两脚蹬横杠，呈蹲悬垂；或两手握横杠，两腿穿过横杠，呈仰卧悬垂。由于幼儿的空间感知能力、判断能力和协调性较差，加上肌肉力量较弱，所以悬垂持续时间短，容易疲劳。随着年龄的增长和动作的发展，幼儿在单杠、攀登架等器械上常常只用两手握横杠，全身悬空于器械轴下方，形成单纯悬垂动作。

水平一（3～4岁）	水平二（4～5岁）	水平三（5～6岁）
• 能双手抓住单杠、吊环等悬垂器械，直体悬垂或屈腿悬垂大约持续10秒。	• 能双手抓住单杠、吊环等悬垂器械，悬垂大约持续15秒。 • 在悬垂过程中可以做	• 能双手抓住单杠、吊环等悬垂器械，悬垂大约持续20秒。 • 可以两手交替向前或

水平一（3～4岁）	水平二（4～5岁）	水平三（5～6岁）
• 能抓握悬垂滑行4～5 m，落地时需要成人帮助。	前后轻微的摆浪动作（悬垂摆动），能抬起双脚踢固定的目标物后并脚轻轻落地，但落地时不能做到自然屈膝缓冲。 • 在悬垂的过程中能进行一定的移位。	其他方向移动，跳下时自然屈膝缓冲。 • 能双手紧握单杠或绳索，两脚搭在单杠或绳索上做混合悬垂，甚至能混合悬垂动移。

二、开展幼儿悬垂活动的注意事项

（一）游戏材料要适宜

悬垂材料的高度要适合幼儿普遍的身高，单杠的大小要幼儿手能够抓握住。活动前要检查材料的稳固性与安全性，在距离较长的单双杠下提供安全踏脚平台和保护垫子，垫子的厚度要适宜。

（二）游戏过程要循序渐进

悬垂游戏要根据幼儿上肢力量循序渐进地开展，根据幼儿能力逐步提升难度。

（三）游戏要强调安全

幼儿在悬垂时，教师要注意观察和保护。游戏时间不宜过长，谨防幼儿过度疲劳造成关节和肌肉损伤或摔伤。有习惯性脱臼的幼儿不宜玩悬垂游戏。

三、悬垂的动作要领及锻炼价值

（一）直体悬垂

动作要领：双手手指紧握横杠，两手虎口相对，距离稍宽于肩，身体下摆垂直放松，放手下来时屈膝缓冲落地。

锻炼价值：发展上肢力量及手的抓握能力。

（二）屈腿悬垂

动作要领：双手手指紧握横杠，身体放松，屈腿上抬保持几秒。

锻炼价值：发展上肢力量、腰腹力量和身体控制能力。

（三）悬垂摆动

动作要领：双手手指紧握横杠，腰腹部发力使身体前后摆荡。

锻炼价值：发展手指、手腕的抓力以及腰腹力量和身体平衡能力。

（四）悬垂移动

动作要领：双手紧握横杠，两手交替向前移动，同时身体紧随手移动。

锻炼价值：发展上肢力量、耐力和身体平衡能力。

（五）混合悬垂

动作要领：双手紧握横杠或绳索，两脚搭在单杠或绳索上，身体朝上。

锻炼价值：发展上肢力量和颈部力量。

第二节 游戏活动实例

游戏一 悬吊游戏

动作发展水平	水平一
年龄段	3～4 岁
核心动作	直体悬垂、屈腿悬垂
游戏总目标	• 双手抓横杠或吊环，直体或屈腿悬垂，增强上肢力量、腰腹部力量，发展手眼协调能力及身体协调性。 • 勇于挑战悬垂。
观察要点	• 幼儿能否双手抓横杠或吊环悬空。

初始游戏 挂灯笼

目　标

• 双脚起跳，双手同时抓握横杠进行一定时间的直体悬垂。

• 发展手眼协调能力及身体协调性。

准　备

• 材料：平梯 1 架、体操垫若干。

金教鞭

• 环境：将平梯固定在高于幼儿举手后 15～20 cm（高约 140 cm）处，将体操垫铺在平梯下方。（参见图 9-1-1）

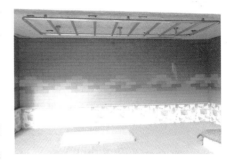

图 9-1-1

玩　法

• 幼儿站立于平梯下方，双脚起跳，双臂上举，双手握住横杠，双手虎口相对，使身体离开地面直体悬垂，悬垂保持一定的时长后双脚轻轻跳下。（参见图 9-1-2、图 9-1-3）

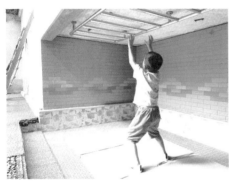

图 9-1-2

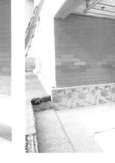

图 9-1-3

指导语

• 过新年了，快来把小灯笼挂在横杠上吧！你们来扮演小灯笼，看看谁能挂得又稳又好。

观察要点

• 幼儿起跳过程中是否有屈膝弹跳，双手能否同时抓握横杠直体悬垂，悬垂保持的时长如何。

• 幼儿下杠落地时是否屈膝缓冲。

• 幼儿身高是否对幼儿起跳握杠有影响。

• 幼儿是否积极参与游戏。

幼儿可能出现的表现

• 身高不到 1 m 的幼儿在跳跃抓握时难度较大，多次尝试都不能抓握成功。

•高于 1 m 的幼儿在抓握横杠时多次起跳抓握，手眼协调能力不足，只能随机完成抓握。

•起跳动作标准，手眼协调能力好，轻轻一跃就能准确抓握横杠。

•在抓握到横杠后直体悬垂 3～5 秒。

•在抓握到横杠后屈腿晃动悬垂 3～6 秒。

•个别幼儿跳下时重心没把握好，会臀部落地。

•部分幼儿跳下时能屈膝平稳落地。

•个别幼儿胆小、不敢尝试。

支持性策略

•身高不足的幼儿上杠有难度，可以提供辅助垫脚平台或不同高度的平梯。

•幼儿起跳抓握成功率不高与手眼协调能力有关，可降低难度，引导幼儿在起跳抓握的环节多做练习，如增加稍矮的辅助垫脚平台，引导幼儿看准横杠位置，起跳时上肢做好上举抓握准备，找准起跳位置，抓住横杠。

•引导幼儿通过"跳青蛙""跳格子"等跳跃游戏，体验屈膝缓冲的下落动作。

•可结合儿歌"挂灯笼，数一数，一、二、三、四……"，引导幼儿开展悬挂耐力的练习，同时增加悬挂游戏的趣味性。

•针对个别幼儿不敢尝试的情况，应给予帮助和鼓励。

注意事项

•有序开展游戏，不强调悬垂的时长。

•注意设备、环境的安全性及现场的安全防护。

推进一　旋转的陀螺

目　标

•能在悬垂的过程中抓紧吊环，自由旋转，锻炼双手抓握力量及身体的平衡性。

准　备

•材料：吊环（高约 120 cm）若干。

•环境：在草坪上悬挂吊环。

玩　法

· 幼儿自然站立，双手抓握吊环后先自转身体若干圈，扭转吊环挂绳，随后双脚离地呈屈腿悬垂状，身体在吊环回旋惯性的带动下自由旋转，直至吊环挂绳恢复原样后停止旋转。游戏可反复进行。（参见图 9-1-4）

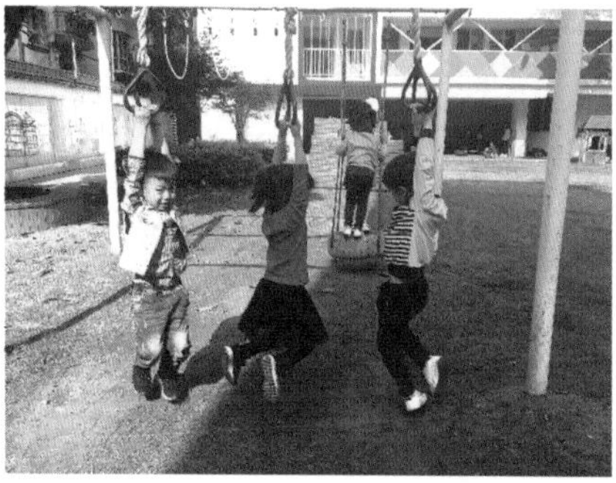

图 9-1-4

指导语

· 请你们双手紧握吊环，双脚离地，想办法让自己的身体像陀螺一样转起来。

观察要点

· 幼儿能否抓握吊环旋转身体。

· 幼儿悬垂过程中的身体状态及时长。

幼儿可能出现的表现

· 能抓住吊环，靠转动身体扭转吊环挂绳，能自然蜷起双腿随吊环自由旋转，屈腿悬垂时间较短。

· 能抓住吊环，靠转动身体扭转吊环挂绳，屈腿悬垂时间较长，坚持不住时会伸直双腿直接站立，结束悬垂。

支持策略

· 部分幼儿在扭转吊环挂绳时扭转不够充分，可在必要时给予一定帮助。

注意事项

· 幼儿悬垂时间不宜太长。

推进二　滑索悬垂

目　标

· 能双手抓握滑索握杠悬垂滑行 3～5 m，并尝试抬腿触碰具有一定高度的目标物，锻炼上肢力量及腰腹部力量。

· 尝试从高处跳下，落地时屈膝缓冲，发展身体平衡性和下肢力量。

准　备

·材料：3～5 m的滑索、体操垫、目标物。

·环境：在沙池、草地等软质地面上方悬挂滑索，在终点处设置用于缓冲的体操垫及具有一定高度的目标物。

玩　法

·幼儿站在滑索起点，双手紧握滑索握杠，直立身体惯性向前滑行至终点，抬起双腿踢中目标物，待滑索停止滑行后轻轻跳下并屈膝缓冲。游戏可反复进行。

指导语

·向前滑时，双手要握紧，双腿自然下垂，快到终点时抬起双腿，试试看能不能踢中目标物，等滑索完全停止后再轻轻跳下。

观察要点

·幼儿双手紧握滑索握杠滑行时身体是否保持直体悬垂状态，到终点时能否控制身体并抬起双腿踢中目标物，滑行完全停止时能否屈膝、安全落地。

·幼儿是否愿意尝试滑索悬垂，是否愿意尝试踢中目标物。

幼儿可能出现的表现

·滑行全程需要教师辅助和保护，到终点时无法屈腿踢中目标物。

·能握住滑索握杠滑行至终点，其中多数幼儿能踢到较低的位置，只有少数幼儿能踢到高处的目标物、落地时能屈膝缓冲。

支持性策略

·针对幼儿屈膝踢目标物时抬腿高度达不到的问题，可引导幼儿做"悬垂摆动""双脚夹沙包投筐"等游戏，以增强幼儿的腰腹部力量。

（李俊煌、程显兰、陆继淑执教，程显兰、陆继淑编写，吴艳青指导）

游戏二　好玩的悬垂摆动

动作发展水平	水平二
年龄段	4～5 岁
核心动作	悬垂摆动

续表

游戏总目标	·直体悬垂时能自如地前后左右摆动身体。 ·锻炼手的抓握力量及上肢力量，增强腰腹部力量和身体协调性。 ·喜欢悬垂摆动，勇于挑战，感受游戏的快乐。
观察要点	·幼儿悬垂时让身体前后左右摆动起来的方法。 ·幼儿悬垂时长。

初始游戏　灵活的猴子

目　标

·直体悬垂时尝试前后左右摆动身体，增强腰腹部力量及身体协调性。

准　备

·材料：平梯1架，体操垫若干。

·环境：将平梯固定在高于幼儿举手后15～20 cm（高约140 cm）处，平梯下铺体操垫。

玩　法

·幼儿扮小猴子站在平梯下方，轻轻跳起，双手紧紧抓握横杠，身体保持直体悬垂状，通过腰腹部发力尝试让身体前后左右摆动，模仿小猴子荡秋千；当双手感到疲惫时，停止摆动，双脚轻轻跳下，屈膝落地。（参见图9-2-1、图9-2-2）

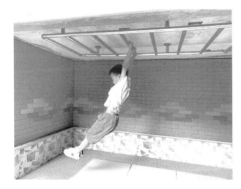

图 9-2-1

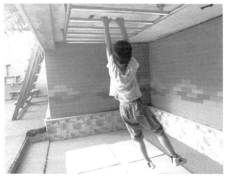

图 9-2-2

指导语

· 今天我们当小猴子，调皮的小猴子喜欢挂在树上荡秋千，我们一起来试一试吧。

观察要点

· 幼儿能否在直体悬垂的基础上，前后左右地摆动身体。

· 幼儿身体摆动幅度、时长。

幼儿可能出现的表现

· 上杠时就开始摆动身体比较容易。

· 上杠时先静止再开始摆动身体比较困难。

· 摆动悬垂比不摆动悬垂坚持的时间长。

支持性策略

· 引导幼儿有意识地控制悬垂摆动方向，摆动幅度逐步加大。

· 可悬挂一些高度不一的物品让幼儿尝试双脚夹物、踢物等，提高幼儿悬垂摆动的难度。

注意事项

· 在游戏中做好安全防护工作。

推进一　猴子摘桃

目　标

· 直体悬垂时尝试前后左右摆动身体并用脚触碰目标物，提高上肢及腰腹部力量。

准　备

· 材料：平梯 1 架，体操垫、桃子玩具若干。

· 环境：将平梯固定在高于幼儿举手后 15～20 cm（高约 140 cm）处，在平梯上悬挂桃子玩具（离地高度 50～100 cm），在平梯下铺设体操垫。

玩　法

· 幼儿扮小猴子，站在平梯下方，轻轻跳起，双手紧紧抓握横杠，身体保持直体悬垂状，通过腰腹部发力有意识地控制身体前后左右摆动，像小猴

子荡秋千一样，同时努力用脚去触碰不同高度的桃子玩具，感觉到双手疲劳时即可跳下。（参见图 9-2-3、图 9-2-4）

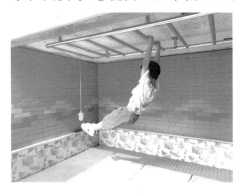 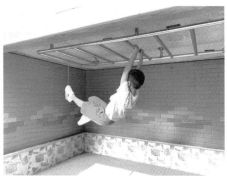

图 9-2-3 图 9-2-4

指导语

· 桃子成熟了，小猴子们可以用脚去碰桃子，有碰到桃子就算摘到，试试看你可以摘到多高的桃子。

观察要点

· 幼儿能否在直体悬垂的基础上，有意识地控制身体进行摆动并触碰目标物。

· 幼儿悬垂摆动的高度及抓握的时长。

· 幼儿落地时能否屈膝缓冲。

幼儿可能出现的表现

· 能上杠悬垂摆动，有目标地触碰较低处的桃子玩具，3～7 秒后屈膝缓冲落地。

支持性策略

· 组织幼儿讨论，分享悬垂摆动的自我保护方法及注意事项。

· 提供铃铛、靶心等目标物，增加游戏的趣味性。

· 针对幼儿触碰高处的目标物有一定难度的情况，可开展"悬垂夹物"游戏，引导幼儿尝试由静止悬垂到前后摆动悬垂。

注意事项

· 强调游戏规则，提醒幼儿排队游戏，落地后及时离开场地。

· 在游戏中做好安全防护工作。

推进二　猴子运西瓜

目　标

- 尝试在直体悬垂时用双脚夹物入筐，发展上肢力量、双手抓握力量及腰腹部力量。

准　备

- 材料：高度为 140 cm 的单杠 1 架，体操垫、篮球、筐子若干。
- 环境：在宽敞平坦的场地上放置单杠，单杠下铺设体操垫，体操垫上放置若干篮球，单杠前摆放若干筐子。

玩　法

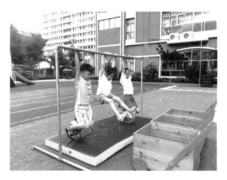

图 9-2-5

- 幼儿扮小猴子，站在单杠下方，轻轻跳起，双手上举紧紧抓握横杠，保持直体悬垂状。在直体悬垂的基础上，双脚从体操垫上夹起篮球，放入前方的筐子内，结束后清点自己夹了几个篮球并记录，最后对比谁夹的篮球多。（参见图 9-2-5）

指导语

- 西瓜掉到河里了，请挂在树上的小猴子们想办法帮忙把西瓜捡起来放在筐子里。

观察要点

- 幼儿能否在静止直体悬垂的基础上用双脚夹紧篮球。
- 幼儿能否将夹住的篮球悬空放入面前的筐子中，放球入筐需要多长时间。

幼儿可能出现的表现

- 上杠悬垂后夹球需要较长时间，夹住球后运用腰腹部力量使身体向前摆动并放球入筐的成功次数较少。
- 上杠悬垂后能较容易地夹住球，夹住球后运用腰腹部力量使身体向前摆动并放球入筐的成功次数较多。

支持性策略

· 提醒幼儿在悬垂夹球过程中，手臂支撑不住时可将双脚踩在球体上休息片刻。

· 组织幼儿讨论在游戏中如何保护自己。

注意事项

· 强调游戏规则，提醒幼儿不推不挤，落地前要确定球不在脚下，落地后及时离开场地。

· 在游戏中做好安全防护工作。

（李俊煌执教、编写，吴艳青指导）

游戏三　有趣的悬垂移动

动作发展水平	水平三
年龄段	5～6 岁
核心动作	悬垂移动、混合悬垂
游戏总目标	· 悬垂时尝试左右或前后移动抓握手位，使身体左右移动或前后移动。 · 悬垂时能双手抓握横杠，双脚搭在横杠上，身体朝上，进行身体移位。 · 锻炼手的抓握力量及手臂力量，提高上肢动作的爆发力，发展腰腹部力量和身体协调性。 · 喜欢悬垂移动，培养勇于挑战的精神。
观察要点	· 幼儿能否悬垂左右移位与前后移位。 · 幼儿移位的距离与时长如何。

初始游戏　会悬垂的小螃蟹

目　标

· 在直体悬垂时尝试左右移动身体，增强身体协调性及上肢力量。

准　备

· 材料：单杠 1 架，羊角球、轮胎若干。

· 环境：在宽敞平坦的草地上摆放单杠（单杠的横杠高于幼儿举手后

327

15～20 cm），在单杠下方间隔均匀地摆放若干羊角球和轮胎组合（羊角球套在轮胎上）。

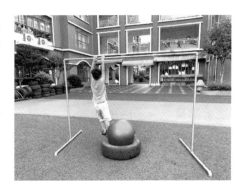

图 9-3-1

玩 法

· 幼儿从单杠的一端开始直体悬垂，紧紧抓握单杠，向单杠另一端移动，当双手疲劳时可以踩在羊角球上稍作休息，然后继续侧移，直到单杠另一端。（参见图 9-3-1）

指导语

· 小朋友们，今天我们学小螃蟹横着移动，从单杠的一端悬垂移动到另一端，累了可以踩在羊角球上休息一会儿。

观察要点

· 幼儿在直体悬垂的基础上，能否尝试以左右手交替抓握单杠的方式来左右移动。

· 幼儿移动距离、时长及中途是否需要休息。

幼儿可能出现的表现

· 能直体悬垂，抓握横杠向右屈腿移动，抓握间距小，移动速度较快，悬垂时间较短，遇到每个羊角球都要休息。

· 能直体悬垂，抓握横杠向右屈腿移动，抓握间距大，移动速度较慢，悬垂时间较短，遇到每个羊角球都要休息。

支持性策略

· 做好游戏的安全防护工作，鼓励幼儿大胆尝试。

· 可在单杠上粘贴数字，每个数字距离为 4 cm，引导幼儿边游戏边念儿歌"小螃蟹横着走，一、二、三……我走了×步"，最后看一看自己可以移动到数字几。

· 可逐步提升游戏难度，逐渐拉大羊角球的距离，最后替换成体操垫，以加强幼儿的抓握移动能力。

· 鼓励幼儿在左右移位的基础上，尝试向前移位，逐步提升幼儿悬垂移位的难度。

注意事项

· 在游戏中做好安全防护工作。

推进一　猴子过桥

目　标

·在直体悬垂的基础上尝试双手交替抓握横杠向前移动，发展上肢力量、腰腹部力量及身体协调性。

准　备

·材料：平梯 1 架，体操垫、积木块若干。

·环境：将平梯固定在高于幼儿举手后 15～20 cm 处，在平梯下铺设体操垫，在体操垫上间隔均匀地摆放若干积木块。

玩　法

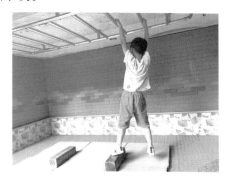

图 9-3-2

·幼儿扮小猴子，站在平梯一端，听到指令后，双脚跳起，双手紧紧抓握横杠，呈直体悬垂状，腰腹部发力向前荡起身体，双手交替向前抓握横杠，带动身体向前移动，到达平梯另一端。在游戏过程中，幼儿感到疲劳时可脚踏平梯下方的积木块，休息片刻再继续游戏。（参见图 9-3-2）

指导语

·小猴子要过桥去，请你双手交替抓握前面的横杠让自己到对岸去，累了就在小岛（积木块）上休息一下。你能到达河对岸吗？

观察要点

·幼儿能否用单手悬垂的方式向前移动。

·幼儿能向前移动几条横杠。

幼儿可能出现的表现

·双手抓握横杠，向前摆动身体，双脚站到"小岛"上，双手再往前移动抓握，反复进行。

·双手抓握横杠，向前摆动身体，在身体带动下，一只手抓前面的横杠，另一只手也紧跟着抓握住前面的横杠，然后双脚支撑在"小岛"上助力，继续下一轮行进，整个过程中有几次在"小岛"上停留。

• 双手抓握横杠直体悬垂，一只手抓前面的横杠，另一只手也紧跟着抓握住前面的横杠，不需要"小岛"的辅助就能完成悬垂移动。

支持性策略

• 提醒幼儿在支撑不住时可双脚踩在积木块上休息片刻，循序渐进地练习悬垂前移。

• 组织幼儿讨论身体的摆动与手的前移怎样配合才能更好地悬垂前移。

• 当幼儿能够较成功地进行悬垂前移时，可撤去积木块，方便幼儿自由下落并屈膝保护自己。

注意事项

• 在游戏中做好安全防护工作。

推进二　快乐的小树懒

目　标

• 能双手双脚在单杠上进行混合悬垂，并尝试混合悬垂移动，发展四肢力量和身体平衡性、协调性。

准　备

• 材料：50～100 cm 高的单杠 1 架，体操垫若干。

• 环境：在平坦的场地上摆放单杠，在单杠下方摆放若干体操垫。

玩　法

• 将横杠当大树，幼儿模仿小树懒，双手紧握横杠，双脚也搭在横杠上，身体朝上悬垂于横杠上，尝试双手双脚交替向前或向后移动。（参见图 9-3-3）

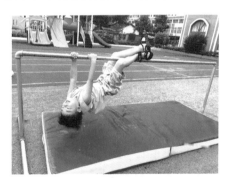

图 9-3-3

指导语

• 小树懒是怎么挂在树上的？它是怎么爬树的呢？一起来试试吧。

观察要点

• 幼儿双手抓握横杠的手型与位置。

• 幼儿把脚搭在横杠上的动作是否有困难。

• 幼儿混合悬垂的时长。

• 幼儿能否向前或向后移动。

幼儿可能出现的表现

· 上杠后能双手一前一后抓握横杠，但把双脚搭在横杠上需要教师帮助。

· 上杠后能双手一前一后抓握横杠，能多次把双脚带上，搭在横杠上进行混合悬垂。

· 能轻松地做好混合悬垂的动作，并向前或向后移动。

支持性策略

· 做好游戏的安全防护工作，鼓励幼儿大胆尝试。

· 教给幼儿先落脚再松手的安全保护技能。

注意事项

· 引导幼儿根据自身能力，调整悬垂移动的难度与时长。

· 在游戏中做好安全防护工作。

（陈佳、李俊煌执教，李俊煌、吴滨编写，吴艳青指导）

第十章　支撑

支撑是两手撑在地面或一定高度的支架上，两手间距比肩稍宽，两臂伸直，两腿并拢，以脚着地支撑，保持挺胸，收紧腰腹，支撑起整个身体。幼儿常用的支撑动作包括上肢支撑动作、在器械上支撑动作、支撑跳跃、侧手翻等。幼儿学习这些支撑动作有助于发展幼儿上肢力量和腰腹部力量以及身体的平衡性、柔韧性和协调性等，还可以防止脱臼，有利于幼儿的生长发育。

第一节　概述

一、幼儿支撑动作发展特点

随着婴幼儿身体动作的发展，在自发的身体运动中，婴幼儿常常会自然地运用支撑动作。1 个月的婴儿俯卧时不能抬头，3 个月的婴儿俯卧时不仅可以抬头，而且可以用双上肢支起头部和胸部了，这就形成了初步的支撑动作。随着年龄的增长，幼儿经历了从身体的静态支撑到身体的动态支撑、从在平面上支撑到在器械上支撑、从单部位支撑到多部位支撑的发展过程。

水平一（3～4 岁）	水平二（4～5 岁）	水平三（5～6 岁）	水平四（5～6 岁）
支撑力量弱；一般手的支撑点高于脚的支撑点，可以进行短时间的静态和动态支撑活动；可以用手臂和膝部支撑身体进行移动，	支撑动作比较有力，能用双手和双脚支撑起身体，移动一小段距离；能做到双腿前脚掌支撑着地；支撑动作结	能做到手的支撑点跟脚的支撑点处于同一平面撑起身体，并尽可能长时间保持姿势，或者移动一段距离；能单腿	能做到手的支撑点低于脚的支撑点进行静态和动态支撑活动；可以在单杠和双杠上进行静态支撑和支撑移动；可以

水平一（3～4岁）	水平二（4～5岁）	水平三（5～6岁）	水平四（5～6岁）
或者可以用手臂支撑起俯卧的身体，支撑的时间短；支撑动作结束后，往往站不稳。	束后能站稳。	前脚掌支撑，但支撑时间较短。	完成支撑发力动作，如支撑跳跃和单手支撑的侧手翻动作。

二、开展幼儿支撑活动的注意事项

（一）选择合适的材料

用于开展支撑活动的材料要具有一定的承受力和稳定性，高度要适合幼儿的身高。

（二）关注动作要点

支撑游戏时要有前伸和后展的意识，指尖要朝向前方，以免对肩关节前侧产生额外压力，保持挺胸，腰腹收紧。

（三）注意个体差异

关注幼儿的体重和上肢力量水平，不宜用同一的标准来要求每一个幼儿。关注幼儿的自然呼吸。体型肥胖的幼儿在支撑时会比较吃力，容易疲乏，应多给予鼓励与指导，支撑的时间可稍短，动作形式应循序渐进。

三、支撑的动作要领及锻炼价值

（一）高位支撑、高位支撑移动

动作要领：双手支撑位置高于双脚支撑位置，进行支撑或者支撑移动，如双手扶墙面、桌面支撑。

锻炼价值：增强上肢力量及腰腹部力量。

（二）低位支撑、低位支撑移动

动作要领：双手支撑位置低于双脚支撑位置，进行支撑或者支撑移动，如双手扶地面，双脚放于椅子上或一定高物上。

锻炼价值：锻炼手臂、肩部肌肉及韧带，增强上肢及腰腹部力量。

（三）双杠跳上成支撑

动作要领：双手直臂抓杠，身体直立，重心下移并屈膝，蹬地向上跳起的同时手臂向下撑压，使身体向斜上方撑起；身体紧绷，控制重心，抬头挺胸，使身体不会前后摆动。

锻炼价值：增强下肢的弹跳力及上肢的手臂力量。

（四）双杠支撑摆动

动作要领：以肩为轴，直臂顶肩，紧腰不屈髋，前后摆动的时候要掌握节奏，前摆送髋绷脚尖，后摆并腿抬头。

锻炼价值：增强上肢的手臂力量、腰腹部力量、身体的协调性和控制能力。

（五）支撑跳跃

动作要领：助跑，起跳，腾空，落地〔详细内容见第三章的跳马（跳山羊）动作要领〕。

锻炼价值：提高身体上下肢的协调性及身体的平衡能力。

（六）平板支撑

动作要领：俯卧，双肘弯曲支撑在地面上，上臂垂直于地面，双脚前脚掌着地，躯干、头部、肩部、胯部和踝部保持在同一平面，保持均匀呼吸。

锻炼价值：锻炼核心肌群，增强上肢力量，维持肩胛骨的平衡。

第二节　游戏活动实例

游戏一　支撑乐

动作发展水平	水平一
年龄段	3～4岁
核心动作	高位支撑、高位支撑移动

续表

游戏总目标	• 探索高位支撑和高位支撑移动，发展上肢力量、腰腹力量及身体的协调性。 • 遵守游戏规则，体验玩支撑游戏的乐趣。
观察要点	• 幼儿是否双臂伸直，两手间距比肩稍宽，腰腹收紧，两腿并拢，手的支撑点高于脚的支撑点。

初始游戏　自由探索

目　标

• 尝试在固定物体上做高位支撑，增强上肢力量，发展身体协调性。

准　备

• 材料：室内的墙、桌椅等（因地制宜）或室外固定的大型器械等。

• 环境：宽敞的活动室、走廊或户外场地。

玩　法

• 幼儿自主找一个固定物体（如墙、柜子、桌子、栏杆等），尝试双手支撑在这些固定物体上把身体支撑起来。（参见图 10-1-1、图 10-1-2）

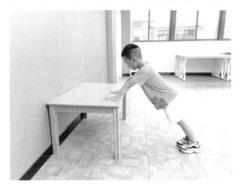 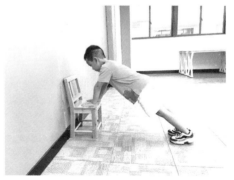

图 10-1-1　　　　　　　　　　　　　图 10-1-2

指导语

• 找一找，试试看，哪些东西可以将我们的身体支撑起来？

观察要点

• 幼儿支撑时的身体姿势、脚的站位姿势。

• 幼儿能否借助不同的固定物体创造性地进行高位支撑。

· 幼儿身体是否与固定支撑物保持一定的距离。

幼儿可能出现的表现

· 手臂基本伸直，双脚后退，身体呈支撑状态，能用前脚掌支撑。

· 能在桌子上、柜子上、墙面上做高位支撑，但双手间距过宽，腰腹没有收紧。

· 身体与固定物体的支撑距离太近，上肢没有形成支撑力。

支持性策略

· 提供支撑动作的示范与指导。

· 引导幼儿通过变换部位、变换支撑物等方式，增强游戏的趣味性与创造性。

· 在离支撑物一定距离的地面上画红、黄、蓝、绿四条线，起始线距离支撑物 20 cm，每隔 5 cm 画一条。两个幼儿一起游戏，一个幼儿说一种颜色，另一个幼儿马上站到相应颜色的线上做高位支撑。当四种颜色的线都做过高位支撑后，两个幼儿互换角色。

注意事项

· 提醒幼儿用前脚掌支撑，而不是用全脚掌支撑，避免小腿抽筋。

· 为避免支撑时间过长，可开展与其他动作形式相结合的游戏。

推进一　小猴子走山路

目　标

· 尝试高位支撑移动，锻炼单臂支撑的能力，增强上肢力量、腰腹部力量及身体的协调性。

准　备

· 材料：长 3 m、高 30 cm 的平衡凳 2 条。

· 环境：将两条平衡凳平行摆放在宽敞的场地或室内地板上。

玩　法

· 幼儿双手支撑在平衡凳的一端，双脚伸直蹬地，身体保持高位支撑姿势，向平衡凳另一端移动。（参见图 10-1-3）

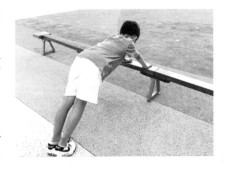

图 10-1-3

指导语

· 小朋友们，前几次你们双手撑在桌上、墙上玩撑起自己的游戏，今天我们玩双手撑在平衡凳上移动的游戏，试一试吧！

观察要点

· 幼儿高位支撑时身体是否保持平直、左右移动时手脚是否协调。

· 幼儿能否坚持完成 3 m 的支撑移动。

幼儿可能出现的表现

· 高位支撑移动时，身体不能保持平直，屁股会上翘。

· 双手双脚交替移动时四肢不协调。

· 上肢力量不足，不能完成 3 m 的支撑移动。

支持性策略

· 与幼儿梳理高位支撑移动的动作要点。

· 在墙面或桌面开展支撑移动游戏，引导幼儿练习双手双脚交替移动。

注意事项

· 支撑移动时间不宜过长。

· 支撑物要牢固。

（陈源丰执教、编写，吴艳青指导）

游戏二 小猴玩双杠

动作发展水平	水平二
年龄段	4～5 岁
核心动作	双杠支撑摆动
游戏总目标	· 尝试双手支撑双杠、双腿前摆，增强上肢力量及腰腹、肩背力量，促进身体的协调性。 · 积极参与双杠支撑活动，敢于挑战自我。
观察要点	· 幼儿能否双手直臂撑起身体、虎口张开抓紧双杠，落地时能否前脚掌先落地、屈膝缓冲。

初始游戏　小猴撑杠

目　标

- 尝试双手握紧双杠用力撑起身体，锻炼上肢力量和肩背力量。
- 愿意参与支撑活动，体验活动的乐趣。

准　备

- 材料：长 2 m、高 70 cm 和 80 cm 的幼儿双杠各 1 台。（参见图 10-2-1）
- 环境：宽敞平坦的场地。

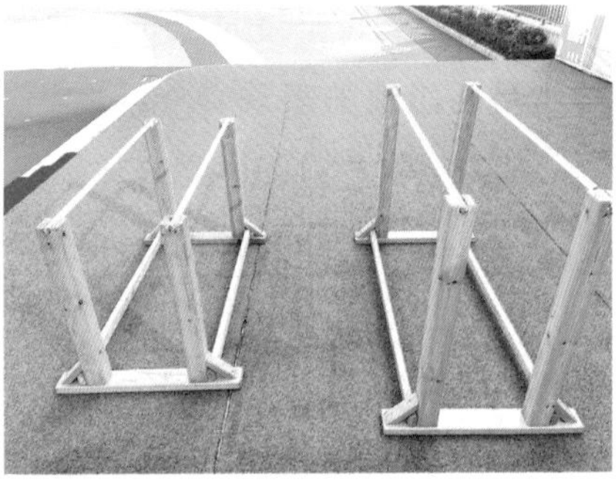

玩　法

- 幼儿选择适合自己高度的双杠，尝试双手握紧双杠，直臂用力撑起身体，双脚自然下垂，撑不住时自然跳下。（参见图 10-2-2）

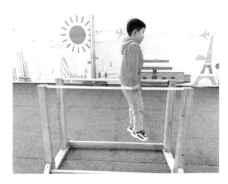

图 10-2-1

指导语

- 小朋友们，咱们今天玩小猴撑双杠的游戏，双手握紧双杠，两臂直直地用力撑起身体，双脚自然下垂，自己一边撑一边数数。撑累了就跳下来，落地时双腿弯曲，保护身体。

图 10-2-2

观察要点

- 幼儿是否手臂伸直、撑起身体。
- 幼儿是否虎口张开抓紧双杠。
- 幼儿落地时是否前脚掌先落地，屈膝缓冲。

幼儿可能出现的表现

- 有的幼儿手臂不会伸直，不能撑起身体；有的幼儿可以撑起，但是撑起的时间短。
- 能双手虎口张开抓住双杠。
- 有的幼儿落地时直接全脚掌落地，没有屈膝缓冲；有的幼儿前脚掌着地，屈膝缓冲。

支持性策略

- 示范双手支撑双杠的动作。
- 指导幼儿下落时动作轻巧，落地尽量不发出声音。
- 提醒幼儿边撑边数数，防止憋气，撑不住了就跳下休息。

注意事项

- 防止幼儿憋气。
- 提醒幼儿撑累了就去玩其他游戏。

推进一　小猴撑着过双杠

目　标

- 尝试用支撑前摆腿的动作从双杠的一端撑到另一端，锻炼上肢力量及腰腹部力量。

准　备

- 材料：长 2 m、高 70 cm 和 80 cm 的幼儿双杠各 1 台。
- 环境：宽敞平坦的户外场地。

玩　法

- 幼儿选择适合自己高度的双杠。在双杠的一端双手前伸抓握双杠、直臂支撑起身体，双腿前摆、双脚落地，再双手往前伸抓握双杠、直臂支撑起身体，双腿前摆、双脚落地，如此反复，从双杠的一端移动到另一端。（参见图 10-2-3、图 10-2-4）

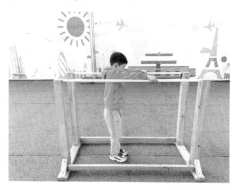

图 10-2-3

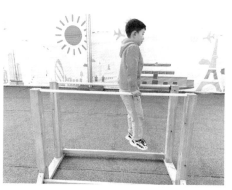

图 10-2-4

指导语

· 小猴子们想一想，怎么从双杠的一端撑着移动到双杠的另一端呢？

观察要点

· 幼儿双手前伸后能否支撑起身体。

· 幼儿能否双腿前摆、双脚落地。

幼儿可能出现的表现

· 双手前伸的距离有时长、有时短，距离太长了支撑不起身体。

· 两手滑着双杠前行，没有支撑起身体。

· 能轻松地支撑起身体，双腿屈起前摆，落地时屈膝缓冲。

支持性策略

· 教师或幼儿示范正确的动作。

· 创设引发幼儿支撑、双腿前摆的环境，支持不同能力的幼儿富有挑战性地玩。（参见图 10-2-5 至图 10-2-9）

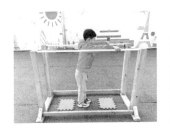

图 10-2-5

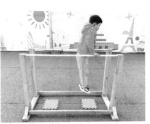

图 10-2-6

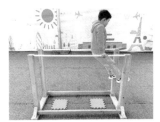

图 10-2-7

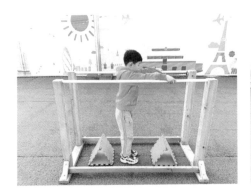

图 10-2-8

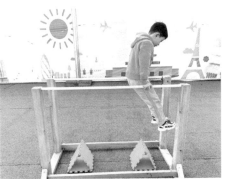

图 10-2-9

· 创设引发幼儿支撑、双腿屈腿前摆的环境，提高挑战的难度。（参见图 10-2-10、图 10-2-11）

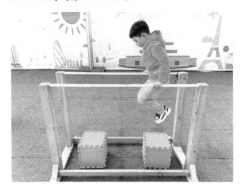

图 10-2-10

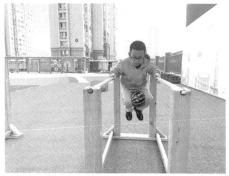

图 10-2-11

注意事项

· 幼儿游戏时间不宜过长。

（陈源丰执教、编写，吴艳青指导）

游戏三　小兔子上楼梯

动作发展水平	水平二
年龄段	4～5 岁
核心动作	支撑跳跃

目　标

· 尝试支撑跳跃，增强上肢力量及腰腹部、肩背部力量，提高身体的协调性。

准　备

· 材料：手套。

· 环境：楼梯。

玩　法

· 幼儿戴上手套面对楼梯站好。开始时，双手支撑在高几级的台阶上，双脚借双臂支撑的力量向上跳一级台阶，双手再向上移一级台阶，如此一级一级地向楼梯上跳。（参见图 10-3-1、图 10-3-2）

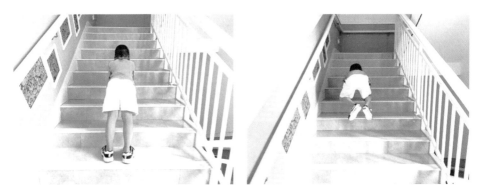

图 10-3-1   图 10-3-2

指导语

· 小兔子要上楼梯，会怎样跳上去呢？请大家试一试。

观察要点

· 幼儿双脚与双手之间的距离是否适宜。

· 幼儿双脚跳起的同时是否双手直臂撑地。

幼儿可能出现的表现

· 双手与双脚距离太远，双手没有支撑，依靠双脚向上跳。

· 双手与双脚距离太近，双脚向上跳时站立不稳。

支持性策略

· 引导幼儿根据台阶的高度，调整双脚与双手之间的距离。距离过近易导致重心不稳，过远则无法完成支撑动作。

· 提醒幼儿与同伴之间的距离不宜过近。

· 引导幼儿放慢速度，双手支撑到适宜的位置时再进行支撑跳跃。

· 开展跳马游戏（见第三章第六节中的支撑跳跃游戏活动实例）。

注意事项

· 提醒幼儿头抬起、眼看前方。

· 提醒幼儿在跳上台阶时尽量身体前倾，以免重心不稳。

· 提醒幼儿量力而行，不拥挤，注意安全。

（陈源丰执教、编写，吴艳青指导）

金教鞭

游戏四　好玩的球

动作发展水平	水平三
年龄段	5～6 岁
核心动作	平板支撑
游戏总目标	·尝试平板支撑，锻炼核心肌群，增强上肢力量，维持肩胛骨的平衡。
观察要点	·幼儿上臂是否与地面保持垂直，身体是否挺直。

初始游戏　压海绵球

目　标

·借助物体尝试平板支撑，增强上肢力量及腰腹部力量，发展身体的平衡性。

准　备

·材料：体操垫若干，海绵球（或波波球）若干，秒表 1 个。

·环境：宽敞平坦的场地。

玩　法

·幼儿人手一个海绵球，把海绵球放在下腹部后，前脚掌和双肘弯曲支撑在体操垫上形成俯卧姿势，保持身体平直后数数（1～20），根据自身能力尽可能长时间地保持这个姿势。

指导语

·请小朋友们把海绵球放在肚子下面并趴在球上，自己试一试，把球放在让肚子舒服的地方。用你的前臂和前脚掌支撑起身体，保持身体挺直，然后数数，看看你能坚持数到多少。

观察要点

·幼儿背部是否保持平直。

·幼儿上臂和地面是否保持垂直。

·幼儿双手的距离是否与肩同宽。

·海绵球的位置是否适宜。

幼儿可能出现的表现

·开始时可以保持身体挺直，不塌腰或拱背，但是支撑的时间一长，身体就塌下去了，可以很明显地看到海绵球被腹部逐渐压扁。

·上臂没有垂直于地面。

·双手的距离比肩稍窄一些。

·海绵球位置放得不适宜。

支持性策略

·当幼儿出现塌腰时，提醒幼儿休息。

·提醒幼儿双手打开、与肩同宽，肩膀立住，上臂垂直于地面。

·开展双手与双臂交替支撑的游戏。

注意事项

·提醒幼儿累了要及时休息。

·游戏中的球以软球为宜，宜放在下腹部。

推进一　看谁吹得远

目　标

·尝试平板支撑吹气，锻炼肺活量，增强上肢力量及腰腹部力量。

准　备

·材料：塑料管 2 根，乒乓球 1 个，体操垫 2 块。

·环境：选择宽敞平坦的场地，在体操垫上将两根塑料管距离 15～20 cm 平行摆放，中间放一个乒乓球。（参见图 10-4-1）

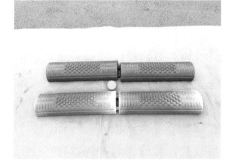

图 10-4-1

玩　法

·幼儿两两相对，处于塑料管两端。游戏开始，幼儿在体操垫上平板支撑，努力将乒乓球吹向对方阵地，先吹到者获胜，游戏过程中腹部和膝盖先落地者失败。

指导语

·请找一个好朋友，分别在管道的两边面对面做平板支撑，同时用力把乒乓球吹到好朋友的家里，先吹到的为胜。

观察要点

- ·幼儿在支撑时是否会吸气、呼气。
- ·幼儿在支撑时的呼吸频率。
- ·幼儿在游戏过程中能否保持平板支撑的姿势。

幼儿可能出现的表现

- ·能做到吸气、呼气，用力尝试把乒乓球吹到对方阵地去。
- ·有的幼儿会深吸一口气，再一口气呼出去；有的幼儿则吸一口气后多次快速呼气。
- ·身体往前冲，辅助送气。
- ·保持平板支撑的时间长短不同。

支持性策略

- ·引导幼儿有节奏地换气，换气的次数不要太频繁。
- ·能力弱的幼儿可借助海绵球平板支撑。

注意事项

- ·游戏的次数、时间应适宜，提醒幼儿累了要及时休息。

（陈源丰执教、编写，吴艳青指导）

游戏五　送小动物回家

动作发展水平	水平三
年龄段	5～6 岁
核心动作	平板支撑

目　标

- ·尝试单双手交替平板支撑，增强上肢力量及腰腹、背部力量。

准　备

- ·材料：大小不同的毛绒小动物若干，蓝色、橙色篮子各 1 个。（参见图 10-5-1）
- ·环境：宽敞平坦的活动场地。

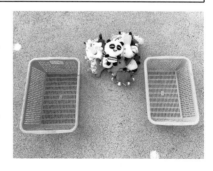

图 10-5-1

玩　法

· 幼儿双手双脚撑地，支撑在两个篮子的中间，然后单手支撑，另一只手将大的毛绒小动物送回橙色篮子里，将小的毛绒小动物送回蓝色篮子里。（参见图 10-5-2、图 10-5-3）

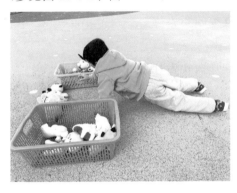 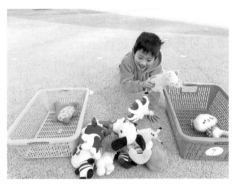

图 10-5-2　　　　　　　　　　　　图 10-5-3

指导语

· 小朋友们，小动物们要回家，我们送它们回家吧。送小动物回家的方法有些难，要双手双脚撑地，支撑在两个篮子的中间，然后一只手撑地、一只手送。大的动物送到橙色篮子里，小的动物送到蓝色篮子里。

观察要点

· 幼儿能否单手支撑、支持的时间有多久、送小动物回家时身体能否保持平板支撑姿势。

幼儿可能出现的表现

· 能做到单手支撑，但是单手支撑力量不足，送小动物回家的次数少。

· 单手支撑着地，送小动物回家的过程中身体会配合着协调移动。

· 往右边篮子送小动物时，左腿保持正直，右腿的膝盖会略有弯曲；往左边篮子送小动物时，右腿保持正直，左腿的膝盖会略有弯曲。

支持性策略

· 根据幼儿的个体差异增加或减少毛绒小动物的个数。

· 提醒幼儿在上身转动时，两条腿尽量挺直。

注意事项

· 提醒幼儿支撑不住时停下休息，不憋气。

（陈源丰执教、编写，吴艳青指导）

游戏六　支撑小能手

动作发展水平	水平四
年龄段	5～6岁
核心动作	低位支撑
游戏总目标	• 尝试低位支撑移动身体，锻炼手臂、肩部肌肉及韧带，增强上肢及腰腹部力量。 • 能与同伴默契配合、互相帮助，体验与同伴协作玩支撑游戏的快乐。
观察要点	• 幼儿能否身体伏地，双手撑地，两条腿用力蹬直。

初始游戏　小推车

目　标

• 尝试手臂支撑身体向前爬行，增强手部力量，锻炼手臂、肩部肌肉及韧带。

准　备

• 材料：体操垫4块。

• 环境：宽敞平坦的场地。

玩　法

• 幼儿两人一组。游戏时，一名幼儿双手支撑在体操垫上当小推车，另一名幼儿当小司机，双手分别抓住同伴双脚的脚踝，使其身体腾空，依靠两手撑地交替前行。游戏中"小司机"可发出指令，要求"小推车"开到哪儿，"小推车"就要向哪儿行进。2～3分钟后，两人互换角色，反复游戏。（参见图10-6-1）

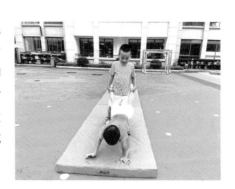

图 10-6-1

指导语

• 热闹的建筑工地上，小推车正在忙忙碌碌地运送货物。小司机要求去哪里，小推车就要开到哪里，看看哪组小推车开得又快又稳。

观察要点

· "小司机"站位是否方便推，将"小推车"的双脚放在哪里会便于"小推车"前行。

· 两人配合行进的速度是否一致。

· "小推车"的两条腿能否用力蹬直。

· "小推车"能否双手撑并交替爬行。

幼儿可能出现的表现

· "小推车"前行速度快于"小司机"，导致"小推车"被"小司机"向后拉而影响前行。

· "小司机"前行速度快于"小推车"，导致"小推车"双手来不及交替撑地向前移动。

· "小推车"两条腿没有用力蹬直，有屈膝现象。

· "小推车"才走几步就整个人趴下，"小司机"没有力气扶住趴下的"小推车"。

· "小司机"只抓住"小推车"的裤腿，没能很好地将其两腿固定住，导致"小推车"在行进过程中两腿摆动幅度过大，增加了其抬腿的难度。

支持性策略

· 示范"小司机"推"小推车"的正确方法。

· 引导"小司机"和"小推车"探索同步前进的策略，如喊口令。

· 可引导"小司机"抓"小推车"的小腿或大腿，降低游戏难度。

· 为幼儿讲解"小推车"行进的正确动作，要求幼儿双臂、双腿伸直。

· 引导幼儿找身型、体重与自己相近的同伴开展"小推车"游戏。

· 要求幼儿在游戏后互相交换角色，让他们均得到相应的锻炼。

注意事项

· 提醒"小司机"不能突然松手，以免"小推车"双脚从空中落下而受伤。

推进一　螃蟹走

目　标

· 尝试低位支撑移动，增强上肢及腰腹部力量，发展上下肢的协调配合能力和平衡能力。

准　备

·材料：30 cm×30 cm×27.5 cm 的幼儿座椅若干，30 cm×30 cm 的地垫若干，杯子若干。

·环境：在宽敞平坦的室内或走廊，将幼儿座椅排成一排，将地垫铺在椅子前方，在座椅和地垫之间每隔一定距离放置一个杯子。（参见图 10-6-2）

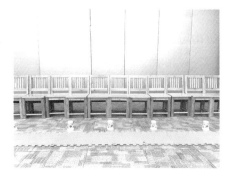

图 10-6-2

玩　法

·游戏开始，幼儿在椅子一侧的前方将双手支撑于地垫上，双脚置于椅面上，身体悬空俯卧呈低位支撑状，双手双脚交替侧向移动到椅子另一侧。在移动的同时，幼儿一只手支撑，另一只手将杯子从地垫后方放到前方（或从前方放到后方），直到全部杯子放完。游戏可反复进行。（参见图 10-6-3、图 10-6-4）

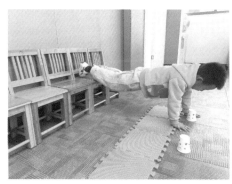

图 10-6-3

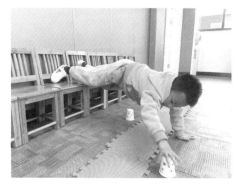

图 10-6-4

指导语

·今天小朋友来当小螃蟹，将双手支撑在垫子上，双脚支撑在椅面上，从椅子的一侧爬到另一侧，中间还要将杯子从垫子后方放到前方或从垫子前方放到后方，能完成挑战吗？

观察要点

·幼儿双手距离是否比肩稍宽。

·幼儿两腿与腰背是否挺直。

·幼儿用脚尖还是前脚掌支撑于椅面上。

・幼儿移杯子时能否单手支撑、单手取放。

幼儿可能出现的表现

・双手距离比肩稍宽。

・两腿在单手支撑和取放时会有屈腿现象，腰部和臀部会不自觉抬起。

・用前脚掌支撑于椅面上。

・能单手支撑、单手取放。

・手脚交替移动时不协调，有的幼儿移动完双手再移动双脚，有的幼儿移动完双脚再移动双手。

支持性策略

・引导幼儿在游戏中探索快速移动的方法。

・引导能力强的幼儿尝试仰身低位支撑游戏。

注意事项

・游戏要有地垫保护。

・控制幼儿游戏的次数，提醒幼儿中途累了要及时休息。

（陈源丰执教、编写，吴艳青指导）

第十一章　推、拉、提、抬

推、拉、提、抬是上肢活动基本的活动方式。推指从物体后面加力，使它向前运动。拉指牵、扯、拽。推和拉常常互相结合。提指垂手拿起有环、柄或绳套的东西。抬指合力共托一物。

第一节　概述

一、幼儿推、拉、提、抬的动作发展特点

儿童早期就出现推、拉、提、抬动作。3～4岁幼儿多运用上肢力量完成推、拉、提、抬，5～6岁幼儿能上下肢协调用力地完成推、拉、提、抬。

水平一（3～4岁）	水平二（4～5岁）	水平三（5～6岁）
多运用上肢力量进行推、拉、提、抬，动作不协调。	可以运用上下肢力量进行推、拉、提、抬，上下肢基本可以协同用力。	可以上下肢协调用力地进行推、拉、提、抬。

二、开展幼儿推、拉、提、抬的活动的注意事项

（一）材料投放遵循适宜性和递进性原则

材料既要符合幼儿身高、力量水平等，也要根据幼儿发展水平循序渐进，逐步递增，避免幼儿因盲目挑战非自己力量范围内的物体而造成负荷过重，引起关节损伤和肌肉韧带拉伤。

（二）提示幼儿做好防护性动作

推、拉、提、抬都具有一定的负重性，因此在引导幼儿做不同的动作过程中要提示幼儿做好防护性动作。例如，在提（抬）的游戏中，教师要注意让幼儿下蹲，协同运用脚的蹬力与手臂力量将物体提（抬）起，避免幼儿直接弯腰，过分使用腰部力量提（抬）重物造成腰部损伤。提醒幼儿未掌握动作要领时不盲目用力，避免因动作不对，盲目用力导致不必要的损伤。

（三）锻炼时间不宜过长

当推、拉、提、抬物体的距离较长时，注意提醒幼儿中途放松，谨防幼儿为求快而长时间用力，以免过度疲劳造成关节和肌肉损伤。

三、推、拉、提、抬的动作要领及锻炼价值

（一）推的动作要领

上肢屈臂支撑于物体上，掌心向前，与肩同宽，同时双脚向后稍开立，身体呈支撑状态，挺胸收腹。左右脚交换迅速用力蹬地，克服外界阻力推动物体移动，此时手臂由屈曲状态变为伸展状态。

（二）拉的动作要领

单手或双手作用于物体上，身体可正对、背对或侧对物体，双臂呈伸展状态，同时发力或轮流发力将物体向前拖动，双脚自然跟随物体移动，在克服外界阻力时，手臂由伸展状态变为屈曲状态。

（三）提的动作要领

双手自然下垂，垂手（单手或双手）正握着有环、柄或绳套的物体，引领其向上或向前移动。

（四）抬的动作要领

双手作用于物体，手臂呈伸展状态，挺胸收腹，身体垂直向下，双脚打开撑地蹲下或膝盖微微弯曲，下沉肩胛并顺势带动手肘把物体往上举起，身体接近完全站直。

（五）推、拉、提、抬的锻炼价值

锻炼上下肢力量，增强身体协调性、灵敏性及平衡能力。

第二节　游戏活动实例

游戏一　快乐的宇宙飞船

动作发展水平	水平一
年龄段	3～4岁

续表

核心动作	双手直线或曲线向前推
游戏总目标	• 尝试用双手推动物体向前运动或变向运动，增强上肢力量，发展动作的灵敏性、协调性和平衡能力。 • 能在游戏中尝试合作。 • 游戏中初步懂得保护自己。
观察要点	• 幼儿手的着力点、脚的站位及身体姿势。 • 幼儿推动的速度及路径。

初始游戏 启动飞船

目 标

• 能与同伴合作推动物体向前运动，增强上肢力量。

准 备

• 材料：两个半圆形攀爬架拼成的"飞船"（直径 133 cm、高 42 cm，可用木质大箱子等类似物体替代）若干。（参见图 11-1-1）

• 环境：较宽阔的场地或平地。

玩 法

• 幼儿 2～4 人为一组，可讨论选择站"飞船"内或者站"飞船"外，不限定线路、方向、起点和终点，自由结伴用手推动"飞船"前进。（参见图 11-1-2）

指导语

• 飞船启动引擎坏了，宇宙飞行员们快将它推动起飞。

观察要点

• 幼儿是否齐心协力向同一方向推"飞船"。

• 幼儿如何推动"飞船"，推动的速度及路径如何。

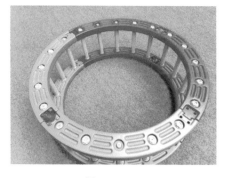

图 11-1-1

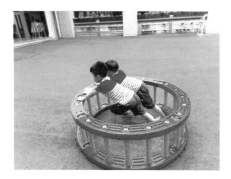

图 11-1-2

・幼儿手脚能否协同发力。

幼儿可能出现的表现

・站在"飞船"里面，双手压住"飞船"边缘，"飞船"未能移动。

・没有充分发挥手臂力量，而是用胸口、肚子或膝盖等其他部位发力推动"飞船"。

・手脚配合不协调，双脚不会随"飞船"移动而移动，半途放弃或摔倒在地。

・会朝同一方向推动"飞船"前进，当"飞船"停滞不前时会出现拉动"飞船"的情况。

支持性策略

・演示推动的动作，帮助幼儿梳理手的位置及站位，让幼儿看清手臂、脚的姿势。

・借助高位支撑游戏，让幼儿进一步掌握推动的姿势。

・开展有目标指向性和一定距离的推的游戏。

・用口令指挥幼儿共同发力。

注意事项

・提醒幼儿进入"飞船"的人数不得超过四人。

・提醒幼儿在推动"飞船"时不嬉闹、不推挤同伴。

推进一　飞向太空站

目　标

・能沿着直线推动物体前进，进一步练习推的动作，增强上肢力量以及动作的协调性及灵活性。

准　备

・材料：两个半圆形攀爬架拼成的"飞船"（直径 133 cm、高 42 cm，标明序号）若干，球门（标明序号）若干。

・环境：在较宽阔的场地一端设置起点，在场地另一端摆放若干球门，作为终点。（参见图 11-1-3）

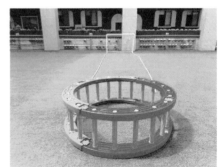

图 11-1-3

玩　法

· 2～4 名幼儿为一组。幼儿站在"飞船"内，从起点出发，合作将不同编号的"飞船"推至对应号数的"太空站"（球门）。（参见图 11-1-4、图 11-1-5）

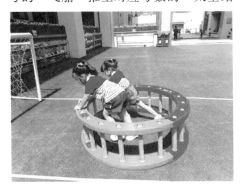 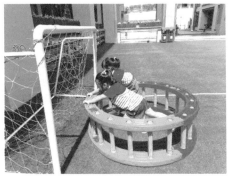

图 11-1-4　　　　　　　　　　　　　　　　　图 11-1-5

指导语

· 宇航员们，飞船出现故障了，请沿着各自的轨道将飞船推到太空站中维修。

观察要点

· 幼儿是否保持同一用力方向。

· 幼儿能否朝目标方向并保持直线地推动"飞船"。

· 幼儿推动时，双脚能否跟随"飞船"协调前进。

幼儿可能出现的表现

· 不会站在"飞船"前半圆的正后方，双臂没能很好发力推动"飞船"，仅仅是随着"飞船"的前进而跑动。

· 会站在"飞船"前半圆的正后方，跟随"飞船"的速度调整前进的步伐，但在推动"飞船"的过程中忽视前进的路线，常常将"飞船"推歪，与其他"飞船"碰撞。

· 会手脚协调发力，推动"飞船"朝着"太空站"直线前进，速度较快，推动过程中会尝试用拉或推的方式调整路线。

支持性策略

· 在"飞船"内侧贴上圆形标志，自然规定幼儿的人数和幼儿手掌位置。

· 在直线推动的基础上设置障碍，引导幼儿绕障碍推动"飞船"，可以是 S 形路线或 Z 形路线。

注意事项

· 引导幼儿关注同伴情况，及时调整"飞船"速度和路线。

推进二 行走太空

目　标

- 尝试变换方向推动物体前进，增强上肢力量及双手抓握力量。
- 能与同伴合作推动物体前进。

准　备

- 材料：两个半圆形攀爬架拼成的"飞船"（直径 133 cm、高 42 cm，标明序号）若干，锥形筒若干，球门（标明序号）若干。
- 环境：在较宽阔的场地上设置不同的路线，在每条路线上设置一定的锥形筒，两个锥形筒之间的距离要大于"飞船"的直径；在终点处设置若干球门。

玩　法

- 2～4 名幼儿为一组，合作推动"飞船"绕着锥形筒前进，推至对应球门处。（参见图 11-1-6、图 11-1-7）

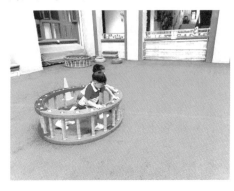
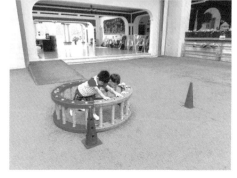

图 11-1-6　　　　　　　　　　　　图 11-1-7

指导语

- 宇航员们，今天我们一起到太空去走走吧。不过，我们必须和飞船一起行走哦，在太空行走时，不能碰到其他行星（锥形筒）。

观察要点

- 幼儿在转弯时能否调整身体站位和双手发力方向，以改变"飞船"的行进方向。
- 在转向推动时，幼儿的四肢和腰腹部能否跟随"飞船"协调、同步发力。

幼儿可能出现的表现

· 不会调整站位，无视路线推动"飞船"。

· 不能很好地控制"飞船"移动的速度和方向，将锥形筒碰倒。

· 能小心调整"飞船"前进的方向，在转弯时以拉、顶、转动"飞船"等方式调整"飞船"，按路线行进。

支持性策略

· 调整场地线路的弧度，逐步提升难度。

· 开展推独轮小推车的游戏，在直线推动的基础上设置障碍，引导幼儿绕障碍推动小推车，可以是S形路线或Z形路线。

注意事项

· 引导幼儿在合作推动"飞船"转弯时关注同伴情况，及时调整自身手部力量及行进方向、速度。

（程显兰执教、编写，吴艳青指导）

游戏二　我是大力士

动作发展水平	水平二
年龄段	4～5岁
核心动作	提
游戏总目标	· 能独自用手提起一定重量的轮胎，并在此基础上尝试移动、过障碍，发展上肢力量。 · 能根据不同的游戏情境选择适宜的方法运送物品，增强上肢力量，提高动作的协调性、灵活性。 · 喜欢参加体育游戏，勇于尝试，克服困难，坚持完成游戏任务。 · 自觉遵守游戏规则，懂得听信号与要求。
观察要点	· 幼儿推、拉、提、抬物体时的身体姿势，以及是否四肢协同发力。 · 幼儿与同伴合作时能否关注同伴情况，能否控制力量和高度并与同伴步调一致、保持平衡。

初始游戏　小小大力士

目　标

·尝试用提的方式运送轮胎，增强上肢力量。

准　备

·材料：大小、重量不同的轮胎若干。

·环境：在宽敞平坦的场地上设置起点与终点。

玩　法

·每个幼儿选择一个轮胎，站在起点线上，用提的方式把轮胎送到终点。

指导语

·小大力士们，你们能提起轮胎并把它们送到场地对面的目的地吗？

观察要点

·幼儿提轮胎时的身体姿势及手部动作，抓握是否有力，能否保持身体平衡。

·幼儿提轮胎时能否做到双臂自然下垂、不耸肩。

·幼儿能运送轮胎走多长距离，能否坚持完成任务。

幼儿可能出现的表现

·会出现除提以外的动作，如抱、拉、推、滚等搬运轮胎的动作。

·站在轮胎外面，双手抓住轮胎一边的内侧直接提起，双臂弯曲，从起点走到终点比较吃力，中途需要停留。

·站在轮胎中间，双手放在身体前面提起轮胎，轮胎倾斜碰到腿部，行走不便。

·站在轮胎中间，双臂弯曲或自然下垂于身体两侧，提起轮胎内侧向前移动，行走较为省力。

·站在轮胎中间，双臂弯曲或自然下垂于身体两侧，提起轮胎外侧向前移动，行走较为吃力。

支持性策略

·指导幼儿选用比较省力的提的方式运送轮胎。

·在幼儿提轮胎走得平稳后，加入障碍物、独木桥等，或改变游戏行进路线，如改成 S 形、Z 形等，提高挑战的难度。（参见图 11-2-1、图 11-2-2）

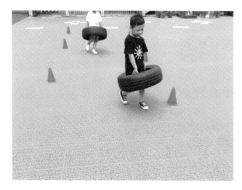

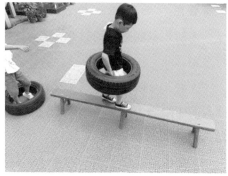

图 11-2-1   图 11-2-2

注意事项

· 场地要宽敞平坦，轮胎大小、重量要适中。

· 提醒幼儿在游戏中关注旁边同伴，避免轮胎砸到同伴。

推进一   蚂蚁运面包

目　标

· 尝试合作举起垫子移动，增强上肢力量。

· 能默契合作，举稳垫子，并方向一致地进行移动。

准　备

· 材料：大垫子若干。

· 环境：宽敞平坦的场地。

玩　法

· 四人或六人一组，模拟蚂蚁搬粮食的情景，合作举起垫子至头顶，体操垫子平稳并将垫子移动到指定地点。（参见图 11-2-3）

指导语

· 小蚂蚁发现了一片大面包，怎样齐心协力地把面包又平又稳地运回家中？

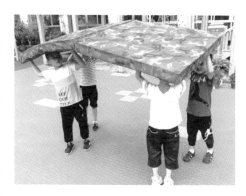

图 11-2-3

观察要点

· 幼儿举起垫子的过程中能否根据同伴的高矮合理安排站位，使垫子保持平稳。

· 幼儿与同伴一起移动垫子时能否配合默契地向指定地点移动，行进时能否使体操垫子保持平稳。

幼儿可能出现的表现

· 随意站在垫子边举起垫子，站位不均匀，举起垫子后垫子容易向没人的位置倾斜，很难移动前行。

· 站位较分散，能平稳地举起垫子行进，行进过程中行走速度不一致，造成垫子倾斜落地，很难移动前行。

· 较均匀地站在垫子四边，平稳地举起垫子，由于身高有差异，个子矮的幼儿无法接触到垫子，行走过程中速度较为统一，可以移动到终点。

· 根据身高主动调整手臂上举高度，矮的踮起脚，手臂伸直，高的弯曲手臂，但在行进过程难以保持手臂姿势，造成垫子倾斜，方向有较大偏差时会不断调整方向，行走速度较为统一，可以移动到终点。

· 分别站在垫子四角，平稳地举起垫子，由于身高差异，行进过程中垫子不平稳，行走速度较为统一，可以移动到终点。

支持性策略

· 组织幼儿分享游戏经验，总结影响前行的因素，如人数、站位、速度、合作程度等。

· 引导幼儿思考保持速度统一的方法，如用口令指挥组员统一步伐。

· 引导幼儿变化垫子搬运的高度，从举到抬，进行着力点、速度与合作方面的练习。

· 提升游戏难度，要求幼儿抬垫子搬运物体，可从抬稳定的积木到抬不稳定的球，逐步提升难度。

注意事项

· 场地要宽敞平坦，活动前要加强上肢热身。

· 提醒幼儿在游戏中关注身边同伴的情况，步调一致地前进。

（李俊煌、王凯执教，吴滨编写，吴艳青指导）

金
教
鞭

游戏三 能干的小猪

动作发展水平	水平二
年龄段	4～5 岁
核心动作	推、拉

目 标

·能通过推、拉的方式移动轮胎运送物体，增强上肢力量。

准 备

·材料：系绳轮胎人手一个，积木若干。

·环境：宽敞平坦的场地。

玩 法

·用系绳轮胎作为小车，幼儿单人或双人合作，用单手或双手推或拉轮胎的方式运送积木到指定地点。在运送过程中，要保证积木不掉落，掉了要及时捡起。（参见图 11-3-1、图 11-3-2）

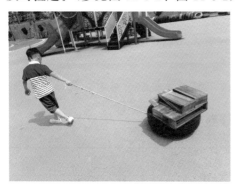

图 11-3-1

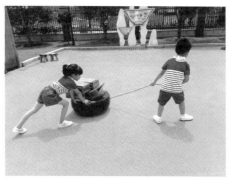

图 11-3-2

指导语

·小猪要用轮胎车去草地运砖块来盖房，怎样才能用你的轮胎车把砖又多又稳地运到目的地？

观察要点

·幼儿拉动轮胎时身体的朝向、双手抓握点，双手能否与下肢协同发力。

·两人推拉时能否使物体保持直线。

·两人在推拉过程中的协作情况。

幼儿可能出现的表现

· 身体面对轮胎，运用向后倒退的方式拉动轮胎，会关注轮胎是否保持直线，积木掉落会及时捡起。

· 身体背朝轮胎，把绳子放在肩膀处，双手在胸前拉住绳子，身体往前倾，双脚用力向前蹬，拉动轮胎前移，但往往不会关注轮胎和积木的情况，只顾向前走。

· 在拉动轮胎过程中能变换拉动方式，并关注轮胎和积木的情况，及时调整，最后顺利到达目的地。

· 两人合作，一推一拉地配合运送轮胎，会关注轮胎和积木的情况，在配合过程中，拉的幼儿速度快，推的幼儿容易摔倒，最终能到达目的地。

支持性策略

· 鼓励幼儿用拉的方式移动轮胎。

· 逐步增加运送的积木，并引导幼儿探究如何放积木才能放得更多、积木多了怎样拉积木不易掉落。

注意事项

· 引导幼儿关注路面情况，及时调整行进路线。

· 提醒合作运送的幼儿在推拉的过程中关注同伴，与同伴步调一致地前进，避免速度过快而造成同伴摔倒。

（程显兰执教、编写，吴艳青指导）

游戏四　叮当快递

动作发展水平	水平三
年龄段	5～6岁
核心动作	推、拉
活动总目标	· 能用单手或双手通过推或拉的方式将物体移动到指定位置，增强上肢力量。 · 能合作推动或拉动物体移动，增强上肢力量，提高上下肢发力的协调性。
观察要点	· 幼儿躯干姿势、上肢用力方向。

初始游戏　送快递

目　标

·能够用推或拉的方式将物体送到指定的位置并保持直线行进，增强上肢力量。

准　备

·材料：带轮子的塑料筐（简称"车"）、积木若干，储物筐1个。

·环境：在宽敞平坦的场地上设置起点与终点，起点到终点距离30 m。

玩　法

·幼儿在起点处将适量的积木装进"车"，并用推或拉的方式将"车"送到终点，将积木取出放进储物筐后，把空"车"推回起点。游戏反复进行，直至积木全部运送完毕。（参见图11-4-1、图11-4-2）

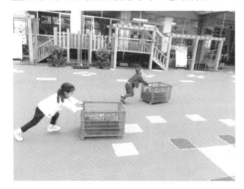

图 11-4-1　　　　　　　　　　　　　　图 11-4-2

指导语

·今天的快递好多，请快递员用购物车把快递送到购物者家的储物筐里。

观察要点

·幼儿推或拉时双手与身体的位置是否便于发力。

·幼儿是否四肢协同发力，能否保持直线推或拉。

幼儿可能出现的表现

·上肢力量明显薄弱，推得比较吃力，在推的过程中会偏离原有的路线，需要来回调整，因"车"中有重物，调整相对困难。

·两人一起推时，由于两人用力不均衡，"车"不能向指定方向进行。

·拉"车"与推"车"交替进行。同样重量，采用拉的方式时明显吃力，但是方向较为稳定；采用推的方式时速度稍快，但易偏离方向。

支持性策略

· 组织幼儿探讨推"车"时手放在"车"的什么位置能便于发力和把控"车"的前进方向。

· 可逐步增加运送积木的重量，提升推、拉的难度。

· 逐步在路中设置障碍，锻炼幼儿手的控制能力和手、眼、脚的协调性。

· 组织幼儿2～3人为一组，将运送的积木更换成同伴，增加运送的重量与游戏的趣味性。

推进一　小小快递员

目　标

· 能熟练控制"车"的推或拉的方向将物体送到指定的位置，锻炼手的控制能力和手、眼、脚的协调性。

· 能够积极参与推拉游戏，尝试合作游戏。

准　备

· 材料：带轮子的塑料筐（简称"车"）、积木、锥形筒若干，储物筐1个。

· 环境：在宽敞平坦的场地上设置起点与终点，起点到终点距离30 m，中间放置若干锥形筒。

玩　法

· 幼儿单人或与同伴合作，在起点把一定量的积木装进"车"，用推或拉的方式，让"车"行进到终点，将积木放入储物筐后原路返回，将空"车"推回起点。游戏反复进行，直至积木全部运送完毕。（参见图11-4-3）

· 幼儿多人合作，分别扮演推"车"的快递员和被送的"宝贝快递"。"快递员"用推或拉的方式，从起点绕过锥形筒

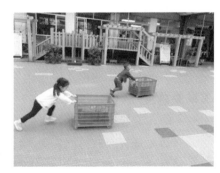

图 11-4-3

将"车"推到终点，"宝贝快递"下"车"，"快递员"将空"车"推回起点。（参见图11-4-4、图11-4-5）

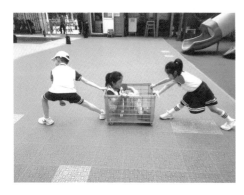
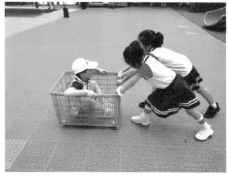

图 11-4-4   图 11-4-5

指导语

· 今天路口修路，你们在送快递的过程中要注意避开障碍物，安全地把快递送到客人家。

观察要点

· 幼儿绕障碍时手和身体能否协同配合并控制好行进的方向。

· 幼儿转弯时手、腰腹及腿是否同时发力。

幼儿可能出现的表现

· 单人推或拉"车"送积木时，能根据障碍物不断调整方向，按照路线向终点前进。推和拉的方式中，选择推的人较多。

· 单人推或拉"车"送"宝贝快递"时，因"快递"重量较大，基本选择推的方式，在推着"车"绕障碍物的过程中，会不断调整手的着力点与身体的姿势进行发力，把"宝贝快递"推到终点。

· 双人推"车"送积木时，两人在后面推，力气大，但是需要不断调整方向，前进过程中会碰到障碍物。

· 双人推和拉"车"送积木时，一人在前面拉，一人在后面推，能步调一致并控制好方向，速度较快。

支持性策略

· 组织幼儿探讨"快递"重量递增时单人与双人推、拉"车"的动作要领。

· 组织幼儿探讨单人与双人推、拉"车"绕障碍物的动作要领。

· 组织幼儿探讨同时运送两个"宝贝快递"需要怎么推或拉。

推进二　宝贝快递

目　标

· 练习在一定重量下控制推或拉的方向并向指定方向行进，锻炼手的抓握力量及上肢、腰腹部、腿部力量。

· 能合作游戏，体验合作玩推拉游戏的乐趣。

准　备

· 材料：带轮子的塑料筐（简称"车"）、积木、锥形筒若干。

· 环境：在宽敞平坦的场地上设置起点与终点，起点到终点距离 30 m，中间放置若干锥形筒。

玩　法

· 幼儿自由组合，2～4 人为一组，每组一辆"车"，自由协商决定谁当快递、谁当司机。当快递的幼儿坐进"车"中（最多两名幼儿），当司机的幼儿用推或拉的方式让"车"绕过中途的锥形筒，从起点行进至终点。之后，重新返回起点，轮换角色，继续游戏。（参见图 11-4-6）

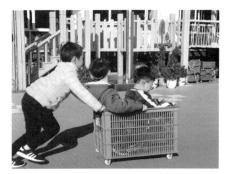

图 11-4-6

指导语

· 快递公司开展了"宝贝快递"的新业务——把小朋友作为快递从幼儿园送到家里，在送快递的过程中要注意安全哦！

观察要点

· 幼儿在不同"快递"重量的情况下，手和身体发力的动作是否正确。

· 幼儿推或拉"车"的合作情况如何。

幼儿可能出现的表现

· 一人或两人推"宝贝快递"前行，能调整方向绕过障碍物较快到达终点。

· 一人或两人推两个"宝贝快递"前行，整个身体前倾并后蹬腿发力，能推动"车"前行，绕障碍物时能不断调整角度与方向。

支持性策略

· 组织幼儿讨论重量增加以什么为限、双人在推或拉重量大的"车"时如何配合。

· 组织幼儿探讨巧妙、快速、准确地推或拉"车"的方法。

注意事项

· 游戏中做好安全工作，推或拉的重量不能超出幼儿力量范围，以免幼儿受伤。

· 提醒幼儿在推拉游戏中遵守秩序。

（周文君执教，吴滨、周文君编写，吴艳青指导）

游戏五 神秘岛探险

动作发展水平	水平三
年龄段	5～6 岁
核心动作	拉
活动总目标	· 尝试用拉的动作使物体或自身移动，增强双手握力和上肢力量。 · 体验"拉"与身体姿势、方向的关系。 · 增强同伴合作能力，感受合作力量大，增进同伴间的感情。
观察要点	· 幼儿躯干姿势、上肢用力方向。

初始游戏 坐雪橇

目 标

· 尝试拉动一个坐在垫子上的幼儿，增强双手抓握力量和上下肢力量，发展身体协调性。

· 增强同伴合作能力，培养勇于挑战、不怕困难的品质。

准 备

· 材料：长约 20 m 的绳索、垫子若干。

· 环境：在光滑的地板上设置起点与终点。

玩　法

・幼儿两人一组，一名幼儿坐在起点的垫子上，双手抓握绳索一端，另外一名幼儿双手抓握绳索另一端，拉动绳索带动垫子及垫子上的幼儿往终点方向移动。到终点后，两人交换位置，以同样的方式回到起点。游戏可反复进行。（参见图 11-5-1、图 11-5-2、图 11-5-3）

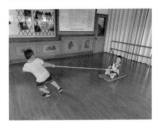 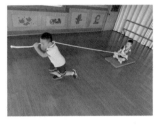 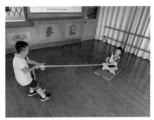

图 11-5-1　　　　　　　　图 11-5-2　　　　　　　　图 11-5-3

指导语

・去神秘岛探险要坐一个特殊的交通工具——雪橇（垫子），一人坐在雪橇上，另一人站在雪橇前面，拉动同伴的雪橇前行到终点。到终点后两人互换位置，以同样的方式回到起点。

观察要点

・拉的幼儿双手握绳的方向、拉动时的身体站位。

・拉的幼儿能否上下肢协调发力。

幼儿可能出现的表现

・拉的幼儿面对、侧对或背对"雪橇"拉，坐的幼儿双手握绳，身体前倾，"雪橇"移动不明显。拉的幼儿基本用力方向与动作准确，但坐的幼儿身体方向不适宜。

・拉的幼儿面对、侧对或背对"雪橇"拉，坐的幼儿双手握绳，身体后仰，"雪橇"移动明显。"雪橇"在前进过程中会旋转，坐的幼儿能调整坐的位置，使自己坐在"雪橇"中间靠前的位置。拉的幼儿基本用力方向与动作准确，坐的幼儿身体方向适宜。

支持性策略

・组织幼儿分享交流游戏中让"雪橇"移动和前行的有效方法。

・引导幼儿运用上肢力量做拉的动作时，身体的姿势与拉的方向要配合起来。

・鼓励幼儿尝试合作拉更重的物体。

注意事项

· 游戏中做好安全工作，提醒拉的幼儿不能突然放开绳索。

推进一 神奇大雪橇

目　标

· 尝试合作拉动多个同伴，增强上肢力量和动作的协调性。

· 学会协商，增强同伴合作能力，能根据自己的水平适度挑战。

准　备

· 材料：长约 20 m 的绳索、垫子若干。

· 环境：在光滑的木地板或瓷砖地板上设置起点与终点。

玩　法

· 幼儿分组游戏。先请两名幼儿坐在起点的垫子上，双手抓握绳索一端，另外四名幼儿双手一齐抓握绳索的另一端，拉动绳索带动垫子及垫子上的两名幼儿往终点方向移动。成功到达终点后，再次尝试拉动三名、四名、五名、六名幼儿到达终点。（参见图 11-5-4）

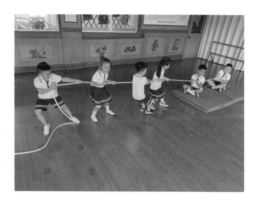

图 11-5-4

指导语

· 神秘岛有个神奇的大雪橇，只要你们大家一起用力拉，大雪橇会给你们特别的惊喜。想不想知道神奇的大雪橇可以拉动多少人？我们来试试吧！

观察要点

· 幼儿合作拉绳索时的握绳方式、站位、身体姿势、发力方向等。

· 幼儿合作过程中能否同时发力。

幼儿可能出现的表现

· 拉的幼儿"一"字排开，站在绳子同侧，各自使劲拉坐在垫子上的同伴。当垫子上同伴的重量轻的时候，可以拉动垫子。当垫子上的同伴数量达到四个时，无法拉动垫子。

· 拉的幼儿站在绳索两侧，身体向后，双手握绳，发力时间不一样。当垫子上的同伴数量达到四个时，无法拉动垫子。

· 拉的幼儿站在绳索两侧，双手前后抓握绳索，一齐用力，双脚蹬地，身体后仰，很快拉动垫子上的六个同伴。

支持性策略

· 引导幼儿观察成功小组的动作示范，讨论和寻找失败的原因，总结经验：拉的幼儿身体姿势要向后，并且要一起发力；坐的幼儿应坐在垫子中间靠前的位置，双手握绳，身体后仰，与拉的幼儿形成抗力。

推进二　躺过矮人桥

目　标

· 尝试躺在垫子上双手拉动绳索带动自身身体过"河"，增强上肢、腰腹部力量，发展身体协调性。

· 能勇于克服困难，坚持游戏。

准　备

· 材料：长约 20 m 的绳索 1 条，垫子 1 块。

· 环境：在光滑的木地板或瓷砖地板上设置两条平行相对的"河岸线"，"河岸线"之间拉一条绳索，两位教师分别拉住绳索两端（或固定绳索的两端）。

玩　法

· 幼儿仰卧在垫子上，从一条"河岸线"出发，紧紧抓握绳索，双手往头顶方向交替用力，持续拉动绳索，带动自身身体及垫子向头部方向移动，直至到达另一条"河岸线"。（参见图 11-5-5）

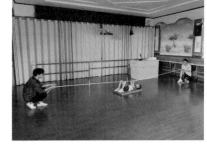

图 11-5-5

指导语

· 我们在神秘岛探险，来到矮人国，要过河只能躺在船（垫子）上开到对岸去。怎么躺着让船开到对岸去呢？大家来想一想、试一试。

观察要点

· 幼儿躺在垫子上时能否拉动绳索带动自身身体过"河"，手的抓握方式及用力方向是否正确。

· 幼儿能否持续拉动绳索，完成过"河"任务，中间是否需要停歇。

幼儿可能出现的表现

· 躺在垫子上双手握绳，尝试用脚撑地移动整块垫子来使自己移动，但忽略了拉绳。

· 无法控制用力的方向，垫子向左右摆动。

· 能双手交替拉绳带动身体前移，但持续时间不长，中途需要休息。

· 能双手交替拉绳带动身体前移，顺利到达终点。

支持性策略

· 提供滑板，引导能力弱的幼儿躺在滑板上拉，幼儿手臂力量增强及掌握拉绳的方法后再更换成垫子。

· 提供多条长短不同的绳索，引导幼儿根据自己的能力选择适宜长度的绳索玩。

· 幼儿无法启动时，可请教师或同伴帮忙推动一下，然后再顺力拉绳移动。

· 请成功过"河"的幼儿分享经验，如交替拉绳的方法。

推进三　机智过河

目　标

· 尝试坐在垫子上双手拉动绳索带动自身身体过"河"，增强上肢、腰腹部力量，发展身体协调性。

准　备

· 材料：长约 20 m 的绳索 1 条，垫子 1 块。

· 环境：在光滑的木地板或瓷砖地板上设置两条平行相对的"河岸线"，"河岸线"之间拉一条绳索，两位教师拉住绳索两端（或固定绳索的两端）。

玩　法

· 幼儿尝试坐在垫子上，双手交替拉动绳索带动自身身体过"河"。（参见图 11-5-6）

指导语

· 请你坐在垫子上，拉着自己过河吧。

观察要点

· 幼儿坐的位置是否影响拉动的效

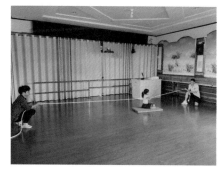

图 11-5-6

果，什么样的坐姿更有利于拉动自身过"河"。

· 幼儿是否掌握正确的握绳姿势。

· 幼儿是否乐于挑战。

幼儿可能出现的表现

· 坐在垫子前面或中间，将绳索扛在肩上，双手握住，拉的时候身体有时直立、有时前倾、有时侧歪，虽然可以勉强将自身身体拉动起来，但移动很艰难。

· 坐在垫子前面，将绳索夹在腋下，双手握绳，拉的时候身体前倾，非常用力拉却拉不动自身身体。

支持性策略

· 组织幼儿交流讨论：为什么有的人能拉动自己，有的人却拉不动？

· 引导幼儿观察过"河"成功的同伴，并通过"他坐在垫子的什么位置?""他抓握绳子的时候，绳子在身体的哪个部位?""当他用力拉的时候，身体姿势有什么变化?"等问题启发幼儿思考，同时请过"河"成功的同伴分享自己拉绳的经验。

· 提醒幼儿在过"河"过程中注意调整自己的身体姿势、坐的位置、握绳的方式。

（吴滨、李俊煌执教和编写，吴艳青指导）

附 录

游戏实例汇总表

一、走

动作发展水平及特点	年龄段	核心动作	游戏总目标	观察要点	游戏名称	初始游戏	推进一	推进二
水平一： • 能初步控制走的方向，上下肢配合不协调，左右脚力量常常不均，身体会左右摇摆，摆臂的幅度大。 • 蹬地力量弱而不均，落地较重，步幅小而不均匀，步频快而不稳定，缺乏节奏感。	3～4岁	赤足走			光脚旅行			
		低矮物上走	• 能够控制身体姿势在低矮物上自然行走。 • 身体上下肢能够较协调地配合。 • 喜欢在低矮物上行走，体验活动的乐趣。	• 幼儿能否控制身体姿势，在低矮物上走。 • 幼儿在低矮物上行走的方法。	小勇士向前冲	悬崖峭壁	水上乐园	
		绕障碍走	• 能够控制身体姿势绕障碍走，发展身体控制能力。 • 积极参与创设游戏环境。	• 幼儿绕障碍时身体能否保持平衡，能否灵活地转身并自然行走。	迷宫大冒险	迷宫找出口	迷宫探险	森林迷宫

动作发展水平及特点	年龄段	核心动作	游戏总目标	观察要点	游戏名称	初始游戏	推进一	推进二
• 下肢膝、踝关节的运动幅度增大，跨越障碍时不会调整身体姿态，身体容易失去平衡。	4~5岁	迈大步走	• 尝试迈大步行走，锻炼大腿力量。 • 喜欢参加迈大步走，体验走的乐趣。	• 幼儿在迈大步行走时步幅是否较大，摆臂是否自然。 • 幼儿能否通过跨越大步障碍。	神气小军人	小军人向前进	小军人躲炸弹	
		倒退走			我是小司机			
水平二： • 上下肢配合协调，前迈腿出时同侧手臂向相反方向摆动，摆臂的幅度减小，已能较好地控制身体的稳定。		踏步走	• 踏步走时保持身体直立，两臂前后自然摆动，眼看前方，发展下肢协调能力及下肢力量。 • 能根据音乐的节奏踏步走。	• 幼儿是否保持身体直立、眼睛平视、抬高腿，有节奏地踏步走。	小小解放军	我是解放军	我是巡逻兵	
		一路纵队走	• 能根据同伴的步幅和间距，调整步幅和步频，提高身体的协调性、灵敏性。	• 幼儿能否根据间距、步幅控制好步频和步幅行走。	齐心协力力前行	划龙舟	开汽艇	

续表

动作发展水平及特点	年龄段	核心动作	游戏总目标	观察要点	游戏名称	初始游戏	推进一	推进二
• 步幅有所增大，膝关节和踝关节的运动幅度增大，步速加快，上身稍前倾，身体更加平稳。 • 有了初步的节奏感，已能随节拍走，但节奏感不强，调整节奏能力较差。 • 初步调整到障碍物，会调整身体姿势、调整身体与障碍物的距离，完成物的跨越动作。	4~5岁	踮脚走（前脚掌走）、屈膝走（半蹲走、全蹲走）	• 会前脚掌着地，膝盖绷直踮脚走，增强身体各部位力量，提高身体平衡的控制力。 • 能半蹲走、全蹲走，发展大腿力量及身体的协调能力。	• 幼儿能否前脚掌着地，膝盖、脚绷直踮脚走。 • 幼儿踮脚走、屈膝走时身体能否保持平稳。	听着游戏	大风吹	飞行小能手	恐怖阵
		脚跟走			走走停停			
		后退走	• 能步幅小、上体正直地后退走，锻炼背和大腿后侧肌肉。积极参与活动，尝试平稳后退的行走方式。	• 幼儿能否与同伴协同大胆地后退走，动作自然、协调。 • 幼儿能否退步走，快速后退走。	好朋友	我们是磁性人	猫鼠 司机	
		闭眼走	• 能克服心理障碍，大胆往前走，步伐平稳、走路线不偏离，发展感知觉（本体感）及方位感。	• 幼儿能否勇敢往前走。	蒙眼走	你是我的眼	听声音走	贴鼻子

动作发展水平及特点	年龄段	核心动作	游戏总目标	观察要点	游戏名称	初始游戏	推进一	推进二
	4~5岁	双人协同走	• 两人合作齐步向前走，提高平衡能力和灵敏性。 • 能根据别人的前进速度调整自己的步幅和步频。	• 幼儿能否和同伴协同向前走。	合作愉快	你是我的影子	一起滑雪吧	
		斜坡走	• 上坡时能用前脚掌着地，蹬地有力。 • 下坡时重心在后，前脚掌着地，头部正直。	• 幼儿上坡时能否采取半弯身体，小步伐，低重心，重心在前的方式步行。 • 幼儿下坡时能否采取半弯身体，小步伐，低重心，重心在后脚的方式步行。	勇敢者	登峰取蛋	勇夺魔球	

金教鞭

续表

动作发展水平及特点	年龄段	核心动作	游戏总目标	观察要点	游戏名称	初始游戏	推进一	推进二
水平三： • 上下肢动作协调配合，走路自然放松，平稳，自然走时步速加快，步幅大，频率降低。 • 走路有节奏感，能根据信号节奏，节奏间距和步幅和步频并初步能控制走的速度。 • 跨越障碍时能主动调整身体姿势，躯干前倾，上肢领先，脚离障碍物近，跟随脚小幅抬腿完成跨越动作。	5~6岁	交叉步			花样走长绳			
		前滑步			小马驾驾			
		侧身并步走			螃蟹走			
		弓步走	• 能连贯地弓步走，蹬地有力，增强大腿肌肉力量和下肢柔韧性。	• 幼儿能否脚跟先着地，保持后腿绷直，自然地弓步行走。 • 幼儿能否不断探索弓步走的方法。	虎背熊腰	大熊走了几步	大熊胯下传球走	
		多人协同走	• 尝试与同伴协同走的方法。	• 幼儿能否根据步距控制和步幅与同伴协同行走。 • 幼儿能否探索与同伴协同走的方法。	团结有力量	朋友总是在一起	两人三足	

动作发展水平及特点	年龄段	核心动作	游戏总目标	观察要点	游戏名称	初始游戏	推进一	推进二
		在会滚动的物体上行走	• 尝试在PVC（聚氯乙烯）管上行走，发展平衡能力及灵敏性。 • 喜欢玩挑战游戏，能根据需要调整PVC管根数。	• 幼儿能否控制身体平衡，保持姿势，在会滚动的PVC管上行走。 • 幼儿能否根据自己的能力接受新的挑战。	歪歪扭扭	我会走会滚动的路	在PVC管上快速通过	
		在晃动的物体上走			我是不倒翁			

二、跑

动作发展水平及特点	年龄段	核心动作	游戏总目标	观察要点	游戏名称	初始游戏	推进一	推进二
水平一： • 跑时已有明显的腾空阶段，但仍以小碎步为主，动作不均匀、动作缺乏节奏感；控制跑动方向的能力较差；直线跑的能力不足。 • 落地时是全脚掌着地，两手臂不能配合摆动，常常是夹着身体的两侧不动，启动和制动较慢，稍有碰撞或地面不平时就容易摔倒。	3～4岁	四散跑	• 能根据指令四散跑，发展腿部力量及平衡能力。 • 体验与同伴共同游戏的快乐。	• 幼儿能否进行四散跑，手臂能否自然摆动，腿能否向后蹬地。	泡泡游戏	造泡泡	吹泡泡	多彩泡泡
		向指定的方向跑	• 能听信号跑，两腿交替、两臂自然方向跑，提高动作的灵敏性和速度。 • 体验与同伴共同游戏的乐趣。	• 幼儿双臂摆动的情况。 • 幼儿对信号出的反应是否及时、准确。	我爱小动物	动物宝宝出来玩	找找小动物	大灰狼来了

动作发展水平及特点	年龄段	核心动作	游戏总目标	观察要点	游戏名称	初始游戏	推进一	推进二
水平二： • 跑时手臂在肩关节以下摆动，肘关节几乎完全伸展，与同侧腿动作方向相反，但会越过身体中线；肘关节前摆时弯曲，后摆时伸展；上下肢已能较好地协调配合，蹬地动作也较明显；腾空时跑的动作自然、轻松，步幅仍然较小。	4～5岁	直线跑	• 能用正确的跑步姿势，蹬地有力，步伐较大地快速往前跑。 • 增强腿部力量，提高身体的协调性和灵活性。	• 幼儿跑动方向是否正，蹬地是否有力。	可爱的小猴	小猴送快递	小猴上山	小猴和车轮
		追逐、躲闪跑	• 能在追逐、躲闪过程中快速改变身体状态，发展灵敏性。 • 懂得遵守游戏规则，灵活躲避，不碰撞他人，对信号做出迅速反应。 • 能与同伴配合，体验合作游戏的快乐。	• 幼儿能否快跑，能否快速改变身体状态。	躲避魔王	魔王来了	魔王吸铁石	

金教鞭

续表

动作发展水平及特点	年龄段	核心动作	游戏总目标	观察要点	游戏名称	初始游戏	推进一	推进二
水平三： • 已基本掌握了跑的正确姿势，跑时手臂用力摆动，手臂摆动方向与同侧腿动作方向相反；手臂前后摆动，肘关节弯曲，蹬地较有力，表现出一定的节奏感，动作的协调性较好；控制跑的方向感和能力显著提高，在跑动过程中转身、停、躲闪等比较灵活。	5～6岁	躲闪跑	• 能快速躲闪跑，提高身体的灵活性和协调性。 • 能遵守游戏规则，注意安全，保护自己。 • 在追逐、躲闪游戏中，体会游戏带来的乐趣。	• 幼儿是否具有快速的判断和躲闪能力？躲闪动作是否迅速、灵敏，能否控制好重心。	躲闪小能手	躲避超级大波浪	躲避火球	躲避炸弹
		曲线跑	• 练习重心降低，身体内倾曲线跑，锻炼奔跑中控制身体重心的能力。 • 发展灵敏性、协调性和平衡能力。 • 培养团队精神和合作意识。	• 幼儿绕障碍时身体是否侧倾，能否根据障碍调整身体姿势和动作。	蔬果总动员	切西瓜	摘果果	
		往返跑	• 尝试蹬摆协调，蹬地有力地快速跑，发展动作的协调性和灵敏性。 • 能遵守游戏竞赛规则，体验游戏的乐趣。	• 幼儿跑动时步幅是否加大，手臂能否反向摆臂。	快快跑	小钉子充磁	报纸快跑	
		高抬腿跑			快乐小鸵鸟			

三、跳

(一)向上纵跳

动作发展水平及特点	年龄段	核心动作	游戏总目标	观察要点	游戏名称	初始游戏	推进一	推进二
水平一： • 准备时没有屈膝或屈膝动作不自然、不协调，身体比较直。 • 单脚起跳或双脚蹬地起跳，起跳双脚只能略微离开地面，力量略弱；双脚离地动作没有。 • 摆臂和蹬地动作脱节，身体没有舒展。 • 落地重，不会屈膝缓冲，身体不稳。 • 往往只能进行向前行进跳，缺乏一定的高度和远度。	3~4岁	双腿屈膝、身体稍下蹲	• 学习双腿屈膝向上纵跳，增强膝盖的蹲屈能力。 • 乐意探索双腿屈膝的正确姿势，体验成功的快乐。	• 幼儿起跳时膝盖是否有蹲屈。 • 幼儿是否有蹲伏的动作。	爆米花	快乐的爆米花	爆米花跳跳	顶锅盖的爆米花
		前脚掌着地、屈膝缓冲			小兔跳跳			

续表

动作发展水平及特点	年龄段	核心动作	游戏总目标	观察要点	游戏名称	初始游戏	推进一	推进二
水平二： • 有屈膝的意识，双脚蹬地起跳，有比较有力的动作。 • 腿部蹬地和手臂摆动不够自然、协调，身体腾空时没有全舒展。 • 落地有屈膝缓冲的意识，落地动作较重。 • 能进行单、双脚跳，能跳过障碍。	4~5岁	起跳时双脚用力蹬地	• 学习起跳时双脚用力蹬地，提高下肢的弹跳力。 • 乐意探索蹬地的正确姿势，体验成功的快乐。	• 幼儿起跳时是否有蹬地动作。 • 幼儿蹬地是否有力。	小弹簧	小弹簧跳跳	调皮的小弹簧	
		手臂从下向上摆动			小青蛙捉害虫			
水平三： • 屈膝，身体前倾，手臂前后摆动。	5~6岁	助跑纵跳	• 助跑与起跳动作衔接紧密、协调，提高上下肢的协调能力及下肢爆发力。 • 乐意探索助跑纵跳的动作，体验成功的快乐。	• 幼儿助跑与起跳动作衔接是否紧密。	拍一拍	拍布条	拍手掌	

动作发展水平及特点	年龄段	核心动作	游戏总目标	观察要点	游戏名称	初始游戏	推进一	推进二
• 双脚比较快速、用力地蹬地起跳；双臂用力，由后向前摆动或由下向上摆动。腰部动作与手臂动作配合比较协调。 • 起跳时手臂自然摆动并带动身体，身体比较平稳、舒展。 • 落地动作比较轻，会屈膝缓冲或顺势向前跨一步或几步。 • 掌握多种跳跃的动作，能有意识地控制身体往不同方向跳。								

金教鞭

(二) 双脚行进跳

动作发展水平及特点	年龄段	核心动作	游戏总目标	观察要点	游戏名称	初始游戏	推进一
水平一： · 准备时没有屈膝或屈膝动作不自然、不协调，身体比较直。 · 单脚起跳或双脚起跳，起跳蹬地双脚离地力量弱，膝微开地面。 · 摆臂和蹬地动作脱节，身体没有舒展。 · 落地重，不会屈膝缓冲，身体不稳。 · 往往只能进行纵跳和向前行进跳，缺乏一定的高度和远度。	3~4岁	双脚同时起跳，同时落地	· 尝试双脚起跳，双脚落地。 · 喜欢双脚跳跃活动，体验跳跃的乐趣。	· 幼儿能否双脚起跳。 · 幼儿能否双脚落地。	小垫子	跳垫子	有趣的纸垫路

动作发展水平及特点	年龄段	核心动作	游戏总目标	观察要点	游戏名称	初始游戏	推进一
水平二： • 有屈膝的意识，有双脚起跳，有蹬地动作，比较有力。 • 腿部蹬地和手臂摆动不够自然、协调，身体腾空时没有完全舒展。 • 落地有屈膝缓冲的意识，落地动作较重。 • 能进行单、双脚跳，能跳过障碍。	4~5岁	双脚行进跳	• 能双腿屈膝、上臂配合摆动助力起跳，提高手脚动作的协调性。	• 幼儿起跳是否有屈膝并蹬地。 • 幼儿上臂是否配合摆动起跳。 • 幼儿落地是否平稳。	小脚丫	跳小脚丫	跳有障碍的小脚丫
水平三： • 屈膝，身体前倾，手臂前后摆动。	5~6岁	变向跳	• 尝试手臂和身体协调配合，朝不同方向跳跃，发展身体的灵敏性和协调性。	• 幼儿是否手臂与身体协调，是否有完整的预备、起跳、蹬地、腾空和落地的过程。	你说我跳	听数变向跳	听数连续变向跳

续表

动作发展水平及特点	年龄段	核心动作	游戏总目标	观察要点	游戏名称	初始游戏	推进一
• 双脚比较快速、用力地蹬地起跳，双臂用力、由后向前摆动或由下向上摆动。腿部动作与手臂动作配合比较协调。 • 起跳时手臂自然摆动并带动身体，身体比较平稳。落地动作比较轻，会屈膝缓冲或跨向前方一步或几步。 • 掌握多种跳跃的动作，能有意识地控制身体往不同方向跳。		转身跳	• 能专注地游戏，体验挑战成功的乐趣。		我会这样跳		

(三)单脚跳

动作发展水平及特点	年龄段	核心动作	游戏总目标	观察要点	游戏名称	初始游戏	推进一
水平一： • 准备时没有屈膝或屈膝动作不自然、不协调，身体比较直。 • 单脚起跳或跳跃双脚起跳，起跳蹬地双脚离地，力量弱，双脚只能微微离开地面。 • 摆臂和蹬地动作有脱节，身体没有舒展。 • 落地重，不会屈膝缓冲，身体缓冲，身体不稳。 • 往往只能进行纵跳和向前行进的跳，缺乏一定的高度和远度。	3～4岁	单脚站立	• 尝试支撑腿站立，摆动腿屈膝离地，增强下肢力量和身体的平衡性。 • 喜欢参加有关单脚站立的体育游戏，体验体育游戏的乐趣。	• 幼儿能否单脚独立地站立。 • 幼儿摆动腿能否离地。	单脚站的小老鼠	小老鼠单脚站圈	不倒的小老鼠
		单脚向上跳	• 尝试摆动腿向上跳离地，腿屈膝起，支撑发展腿部动作的灵活性和协调性。 • 愿意一边念儿歌一边游戏，体验游戏的快乐。	• 幼儿能否单脚原地向上跳。 • 幼儿起跳时摆动腿是否离地。	跳跳糖	拎起小脚的跳跳糖	我是糖王

续表

动作发展水平及特点	年龄段	核心动作	游戏总目标	观察要点	游戏名称	初始游戏	推进一
水平二： • 有屈膝的意识，双脚起跳，有比较蹬地动作力。 • 腿部蹬地和手臂摆动不够自然、协调，身体腾空时没有完全舒展。 • 落地有屈膝缓冲的意识，落地动作较重。 • 能进行单、双脚跳，能跳过障碍。	4~5岁	单脚跳	• 摆动腿和支撑腿相互配合，单脚跳过障碍，发展下肢力量、弹跳能力及身体的平衡能力。	• 幼儿摆动腿与支撑腿是否相互配合。 • 幼儿的动作是否协调。	挑战啦	单脚跳绳梯	单脚跳过滚动的棍子
水平三： • 屈膝，身体前倾，手臂前后摆动。	5~6岁	控制身体姿势单脚跳	• 尝试控制身体姿势单脚跳，增强下肢的力量及平衡能力。 • 积极参与斗鸡游戏，感受传统民间游戏的乐趣。	• 幼儿摆动腿能否自然摆动，支撑腿能否完全伸展。 • 幼儿手臂摆动。	斗鸡	单打独斗	群鸡斗

续表

动作发展水平及特点	年龄段	核心动作	游戏总目标	观察要点	游戏名称	初始游戏	推进一
• 双脚比较快速、用力地蹬地起跳，双臂用力，由后向前摆动或由下向上摆动。腰部动作与手臂动作配合比较协调。 • 起跳时手臂自然摆动并带动身体，身体比较平稳，舒展。 • 落地动作比较轻，膝盖会屈，会顺势向前或向一步跨方几步。 • 掌握多种跳跃的动作，能有意识地控制身体往不同方向跳。		顺着一定方向单脚跳		与蹬腿相结合动作是否比较协调。	编花篮		

金教鞭

（四）助跑跨跳

动作发展水平及特点	年龄段	核心动作	游戏总目标	观察要点	游戏名称	初始游戏	推进一
水平二： • 有屈膝的意识，双脚起跳，比蹬地动作，比较有力。 • 腿部蹬地和手臂摆动不够自然，协调，身体腾空时没有完全舒展。 • 落地有屈膝缓冲的意识，落地动作较重。 • 能进行单、双脚跳，能跳过障碍。	4~5岁	助跑跨跳（水平宽度）	• 探索助跑跨跳的方法，发展弹跳力。	• 幼儿助跑是否自然，助跑距离有3~5步。 • 幼儿起跳用力蹬地，是否向上摆臂快速腾跳，是否出现腾空的状态。	勇敢的小兵		
		助跑跨跳（垂直高度）			跨栏	踩线跨栏	跨栏高手
水平三： • 屈膝，身体前倾，手臂前后摆动。	5~6岁	助跑跨跳（水平宽度）			飞跃吧		

动作发展水平及特点	年龄段	核心动作	游戏总目标	观察要点	游戏名称	初始游戏	推进一
• 双脚比较快速、用力地蹬地起跳，双臂用力，由后向前摆动或由下向上摆动。腰手臂动作与手臂动作配合比较协调。 • 起跳时手臂自然摆动并带动身体，身体比较平稳、舒展。 • 落地动作比较轻，会屈膝缓冲或顺势向前方跨一步或几步。 • 掌握多种跳跃的动作，能有意识地控制身体住不同方向跳。		助跑跨跳（垂直高度、水平宽度）	• 尝试助跑跨跳过跳高70 cm左右的障碍，提高动作的协调性、灵敏性和下肢爆发力。 • 体验挑战成功的愉悦。	• 幼儿助跑是否自然。 • 幼儿助跑与起跳是否相结合。 • 幼儿腾空时间长短。 • 幼儿落地是否轻柔、平稳。	跨越吧	跨越电网	跨越红布网

（五）支撑跳跃

动作发展水平及特点	年龄段	核心动作	游戏总目标	观察要点	游戏名称	初始游戏	推进一	推进二
水平二： • 有屈膝的意识，双脚蹬地起跳，有蹬地动作，比较有动力。 • 腿部蹬地和手臂摆动不够自然协调，身体腾空时没有完全舒展。 • 落地有屈膝缓冲的意识，落地动作较重。 • 能进行单、双脚跳，能跳过障碍。	4～5岁	跳马（跳山羊）	• 尝试跳马，发展爆发力、快速反应能力及平衡能力，发展跳跃腾跃能力。 • 乐意探索支撑分腿腾跃的方法，体验成功的快乐。	• 幼儿是否并脚起跳，双手撑是否在空中是否分腿。	跳马	试试小马	跳马闯关	跳马我最棒

动作发展水平及特点	年龄段	核心动作	游戏总目标	观察要点	游戏名称	初始游戏	推进一	推进二
水平三： • 屈膝，身体前倾，手臂前后摆动。 • 双脚比较快速、用力地蹬直起跳，双臂用力，由后向前摆动或由下向上摆动。腰部动作与手臂动作配合比较协调。 • 起跳时手臂自然摆动并带动身体，身体比较平稳，落地动作比较轻，会屈膝缓冲或顺势向前方跨一步或走几步。 • 掌握多种跳跃的动作，能有意识地控制身体往不同方向跳。	5～6岁	跳马（跳山羊）			穿越火线			
		跳箱（跳山羊）	• 尝试跳箱，发展力、腿部力量和身体协调力量，不断挑战自我。 • 发展手臂力量、爆发力。	• 幼儿能否动作协调地进行跳箱。	挑战跳箱	我会上跳箱了	我跳过跳箱了	

(六) 跳短绳

动作发展水平及特点	年龄段	核心动作	游戏总目标	观察要点	游戏名称	初始游戏	推进一	推进二
水平二： • 有屈膝的意识，有双脚起跳，有蹬地动作，比较有力。 • 腿部蹬地和手臂摆动不够自然、协调，身体腾空时没有完全舒展。 • 落地有屈膝缓冲的意识，落地动作较重。 • 能进行单脚、双脚跳，能跳过障碍。	4~5岁	直臂挥绳	• 尝试双手握绳，身体直立，肩膀放松，直臂挥绳。 • 乐于尝试，探索直臂挥绳的方法。	• 幼儿是否肩膀放松，身体直立。 • 幼儿能否直臂挥绳。	好玩的跳绳	单手挥绳	单手直臂挥绳	
		摇绳	• 尝试两手上臂贴近身体，手腕放松，连续摇绳。 • 体验摇绳成功的喜悦。	• 幼儿两手上臂是否贴近身体。 • 幼儿能否连续摇绳。 • 幼儿手腕是否放松。	画圈圈	我画圈圈	小企鹅画圈圈	企鹅跳着画圈圈
		摇绳行进跳	• 尝试摇绳和跳协调进行，发展协调能力。 • 积极探索摇绳行进跳的方法。	• 幼儿摇绳和跳的动作是否协调，能否一下绳，双脚前跳一下。	向前跳绳	试一试双脚向前跳	边念儿歌边向前跳	

397

动作发展水平及特点	年龄段	核心动作	游戏总目标	观察要点	游戏名称	初始游戏	推进一	推进二
水平三： • 屈膝，身体前倾，手臂前后摆动。 • 双脚比较快速、用力地蹬地起跳，双臂用力，由后向前摆动或向上摆动。腰部动作与手臂动作配合比较协调。 • 起跳时手臂自然摆动并带动身体，身体比较平稳，舒展。 • 落地动作比较轻，会屈膝缓冲或跨一步，姿势向前方或几步。 • 掌握多种跳跃的动作，能有意识地控制身体往不同方向跳。	5~6岁	摇绳纵跳	• 尝试双脚并拢连续向上跳绳，发展上下肢协调能力及灵敏性。 • 跳绳时膝盖微微弯曲，手、前脚掌轻轻着地，双脚动作协调。	• 幼儿摇绳和跳是否协调；能双脚向上纵跳一下，摇一下绳。	小袋鼠原地跳绳	小袋鼠跳跳跳	小袋鼠轻轻跳	
		有节奏地跳绳、花样跳绳	• 能有节奏地跳绳、尝试花样跳。 • 提高协调性、灵敏性及耐力。	• 幼儿能否节奏地跳绳。 • 幼儿摇绳和跳的动作是否协调。	我是跳绳小能手	儿歌伴我跳	尝试花样跳绳	

（七）跳皮筋

动作发展水平及特点	年龄段	核心动作	游戏总目标	观察要点	游戏名称	初始游戏	推进一
水平三： • 屈膝、身体前倾、手臂前后摆动。 • 双脚比较快速用力地蹬地起跳，双臂用力，由后向前摆动或由下向上摆动。腰臀部动作与手臂动作配合比较协调。 • 起跳时手臂自然摆动并带动身体，身体比较平稳、舒展。落地动作比较轻，会屈膝缓冲或跨一步或几步。 • 掌握多种跳跃的动作，能有意识地控制身体往不同方向跳。	5~6岁	• 并脚跳、分脚跳、踩线跳、双脚线跳、双脚交替后踢后跳、转身跳、勾线跳等跳皮筋动作。	• 积极探索皮筋的跳法。尝试用自己的方式记录自己已经会的或发现新的跳皮筋动作。	• 游戏中幼儿有哪些跳法。幼儿能否用自己的方式记录。	初次跳皮筋	我会这样跳	我还会这样跳
		自选2~5种跳法组合跳	• 自选2~5种跳皮筋，前后动作衔接自然、协调，体验成功探索组合跳法的乐趣。	• 幼儿能否运用多种组合跳法跳皮筋，动作是否流畅、自然。幼儿能否检验前后动作衔接的合理性，发现不合理时能否适当调整。	组合跳皮筋	组合2~3种跳法跳皮筋	组合4~5种跳法跳皮筋
		综合运用多种跳法有节奏地跳皮筋			配上童谣跳皮筋		

四、投掷

动作发展水平及特点	年龄段	核心动作	游戏总目标	观察要点	游戏名称	初始游戏	推进一	推进二	推进三	推进四
水平一： • 下肢静态支撑，面向前方；无腰部动作，无躯干无扭转，从最初的站立姿势开始扔投掷物；手臂没有投掷后引动作。接物从最初位置直接投掷出手；挥臂前没有转体动作，髋部会相应地前屈以配合上肢发力动作；投掷动作主要靠手臂完成，手臂动作呈现为砍切动作。	3～4岁	挥臂、甩腕	• 通过身体带动手发力玩扇子游戏，发展腰腹、上肢等力量及身体协调能力。	• 幼儿是否有挥臂动作，挥臂动作是否有力。 • 幼儿是否有上步动作。 • 幼儿能否动目标物。	扇子乐	好玩的扇子	扇风游戏	网中取宝		
		双（单）手前上向下抛掷			树叶飘飘					
		单手肩上向前投掷	• 通过身体带动纸飞机飞得远。 • 乐于尝试，不断探索投得远的方法。	• 幼儿身体是否侧身向一边。 • 幼儿手臂是否后引。 • 幼儿出手是否有力。	纸飞机	纸飞机飞起来飞得远	纸飞机飞得远			

续表

动作发展水平及特点	年龄段	核心动作	游戏总目标	观察要点	游戏名称	初始游戏	推进一	推进二	推进三	推进四
		双（单）手肩下向上抛掷、双（单）手肩下向后抛滚、双手肩上向前投掷	• 腰腹肌参与，身体带动手发力玩抱枕，锻炼上下肢关节及腰腹、肩、前臂等部位的力量。	• 幼儿是否有挥臂动作，挥臂是否有力。 • 幼儿是否有上步动作。 • 幼儿是否能投准。	抱枕乐	手抛抱枕	抛得高	投篮游戏		
		双（单）手肩下向前抛滚			过山洞					
		挥臂、甩手腕	• 身体带动手发力滚球，发展上下肢力量及手腕关节的灵活性。	• 幼儿在运动中手腕关节是否灵活。 • 幼儿在运动中手臂与手的发力情况。	快乐滚球	球球滚起来	球球来上坡啦			

动作发展水平及特点	年龄段	核心动作	游戏总目标	观察要点	游戏名称	初始游戏	推进一	推进二	推进三	推进四
		挥臂、甩腕		• 幼儿在运动中整个身体动作是否协调。	旋转的羊角球					
水平二： • 同侧上步，迈出的脚与投掷物同侧的手臂呈现；投掷时手臂上举，呈现落地上投掷动作，后续投掷动作表现为手臂跨越身体"组块"；上体向右转体，以右手投掷为例：躯干和髋部如同一个整体一样先向右转，再向左转，有时髋部	4~5岁	挥臂、上步	• 通过上步蹬伸，身体带动手发力，玩扇子拍接气球游戏，发展上下肢关节活动性及手眼协调能力。 • 能与同伴相互配合拍接气球，体验合作游戏的快乐。	• 幼儿用扇子拍气球时的不同动作。 • 幼儿挥臂是否有力。 • 幼儿是否有上步动作。 • 幼儿是否能拍中气球。	拍拍乐	拍接气球	你拍我接			
		双（单）手向上抛掷、双（单）手向前抛掷	• 上步蹬伸，身体带动手发力，玩羊角球等游戏；发展上下肢、腰腹等的力量及手眼协调能力。	• 幼儿玩羊角球的不同动作表现。 • 幼儿身体动作是否协调。 • 幼儿手臂动作是否有力。	飞起来的羊角球	羊角球飞得高	自抛自接			

金教鞭

402

续表

动作发展水平及特点	年龄段	核心动作	游戏总目标	观察要点	游戏名称	初始游戏	推进一	推进二	推进三	推进四
正对投掷方向，保持僵直状态。		挥臂、上步	• 上步蹬伸，身体带动手臂发力，玩敲打球的游戏，发展手臂力量，练习挥臂动作。 • 积极探索敲打手角球的方法，体验游戏的乐趣。	• 幼儿挥臂动作是否有力。 • 幼儿是否有上步动作。 • 幼儿身体动作是否协调。	敲敲乐	打地鼠	放鞭炮			
		双（单）手肩上向前投掷、双（单）手肩下向前投掷、双手胸前投掷	• 上步蹬伸，身体带动手臂发力将投掷物抛出，发展上下肢力量。 • 愿意与同伴一起参加投掷游戏，懂得合作与协商。 • 能注意躲避，懂得保护好自己。	• 幼儿投掷时的动作表现。 • 幼儿迈出脚与投掷手是同侧还是异侧。 • 幼儿投掷时出手的角度。	炸碉堡	投弹	投弹小兵（集体教学活动）			

动作发展水平及特点	年龄段	核心动作	游戏总目标	观察要点	游戏名称	初始游戏	推进一	推进二	推进三	推进四
		双（单）手肩上向前投掷、双（单）手肩下向前投掷			飞越障碍					
		双（单）手肩上向前投掷、双（单）手肩下向前投掷	• 上步蹬伸，身体带动手发力将投掷物投出一定的距离，发展上下肢力量及身体协调性。 • 遵守游戏规则，能与同伴合作与协商。 • 能注意躲避，懂得保护好自己。	• 幼儿投掷手所采用的动作。 • 幼儿投掷手与上步脚是同侧还是异侧。 • 幼儿能否将投掷物投掷过网。	打仗	对抗赛	剪刀、石头、布	投弹、过电网		

续表

动作发展水平及特点	年龄段	核心动作	游戏总目标	观察要点	游戏名称	初始游戏	推进一	推进二	推进三	推进四
水平三： • 异侧上步，迈出的脚与扔投物手臂异侧；投掷物从头后上引，投掷出手侧，出现投掷动作的"组块"，转体明显；投掷距离增加，后续动作表现为手臂跨越身体。	5～6岁	双（单）手肩上向前投掷，双（单）手肩下向前投掷	• 异侧上步，身体侧向投掷方向，通过收腹、展肩等动作将沙包上下肢投掷出，发展身体协调性与力量及同伴协商、配合一定游戏规则、体验合作的乐趣。有竞争意识。	• 幼儿投掷手所采用的动作。 • 幼儿出手前是否重心在后腿。 • 幼儿投掷时身体是否有转动。 • 幼儿能否投准。	我是小投手	投远	穿越圆圈			
		双（单）手肩上向前投准，双（单）手肩下向前投准	• 异侧上步，身体侧向投掷方向，通过收腹、展肩等动作进行投准游戏，发展上下肢能力及目测能力，积极主动参与投掷游戏并能与同伴合作，养成坚持、克服困难的良好品质。能注意躲避，懂得保护好自己。	• 幼儿投掷手与上步脚是否异侧。 • 幼儿出手前重心是否在后腿。 • 幼儿能否投准。	打怪兽	静止的怪兽	移动的怪兽	四散跑动的怪兽		

动作发展水平及特点	年龄段	核心动作	游戏总目标	观察要点	游戏名称	初始游戏	推进一	推进二	推进三	推进四
		单手肩上向前投掷	• 异侧上步，身体侧向投掷方向，通过转体、收腹、展肩等动作进行传接球游戏，发展腰腹、上下肢力量。 • 遵守游戏规则，能与同伴合作、协商。 • 能注意躲避来球，学习保护自己。	• 幼儿投掷手与上步脚是否异侧。 • 幼儿出手前是身体重心是否在后腿。 • 幼儿投掷时身体是否有转体。 • 幼儿能否接住反弹的球。	弹弹乐	反弹球	我会接住你的球			
		肩上挥臂投准、肩下挥臂投准	• 异侧上步，身体侧向投掷方向，通过转体、收腹、展肩等动作进行投准游戏，发展上下肢力量及目测能力。 • 能与同伴合作、协商。 • 能注意躲避来球，懂得保护好自己。	• 幼儿出手前重心是否在后腿。 • 幼儿投掷时身体是否有转体。 • 幼儿能否投中目标。	小士兵炸城堡	固定不动的城堡	移动的城堡			

金教鞭

406

续表

动作发展水平及特点	年龄段	核心动作	游戏总目标	观察要点	游戏名称	初始游戏	推进一	推进二	推进三	推进四
		双（单）手肩上向前投掷、双（单）手肩下向前投掷	• 异侧上步，身体侧向投掷方向，通过转体、收腹、展肩等动作进行投准游戏，发展上下肢力量，身体协调性及目测能力。 • 懂得遵守游戏规则，能与同伴协作与协商。 • 能注意躲避来球，懂得保护好自己。	• 幼儿投掷时的动作表现。 • 幼儿出手前重心是否在后腿。 • 幼儿能否投中目标。	对抗赛	投球过障碍物	投球过圈			
		双（单）手肩上向前投掷、双（单）手肩下向前投掷、双手胸前投掷	• 灵活运用多种投掷动作，进行传接球、射门、突破上下肢力量，发展身体协调性及目测能力。 • 积极参加手球比赛，遵守比赛规则，体验团队合作游戏的快乐。	• 幼儿是否遵守游戏规则。 • 幼儿进行游戏的方法。 • 幼儿传接球的方法与能力。	手球比赛	初次球赛	谁的传接球办法多	再次球赛	最佳搭档（一）	最佳搭档（二）

五、攀登

动作发展水平及特点	年龄段	核心动作	游戏总目标	观察要点	游戏名称	初始游戏	推进一	推进二
水平一： • 并脚上下楼梯或交替脚上楼梯，并脚下楼梯；并手并脚在攀登器械上直线上下攀爬；向下攀爬时，有时脚踩不到横杠，攀爬的横杆动作不够协调、灵活；手握横杠的姿势常常不正确，不是大拇指与其他四指分开与握横杠。	3~4岁	直线上下攀登（并手并脚或交替手脚）、攀登翻越	• 能在不同的攀登器械上并手并脚上下攀爬，动作较灵敏、协调。 • 能在游戏情境中尝试交替手脚攀爬，发展动作的灵敏性、协调性和平衡能力。 • 增强四肢肌肉的力量，掌握基本的攀爬安全防护知识，懂得保护自己。 • 喜欢攀爬活动，并能遵守游戏规则。	• 幼儿攀爬时的腿部力量及攀爬时的表情、心理状态。 • 幼儿双手是否正握横木或绳子、手脚是否配合协调。	我是森林小警察	拉响警报	红绿标志	

金教鞭

续表

动作发展水平及特点	年龄段	核心动作	游戏总目标	观察要点	游戏名称	初始游戏	推进一	推进二
水平二： • 能协调地交替脚上下楼梯时手脚动作比较协调；向上或向下、向上并脚交替时手并脚下攀登时能较准确地踩到横杠；会左右移位。	4~5岁	左右移位攀登	• 尝试在不同的攀登器械上左右移位，较灵敏、协调。 • 增强四肢肌肉的力量。 • 掌握安全防护知识，懂得保护自己。 • 能在游戏中遵守游戏规则，感受游戏的乐趣。	• 幼儿攀爬时手脚是否配合协调。 • 幼儿如何跨步移动。	快乐的一天	丰收的果园	美丽的星空	
水平三： • 双手先后握住不同格的横杠，两脚先后踏上不同格的横杠，依次向上或下攀爬，能灵活上下、左右攀爬，熟练地在攀登器械上进行攀爬、移位，能左右攀越、做跨越、钻、持物等动作，有的幼儿会爬绳、爬杆、爬岩等难度较大的攀登活动。	5~6岁	左右移位攀登、障碍攀登	• 尝试在攀登器械上进行障碍攀登，发展动作的灵敏性、协调性和平衡能力。 • 掌握基本的攀爬安全防护知识，懂得保护自己。 • 能勇敢、沉着地面对挑战。 • 能有序游戏、不推挤同伴。	• 幼儿能否较熟练、灵活地做上攀爬墙位、钻圈等动作是否灵敏、协调。	小小消防员	跨越管道	穿越火圈	

动作发展水平及特点	年龄段	核心动作	游戏总目标	观察要点	游戏名称	初始游戏	推进一	推进二
		斜坡攀绳、垂直攀登、翻越	• 借助绳索的力量，手脚交替地进行斜坡攀爬，增强上下墙面的肌肉力量。 • 增强四肢的肌肉力量，尤其是手的握力和手臂的肌肉力量，发展平衡能力、灵敏性、协调能力。 • 培养勇敢、沉着、顽强、谨慎、自信的品质。	• 幼儿攀绳的动作是否规范。	好玩的绳索	森林救援队	勇攀高峰	摘星星

六、钻

动作发展水平及特点	年龄段	核心动作	游戏总目标	观察要点	游戏名称	初始游戏	推进一
水平一： • 钻的过程缺乏低头、弯腰、屈膝、紧缩身体的意识，缺乏对空	3～4岁	正面钻	• 学习正面钻，发展平衡能力、柔韧性、增强腿部肌肉力量。 • 愿意参与钻的游戏、体验游戏的快乐。	• 幼儿是否身体正面朝向障碍物，低头、弯腰、屈膝钻过障碍物。	机灵的小猴	小猴探路	爱动脑筋的小猴

金教鞭

动作发展水平及特点	年龄段	核心动作	游戏总目标	观察要点	游戏名称	初始游戏	推进一
同的判断、平衡能力、协调性、灵敏性比较弱，常碰触障碍物。		正面钻	·继续学习正面钻，发展腿部力量及平衡能力、柔韧性。 ·遵守游戏规则，懂得保护自己，注意安全。	·幼儿能否身体正面朝向障碍物，低头、弯腰、屈膝钻过障碍物。	小企鹅冒险记	小企鹅过水洞	小企鹅探险
水平二： ·正面钻的动作优于侧面钻，两腿屈与伸的交替动作不够灵活，对空间的判断不够准确。	4～5岁	正面钻、侧面钻		·幼儿是否身体正面朝向或侧面朝向障碍物。 ·幼儿是否前脚穿过障碍物，弯身同时低头、屈腰、屈膝，使重心从一侧身体移向另一侧，躯体整体过障碍物后，收回后脚。	钻红墙（集体教学活动）		

411

动作发展水平及特点	年龄段	核心动作	游戏总目标	观察要点	游戏名称	初始游戏	推进一
		正面钻、侧面钻	• 能判断钻的空间，进行正面钻或侧面钻的协调性，增强下肢力量。 • 不怕困难，勇于挑战，体验钻的游戏自我，提高灵敏快乐。	• 幼儿是否身体正面朝向或侧面朝向障碍物。 • 幼儿是否障碍物穿过时低头、弯腰、屈膝，使身体重心移向一侧，躯体钻过障碍物后，收回后脚。	小猴探险记	小猴钻山洞	小猴大比拼
		正面钻、侧面钻	• 尝试用正面钻或侧面钻的方式过障碍物，发展身体柔韧性、灵敏性及平衡能力。 • 勇于尝试有难度的运动。	• 幼儿是否身体正面朝向或侧面朝向障碍物。 • 幼儿是否障碍物穿过时低头、弯腰、屈膝，使身体重心移向一侧，躯体钻过障碍物后，收回后脚。	我是小侦探	危险的红外线	穿越红外线隧道

续表

动作发展水平及特点	年龄段	核心动作	游戏总目标	观察要点	游戏名称	初始游戏	推进一
水平三： • 能掌握低头、弯腰、屈膝、紧缩等钻的基本动作要领，身体比较灵活、协调，基本能准确地钻过各种障碍物。	5～6岁	正面钻、侧面钻	• 针对不同的环境灵活选择正面钻或侧面钻的方式，发展动作的灵活性与协调性。 • 能与同伴自主创设游戏环境。	• 幼儿能否根据不同的障碍物，灵活地选择钻的方式。	各种各样的洞	钻山洞	山洞里有独木桥
		正面钻、侧面钻			拯救动物们		

七、爬

动作发展水平及特点	年龄段	核心动作	游戏总目标	观察要点	游戏名称	初始游戏	推进一	推进二	推进三
水平一： • 能比较熟练地手膝着地爬行，并能变换不同方向爬行；还会躺着爬，但动作不够协调。	3～4岁	手膝着地爬	• 能手膝着地爬行，发展上下肢协调能力。 • 积极参与爬行活动，情绪愉悦，不怕累。	• 幼儿是否头稍抬起，目视前方，手膝着地爬行。	我是快乐小乌龟	我是小乌龟	小乌龟去旅行		

动作发展水平及特点	年龄段	核心动作	游戏总目标	观察要点	游戏名称	初始游戏	推进一	推进二	推进三
		并手并膝爬	• 能并手并膝自然爬，协调及发展上肢及腹背部力量。 • 愿意参加爬行活动，体验集体运动的快乐。	• 幼儿是否头稍抬起，目视前方，并手并膝爬行。	毛毛虫	我是毛毛虫	毛毛虫运果子	毛毛虫本领大	
		肘膝着地爬	• 能肘膝着地爬行，发展腰部、背部力量及手脚协调能力。	• 幼儿是否肘着地，控制好身体姿势爬行。	勤劳的小蚂蚁	小蚂蚁搬豆豆	小蚂蚁抬豆豆		
水平二： • 能进行手脚着地爬行，匍匐爬行受肌肉耐力的影响，爬行的时间不长，速度不快。	4~5岁	手脚着地爬（猴子爬）	• 能双手、双脚着地，异侧手脚同步前进，锻炼四肢及躯干部位的肌肉力量。 • 能与同伴合作挑战爬行游戏，体验成功的快乐。	• 幼儿能否手脚着地，头抬起，膝自然爬行。 • 幼儿能否向前、向后，侧向爬行。	闯西游	猴山戏耍	火焰山		

续表

动作发展水平及特点	年龄段	核心动作	游戏总目标	观察要点	游戏名称	初始游戏	推进一	推进二	推进三
		匍匐爬	• 逐步掌握匍匐爬的动作，发展上下肢协调能力及肩、背、腰部力量。 • 能与同伴合作游戏，体验匍匐爬的快乐。	• 幼儿能否身体匍匐于地面；双臂屈于胸前，前臂支撑上体；爬行时是否抬头起，运用两前臂依次向前扒地，结合异侧膝及小腿的屈蹬向前爬行。	贪吃蛇	蛇出洞	蛇投食	蛇搬家	蛇觅食
		匍匐爬	• 能进行匍匐爬，双臂屈于胸前交替前进。 • 发展上下肢协调能力，锻炼肩、背、腰部力量。 • 能积极参与游戏、体验匍匐爬的快乐。	• 幼儿能否身体匍匐于地面；双臂屈于胸前，前臂支撑上体；爬行时是否抬头起，运用两前臂依次向前扒地，结合异侧膝及小腿的屈蹬向前爬行。	勇敢的小壁虎	小壁虎捉害虫	小壁虎去旅行	小壁虎找尾巴	

动作发展水平及特点	年龄段	核心动作	游戏总目标	观察要点	游戏名称	初始游戏	推进一	推进二	推进三
水平三： • 能进行仰身爬、爬越等动作较难的爬行方式，还能进行多人协同爬行，动作协调、灵活。	5~6岁	仰身爬（螃蟹爬）	• 大胆尝试仰身爬，发展上下肢的协调能力及肩部和腰部力量。 • 培养合作、等待的良好行为品质。	• 幼儿是否双手及双脚着地，双膝弯曲，仰撑于地面。 • 幼儿爬行中是否臀部不着地。	蜘蛛搬家	我是小蜘蛛	蜘蛛大搬家（集体教学活动）		
		多人协同爬			快乐的毛虫				
		爬越	• 以爬的方式越过障碍物，提高身体协调性、灵敏性，增强上下肢力量。 • 学会简单的爬越技能，并能在日常生活应用。 • 培养克服困难的信心及勇敢、顽强的品质。	• 幼儿用什么活动方式爬越。 • 幼儿动作是否协调、灵活。	勇敢的士兵	小小战士	小勇士捡果子		

八、翻滚

动作发展水平及特点	年龄段	核心动作	游戏总目标	观察要点	游戏名称	初始游戏	推进一	推进二
水平一： • 以腰和腿翻转动身的力量带动身体侧向翻滚，身体挺直滚时比较费力。	3~4岁	自然翻滚	• 学习被动翻滚和主动翻滚，发展平衡能力。 • 主动参与翻滚游戏，体验游戏的乐趣。	• 幼儿是否身体挺直地侧身翻滚。	小刺猬打滚			
		被动侧翻滚			骨碌骨碌滚下来			
水平二： • 两臂胸前交叉或伸展或伸展全放于头顶，靠身过头翻身翻转滚动中，依次转动的力量使身体挺直滚动的时间较短。	4~5岁	侧滚翻	• 探索两手抱物或两腿夹物直体翻滚，发展腰腹肌肉力量和肢体协调性。 • 积极参与游戏，体验与同伴玩翻滚游戏的快乐。	• 幼儿是否身体直翻滚。 • 幼儿身体挺直的时长。	包一包	帮我包一包	自己包一包	
		侧滚翻			我真棒	帮小动物搬家	大灰狼来了	小动物搬搬

动作发展水平及特点	年龄段	核心动作	游戏总目标	观察要点	游戏名称	初始游戏	推进一	推进二
		团身前后翻滚			不倒翁			
水平三： •两臂胸前交叉或放于体侧或伸展过头顶，身体挺直，依靠腰和腹的力的翻转，身体挺直以较快速度直体滚动，会比较连续地向双侧来回滚动，灵活。	5~6岁	身体挺直侧滚翻	•能依靠肩、腰和腿的力量带动身体向左或向右连续侧滚翻，锻炼背部、腰腹部力量，发展前庭功能和平衡能力。	•幼儿能否同时运用肩部、腰部和腿部力量带动身体，直体快速侧滚翻。 •幼儿是否积极探索身体挺直滚动的办法。	翻滚吧，身体	小型压路机	大型压路机	技术高超的司机
		仰卧双腿后举			挖土机			
		团身左右翻滚			小球滚起来			

九、悬垂

动作发展水平及特点	年龄段	核心动作	游戏总目标	观察要点	游戏名称	初始游戏	推进一	推进二
水平一： • 能双手抓住单杠、吊环等器械，直体悬垂或屈腿悬垂大约持续10秒。 • 能抓握悬垂滑行4~5 m，落地时需要人帮助。	3~4岁	直体悬垂、屈腿悬垂	• 双手抓横杠或吊环，直体或屈腿悬垂，增强腹部力量、发展手眼协调能力及身体协调性。 • 勇于挑战悬垂。	• 幼儿能否双手抓横杠或吊环悬空。	悬吊游戏	挂灯笼	旋转的陀螺	滑索悬垂
水平二： • 能双手抓住单杠、吊环等器械，悬垂大约持续15秒。 • 在悬垂过程中可以做前后微微的摆浪动作（悬垂摆动）。	4~5岁	悬垂摆动	• 直体悬垂时能自如地前后左右摆动身体。 • 锻炼手臂力量及上肢力量，增强腰腹部力量和身体协调性。 • 喜欢悬垂摆动，感受游戏的快乐。	• 幼儿悬垂时让身体前后左右摆动的方法。 • 幼儿悬垂时长。	好玩的悬垂摆动	灵活的猴子	猴子摘桃	猴子运西瓜

动作发展水平及特点	年龄段	核心动作	游戏总目标	观察要点	游戏名称	初始游戏	推进一	推进二
摆动），能抬起双脚踢踢物的目标固定的脚，但做落地时不能屈膝缓冲。在悬垂的过程中能进行一定的移位。								
水平三： • 能双手抓住单杠、吊环等悬垂器械，悬垂大约持续20秒。 • 可以两手交替向前或其他方向移动，跳下时自然屈膝缓冲。 • 能双手紧握单杠或单杠、两脚搭在绳索或单杠上做悬垂，甚至能混合悬垂至移动。	5～6岁	悬垂移动，混合悬垂	• 悬垂时尝试左右或前后移动抓握手位，使身体左右移动或前后身移动。 • 悬垂时能双手抓横杠横，双脚搭在横杠上，身体朝上，进行身体移位。 • 锻炼手的抓握力量及手臂力量，提高上肢动作的爆发力，发展腰腹部力量和身体协调性。 • 喜欢悬垂移动、培养勇于挑战的精神。	• 幼儿能否悬垂前后左右移位。 • 幼儿移位的距离与时长如何。	有趣的悬垂移动	会悬垂的小螃蟹	猴子过桥	快乐的小树懒

金教鞭

十、支撑

动作发展水平及特点	年龄段	核心动作	游戏总目标	观察要点	游戏名称	初始游戏	推进一
水平一： • 支撑力量弱；一般手的支撑点高于脚的支撑点，可以进行短时间的静态和动态支撑活动；可以用手臂和膝部支撑身体进行移动，或者可以用手臂支撑起俯卧的身体；支撑的时间结束后，往往站不稳。	3～4岁	高位支撑、高位支撑移动	• 探索高位支撑和高位支撑移动，发展上肢力量、腰腹力量及身体的协调性。 • 遵守游戏规则，体验玩支撑游戏的乐趣。	• 幼儿是否双臂伸直，两手之间距离比两肩稍宽，两腰腹收紧并拢，手的支撑点高于脚的支撑点。	支撑乐	自由探索	小猴子走山路

动作发展水平及特点	年龄段	核心动作	游戏总目标	观察要点	游戏名称	初始游戏	推进一
水平二： • 支撑动作比较有力，能用双手和双脚支撑起身体，双脚移动一小段距离；能做做脚掌脚跟着地；支撑动作结束后能站稳。	4~5岁	双杠支撑摆动	• 尝试双手支撑双杠，双腿前摆及腰腹力量，增强上肢肩背力量，促进身体的协调性。 • 积极参与双杠支撑活动，敢于挑战自我。	• 幼儿能否双手臂撑起身体，虎口张开抓紧双杠，落地时能否双脚先落地，前脚掌屈膝缓冲。	小猴玩双杠	小猴撑杠	小猴撑着过双杠
		支撑跳跃			小兔子上楼梯		
水平三： • 能做到手的支撑点跟脚的支撑点处于同一平面，并可尽可能长时间保持姿势，或者移动一段距离脚单腿前脚掌支撑，但支撑时间较短。	5~6岁	平板支撑	• 尝试平板支撑，锻炼核心肌群，增强上肢力量，维持肩胛的平衡。	• 幼儿上臂是否与地面垂直，身体是否直，挺直。	好玩的球	压海绵球	看谁吹得远

金教鞭

续表

动作发展水平及特点	年龄段	核心动作	游戏总目标	观察要点	游戏名称	初始游戏	推进一
水平四： •能做低位的支撑点做低行进静态和动态支撑活动；可在行进支撑和双杠上完成单行静态支撑移动；可完成支撑发力动作，如支撑跳跃和单手翻的侧手翻动作。	5~6岁	平板支撑	•尝试低位支撑移动身体，锻炼手臂、肩部肌肉及韧带，增强上肢及腰腹部力量。 •能与同伴默契配合、互相帮助，体验与同伴协作玩支撑游戏的快乐。	•幼儿能否身体伏地，双手撑地，两条腿用力蹬直。	送小动物回家		
		低位支撑			支撑小能手	小推车	螃蟹夫

十一、推、拉、提、抬

动作发展水平及特点	年龄段	核心动作	游戏总目标	观察要点	游戏名称	初始游戏	推进一	推进二	推进三
水平一： • 多运用上肢力量进行推、拉、提、抬，动作不协调。	3~4岁	双手直线或曲线向前推	• 尝试用双手推物体向前运动或改变方向运动，增强上肢力量，发展动作的灵敏性、协调性和平衡能力。 • 能在游戏中尝试合作。 • 游戏中初步懂得保护自己。	• 幼儿手的着力点、脚的站位及身体姿势。 • 幼儿推动的速度及路径。	快乐的宇宙飞船	启动飞船	飞向太空站	行走太空	
水平二： • 可以运用上下肢力量进行推、拉、提、抬，上下肢基本可以协调用力。	4~5岁	提	• 能独自用手提起一定重量的轮胎，并在此基础上尝试移动，过障碍，发展上肢力量。 • 能根据不同的游戏情境选择适宜的方法运送物品，增强上肢力量，提高动作的协调性、灵活性。	• 幼儿推、拉、提、抬物体时的身体姿势，以及是否四肢协同发力。 • 幼儿与同伴合作时能否关注同伴情况，能否控制力量和高度并与同伴步调一致，保持平衡。	我是大力士	小小大力士	蚂蚁运面包		

金教鞭

续表

动作发展水平及特点	年龄段	核心动作	游戏总目标	观察要点	游戏名称	初始游戏	推进一	推进二	推进三
		推、拉	• 喜欢参加体育游戏，勇于尝试，克服困难，坚持完成游戏任务。 • 自觉遵守游戏规则，懂得听信号与要求。		能干的小猪				
水平三 • 可以上下肢协调用力地进行推、拉、提、抬。	5~6岁	推、拉	• 能用单手或双手通过推或拉的方式将物体移动到指定位置，增强上肢力量。 • 能合作推动或拉动物体移动，增强上肢力量，提高上下肢发力的协调性。	• 幼儿躯干姿势、上肢用力方向。	叮当快递	送快递	小小快递员	宝贝快递	

动作发展水平及特点	年龄段	核心动作	游戏总目标	观察要点	游戏名称	初始游戏	推进一	推进二	推进三
		拉	• 尝试用拉的动作使物体或自身移动,增强上肢力量。 • 体验"拉"与身体姿势、方向的关系。 • 增强同伴合作能力,感受合作力量大,增进同伴间的感情。	• 幼儿躯干姿势、上肢用力方向。	神秘岛探险	坐雪橇	神奇大雪橇	躺过矮人桥	机智过河

金教鞭

图书在版编目（CIP）数据

幼儿这样运动：幼儿大肌肉动作发展游戏/吴海云，
全胜主编. --福州：福建人民出版社，2021.9（2023.4 重印）
ISBN 978-7-211-08613-9

Ⅰ.①幼… Ⅱ.①吴… ②全… Ⅲ.①幼儿－肌肉－
力量训练－研究 Ⅳ.①R195.2②G804.49

中国版本图书馆 CIP 数据核字（2021）第 032299 号

幼儿这样运动
──幼儿大肌肉动作发展游戏
YOU'ER ZHEYANG YUNDONG
──YOU'ER DAJIROU DONGZUO FAZHAN YOUXI

主　　编：吴海云　全　胜		
责任编辑：赵　玮		
出版发行：福建人民出版社	电　　话：0591-87533169（发行部）	
网　　址：http://www.fjpph.com	电子邮箱：fjpph7211@126.com	
地　　址：福州市东水路 76 号	邮政编码：350001	
经　　销：福建新华发行（集团）有限责任公司		
印　　刷：福建新华联合印务集团有限公司		
地　　址：福州市晋安区福兴大道 42 号		
电　　话：0591-88208420		
开　　本：700 毫米×1000 毫米　　1/16		
印　　张：27.75		
字　　数：496 千字		
版　　次：2021 年 9 月第 1 版		
印　　次：2023 年 4 月第 2 次印刷		
书　　号：ISBN 978-7-211-08613-9		
定　　价：60.00 元		